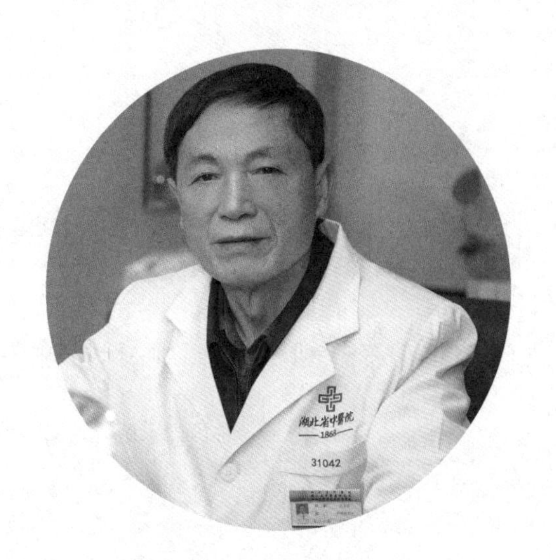

经纬人生

沈忠源 著

華中科技大學出版社
http://press.hust.edu.cn
中国 · 武汉

图书在版编目（CIP）数据

经纬人生/沈忠源著．—武汉：华中科技大学出版社，2023.5
ISBN 978-7-5680-9091-9

Ⅰ.①经…　Ⅱ.①沈…　Ⅲ.①中医临床-经验-中国-现代　Ⅳ.①R249.7

中国国家版本馆 CIP 数据核字（2023）第 082897 号

经纬人生　　沈忠源　著
Jingwei Rensheng

策划编辑：程宝仪
责任编辑：董文君
版式设计：赵慧萍
责任监印：曾　婷
出版发行：华中科技大学出版社（中国·武汉）　电话：（027）81321913
武汉市东湖新技术开发区华工科技园　邮编：430223
录　　排：华中科技大学出版社美编室
印　　刷：湖北金港彩印有限公司
开　　本：787mm×1092mm　1/16
印　　张：14.75
字　　数：295 千字
版　　次：2023 年 5 月第 1 版第 1 次印刷
定　　价：88.00 元

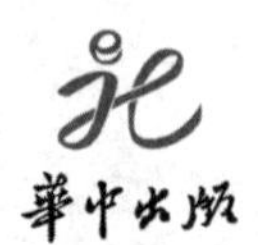

作者简介

ZUOZHEJIANJIE

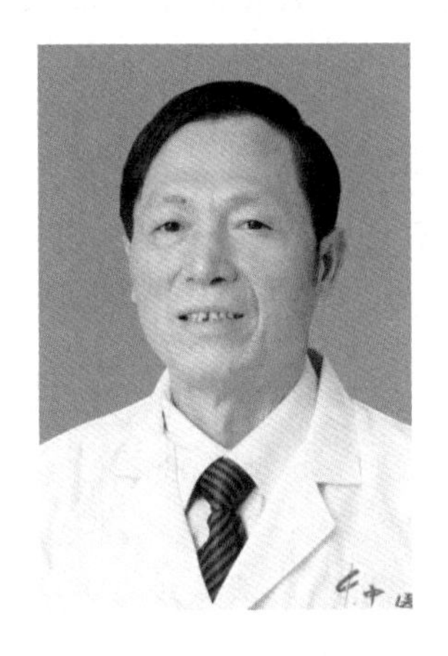

沈忠源，男，汉族，1950年10月出生，湖北省武汉市新洲区人。1976年毕业于广州中医药大学医疗专业，是首届国医大师邓铁涛教授的弟子，硕士研究生学历。湖北中医药大学教授，主任医师，博士生导师。第五批全国老中医药专家学术经验继承指导老师，湖北省首届名老中医师带徒导师，湖北省中医院特殊专家。

2013年被评为武汉市首届中医名师，2014年被评为湖北省中医名师。2022年建立了沈忠源全国名老中医药专家传承工作室。

长期从事内科肝病临床、科研与教学工作。临床上，擅长中西医结合诊治内科常见病、多发病及疑难杂症，尤其是感染性疾病、病毒性肝炎、肝硬化、肝癌、血吸虫肝病、脂肪肝及消化系统疾病等。创立了一套以中医宏观辨证为主，结合西医微观诊疗手段，选择特异性中药组方施治的方法，临床疗效可靠而且较好。

2020年新冠病毒肆虐武汉时，不顾个人安危救治病人，作为中医指导专家，应用中医中药救治新冠肺炎患者230余例。其中，普通型患者全部治愈，重症患者病亡率显著降低，提高了治愈率（参见2021年的《新中医》杂志）。

科研：担任湖北省卫生厅课题“中药螃蜞菊治疗流感的临床观察”和“雷公藤治疗甲状腺机能亢进病的临床观察”临床研究负责人；担任国家科研课题“肝郁本质的基础与实验研究”项目牵头人，获湖北省科技进步三等奖；参与了国家“六五”攻关课题“中医药治疗慢性乙型肝炎的临床与实验研究”，被评定为国内领先水平；负责湖北省科学技术委员会课题“樟牙菜治疗慢性肝炎的实验与临床研究”的临床部分，获成果转让费55万元。

著作：主编及参与编著四部专著。首创《伤寒论》病势学说。撰写学术论文20余篇，其中《中医药治疗乙型肝炎的概况与探讨》获1992年湖北省自然科学优秀论文二等奖、省中医学会二等奖。

教学：主讲过中药学、中西医结合传染病学，临床带教学生自77级至今，桃李满天下。主讲湖北省电视台、湖北省武汉市感染病学术会议等院外讲座数十场次，并受邀前往欧美地区和中国香港特区讲座十余场次，在海内外中医治疗感染性疾病的学术界具有一定影响。

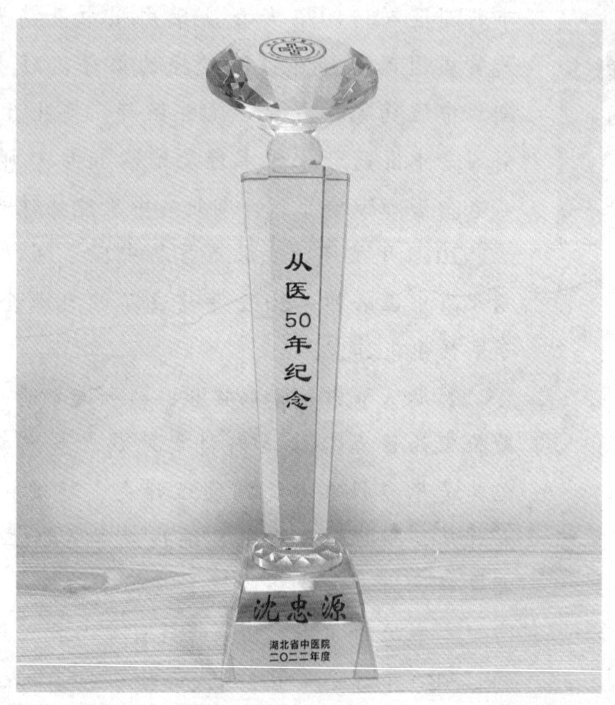

2022年沈忠源教授获湖北省中医院从医50年纪念杯

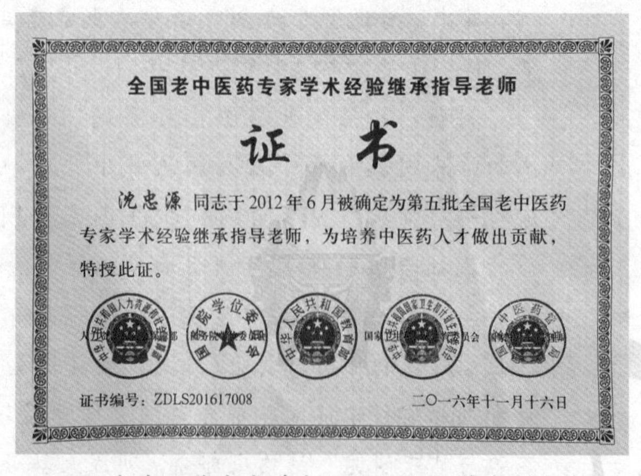

全国老中医药专家学术经验继承指导老师

证书

沈忠源 同志于2012年6月被确定为第五批全国老中医药专家学术经验继承指导老师，为培养中医药人才做出贡献，特授此证。

证书编号：ZDLS201617008

二〇一六年十一月十六日

全国老中医药专家学术经验继承指导老师证书

沈教授：你是位献身於中医事業的好医生，願你的自传会給年輕一代的中医师作爲榜樣！

張曉星教授是原湖北省中医院大内科主任、湖北省首届中医大师寄語沈教授

欧阳忠興书於湖北中医药大学

岁次壬寅冬月

序 一

XU YI

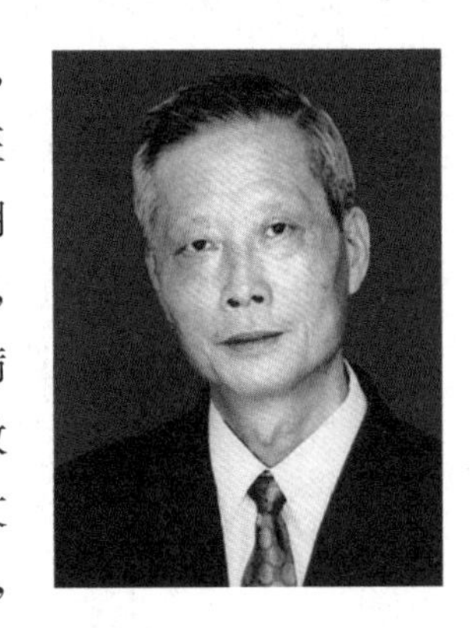

沈忠源先生，湖北中医药大学教授，主任医师，附属医院特殊专家，博士生导师。第五批全国老中医药专家学术经验继承指导老师，湖北省名中医。长期从事肝病临床教学科研工作。其资禀聪明，更兼勤奋，故其医疗、科研成果，每见报刊；所授弟子，桃李满园。而今年逾古稀，犹坚持医疗一线工作，以其疗效显著，态度和蔼，而求医者，络绎不绝。先生爱好文学，读书甚多，勤于运笔，诊余饭后，常有怀旧小品，感悟人生。日积月累，久而成册，命曰《经纬人生》。笔者因近水楼台，得以先睹，幸甚！

先生出生农村，家大口阔，全家老少，辛苦耕耘，若风调雨顺，得以温饱，便是幸福。少年岂知愁滋味，每逢暑假，当牧童唱晚之际，先填饱肚子，然后洗浴，村里孩子成群，嬉戏打闹，就草地而卧，数星星，看月亮，不觉酣然入睡，便是欢乐。好一派新中国成立初期之农耕图画，让人深感亲切。

先生为农家子弟，毫无背景可言，而能考上县重点中学，完成一次由懵懂少年向有为青年之蜕变，是因为他与苦甘相伴。自强、自立、自信，奋斗不息，方可到达胜利之彼岸。他中学学业未竟，而“文革”开始，或读书，或政治学习，或助农，乃至成为回乡知识青年。由学生向新型农民之蜕变过程，为他平添了许多人生阅历。此时先生赤足种田地，提笔写文章，无怨无悔，始终积极向上，为同辈所羡慕、长辈所爱重。时势造就人才，1973 年先生被农村基层组织推荐，经上级批准，又经文化考试，被广东中医学院医疗专业录取，而接受中医高等教育，得以登堂入室。先生珍惜宝贵光阴，渴求知识，常废寝忘餐。观先生学医与实践经历，为三下广州，即学习、深造、再深造三阶段，直至圆满完成研究生学业；二上北京，于某大型国企之医疗机构践行医疗工作，服务群众，其根基之牢固，不言自明。先生多年漂泊，难免生出游子乡愁，适逢故乡招贤纳士，先生受湖北中医学院之聘，就职于该校附属医院肝病研究所，迄今四十五年。

先生于肝病所工作期间，参加多项科研课题研究，恪尽职守，做了许多有益工作，取得不少成绩，功劳、苦劳皆有，可谓问心无愧。先生长期坚持肝病临床，而求诊者，应接不暇，其服务态度、临床水平、学术造诣之优，尽显其中。尤其值得称道者，2020年初，新冠肺炎疫情突然袭来，而先生以七十高龄，主动请缨，坚持抗疫一线数月，亲自诊疗或指导诊疗患者众多，患者均获治愈。将士奋战疆场，医生临危受命，同属壮举，能不让人肃然起敬?!

自传之作，无非记录个人成长之心路历程、为人行事、所知所遇、某些重大事件，乃至日常生活诸方面，给读者以某种启示。而“夫天地者，万物之逆旅，光阴者，百代之过客也”，故即便鸿篇巨制，亦不过历史长河中的一朵浪花，虽小，毕竟存在过。至于或喜悦，或郁闷，或恩怨情仇之类，当豁达观之。虽曰“冯唐易老，李广难封”，然而贵在“君子见机，达人知命。老当益壮，宁移白首之心？穷且益坚，不坠青云之志”。笔者有感于此，是为序。

梅国强

2022年秋

序者简介

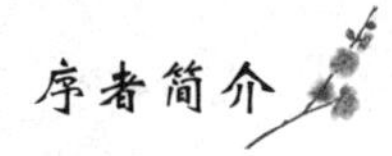

梅国强，二级教授、主任医师、博士生导师，国医大师，“全国中医药杰出贡献奖”获得者，享受国务院特殊津贴。为中国中医科学院学部委员，北京中医药大学王琦书院特聘教授，第三、四、七批全国老中医药专家学术经验继承工作指导老师，全国中医临床优秀人才研修项目指导老师。

长期从事《伤寒论》的临床、教学、科研工作，潜心研究经方，临床以六经辨证为主，活用经方、兼用时方，以辨治心血管、消化系统疾病及妇、儿科常见病及疑难病。

曾任中华中医药学会常务理事、湖北省中医药学会副理事长、湖北省科协常委、湖北省《伤寒论》重点学科学科带头人。被评为湖北省知名中医、湖北中医名师、湖北中医大师，被中华中医药学会授予首届中医药传承“特别贡献奖”，获中国国际医学交流基金会颁发的“林宗扬医学教育奖”。被中国科学技术协会授予“全国优秀科技工作者”荣誉称号，入选《当代中国科技名人成就大辞典》。主编全国规划教材及专著多部，其中全国规划教材《伤寒论讲义》获全国医药教材一等奖、全国中医药教材优秀奖。

序 二

XU ER

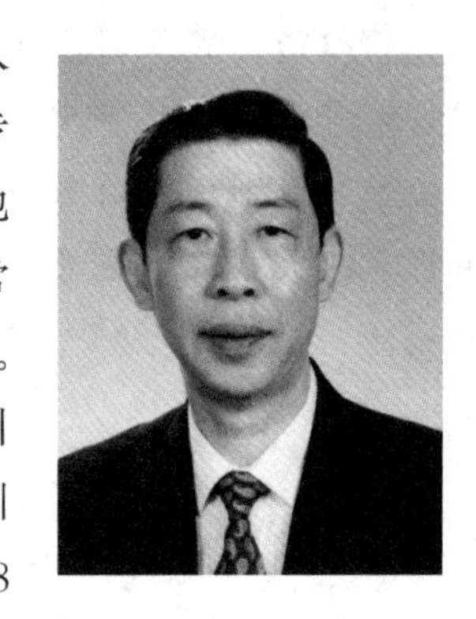

沈忠源教授和我相识于1973年，那时他考入广东中医学院（现改为广州中医药大学）医疗专业学习，而我在该校温病学教研室任教，曾为他们班级讲温病课，有着师生情谊。忠源学习非常认真努力，成绩优秀，给我留下了深刻的印象。其后他又在1979年2月至1980年1月入读广州中医学院（原来的广东中医学院）青年教师培训班，我也曾为他们讲过温病课。1985年至1988年他更成为了广州中医学院《伤寒论》专业研究生。在广州中医学院期间，他曾跟随中医界著名老中医、首届国医大师邓铁涛教授学习，深得邓老的喜爱，所学颇丰。

1981年年中，我移居香港，之后就很少和忠源联系了，直到2002年秋他应邀赴香港进行中医学术交流及扶持中医在香港的临床业务。在这期间，我曾介绍他到香港中文大学中医学院担任中医课老师，由于香港的医疗政策和法律规定未在香港注册的中医师不能在香港开业行医，他因为没有做中医临床工作的机会，觉得还是回湖北中医学院工作为好，谢绝了到香港中文大学任教的邀请。此后，我们之间又中断了联系，现今我看到了忠源教授的自传《经纬人生》即将出版，真为他今天的成就而高兴！

忠源教授四十多年来坚持从事中医研究，在肝病的临床、教研工作中取得了很大很多的成就，成为了中医治疗肝病的专家。更值得一提的是近两三年来新型冠状病毒肺炎肆虐全球，忠源教授以七十岁高龄主动请缨，亲赴抗疫前线数月之久，亲自诊治和指导诊疗的新冠患者，均获治愈，并在2021年2—8月六次在线上为香港中医师讲授“新冠肺炎的中医治疗和感染控制”，听众约12000人次，反响良好。

青出于蓝而胜于蓝，我为沈忠源教授取得的成就而高兴，并为他的自传《经纬人生》作此序。

梅岭昌

2022年10月于香港

序者简介

梅岭昌，曾任广州中医药大学客座教授，香港大学专业进修学院客座教授，香港中文大学中医学院顾问。香港中医学会创会暨前四届会长、荣誉会长，香港回归前曾任国务院港澳办香港事务顾问，广东省第八届（香港区）人大代表，香港中医药发展筹备委员会委员等。

序 三

XU SAN

我和沈忠源教授真正认识，是 1985 年他在广州中医药大学读研究生期间。沈教授禀赋高，悟性高，善言谈，中医功底好。他始终坚守“以人为本，厚德精医，卓有成效”的工作原则。近半个世纪以来，他在医疗、教学、科研等方面取得了优异成绩。我们虽工作分处两地，却常有联系，商讨相关课题及疾病的诊治体会，印象深刻。今有幸阅读了他撰写的《经纬人生》书稿后，更深刻地了解他的做人处事

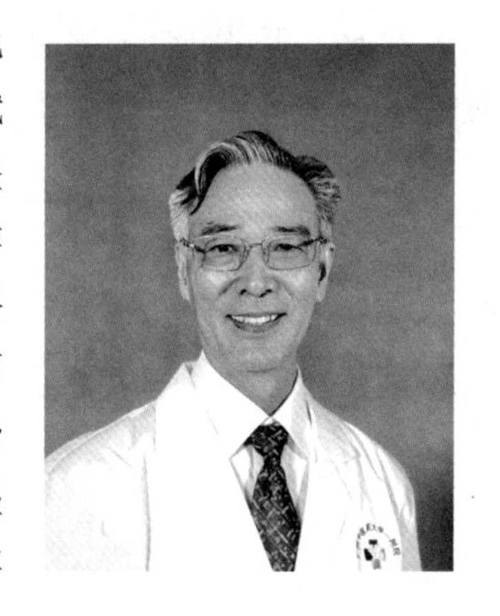

风格，以及上下求索、饱经风霜的人生经历。正是“操千曲而后晓声，观千剑而后识器”。作者采用实记回忆的手法，较系统全面地介绍了他的身世及成长、学医、工作全过程。他用许多动人心弦的事例，启迪他人，尤其是如何走进医学院校校门，怎样勤学乐学，虚心求索的经历等，激励人心。同时，他用许多救治成功的病案实例，诠释了“医乃仁术”这一临床大家的精神风格。

2020 年，新冠肺炎疫情暴发之时，沈忠源教授不顾个人安危，参加抗疫救治工作。他根据自己从事感染性疾病的医疗、教学、科研工作 40 多年的经验，创立了一套以中医理论为指导，宏观微观相结合为手段，辨证论治为方法，根据新冠肺炎病因病机、发病特征及其临床表现，以清瘟解毒、宣肺化湿为治则，选择特异性药物组方的治疗方案，共救治 230 例新冠肺炎患者，普通型患者全部治愈出院，危重型患者病亡率明显降低。这不仅充分体现了中医不仅能治未病，只要辨证得当，用药精准，也能治好急、难、危、重病！本书详细记录了许多病例，用严谨的中医理论阐述病因病机，用丰富的临证经验辨治各种病证，以大量的就诊前后的实验室及病理检查结果说明疗效。只有体会了生命的厚重与价值，才能感受到医生的责

任重于泰山。“德艺双馨”才能“起沉疴于冥冥之中，夺冤魂于离体之时”。这些案例，使该书增添了可读性、吸引力，更为医学生、同仁们，乃至患者提供了汲取知识的宝库。

沈忠源教授《经纬人生》一书的出版，恰逢其时。这既是沈教授从医近 50 年对肝病研究和学术思想的总结，也是鄂医感染学的集大成之作，对丰富温病学理论内容、提高临床疗效具有重要意义。本书也展示了中医药在疾病预防、治疗等方面的独特优势，其宏观、微观理念可以为人们提供全方位、全周期的健康保障。

在此，我在祝贺本书出版的同时，欣然为之作序，并将它推荐给广大读者。

周福生

广州中医药大学教授

全国名老中医

广东省名老中医

2022 年 11 月于广州

序 四

XU SI

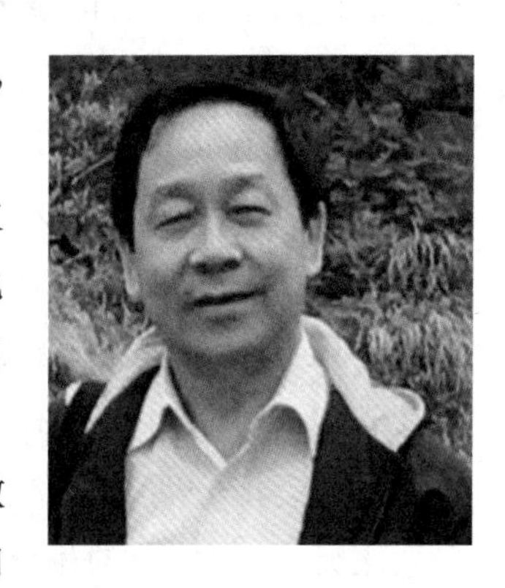

昔日同窗沈忠源教授大作《经纬人生》问世，近水楼台，先读为快，感言颇多。

沈兄于1950年10月2日即新中国成立次年翌日，出生于湖北省新洲县一个小山村。他原名“忠元”，大学毕业后到北京就职，改名“忠源”。

他是农家子弟，家境清贫。父亲一句“不做井底之蛙”，触动了他幼小的心灵。他自小积极向上，想“走向更加广阔的世界”，有着“远大的抱负和理想”。他深知读书能增长知识，扩大眼界，有利于抓住人生旅途每一阶段的机遇，实现人生梦想，改变命运。

求学期间，正值轰轰烈烈的“文化大革命”席卷神州大地，停课闹革命，大串联，他亲临北京天安门，目睹毛主席接见红卫兵；后回乡务农，修筑堤坝，争取入工厂吃工资饭……人生之列车，没有按照他设想的那样运行，但他始终能“把生命中的每一次磨难都当成一次成长，用坚强与信念等待每一个黎明的到来”。

他在幺娘家开办的私塾初受启蒙，到刘集公社钱家寨公立小学正式上学；从新洲一中到著名学府广东中医学院；从进入“青教班”进修到完成研究生学业，一路走来，学习孜孜不倦，如饥似渴，“每天埋头于书本之中”，“如同一块吸水的海绵”，“我在心里告诫自己，这里是我人生旅途的一处驿站，我要利用这宝贵的时间学习知识，以便将来为祖国和人民献出自己的一份力量。”

有几分耕耘就有几分收获，沈兄渐次成为湖北中医药大学教授、博导、省中医院主任医师、特殊专家。2013年被评为武汉市首届中医名师；2014年被评为湖北省中医名师；2022年建立了“沈忠源全国名老中医药专家传承工作室”。该项目是国家中医药管理局开展的师承教育人才培养经典项目之一。

中医药学是中华五千年文明之重要组成部分，是古代医家经过长期的医疗实践总结出来的国之瑰宝。沈兄在此领域几十年如一日，不辞劳苦，不畏艰辛，在传承、弘扬中医药学方面取得了傲人之成绩，作出了卓越的贡献。

沈兄透露，他撰写本书之初心，是要将弥足珍贵、终生难忘的经历、恩怨情仇做个梳理，记录下来以启迪后人。

自传，是传记中的一种，是自己撰写个人生平事迹的文章。传记有史学性的，也有文学性的，前者强调事事真实可靠，后者则在基本史实的基础上，可加入一些想象和虚构情节。沈兄的《经纬人生》强调事事真实，不加虚构。本书情节精彩，引人入胜，是带有较强文学性的自传。

沈兄自喻“土牛”，为人勤劳勇敢，永不退缩，刚毅果断，敢作敢当；忠厚老实，心直口快，有责任心。书中浓郁的师生情、同学情、老乡情跃然纸上；爱憎分明之性格，率真朴实之情感见诸字里行间。

沈兄说：“校园的生活，纯洁而难忘，它承载着我们青葱岁月的喜怒哀乐，铭刻着我们充满阳光、憧憬梦想的种种往事。”

他1976年于江门市毕业实习，邂逅“偷偷邀请他去家里喝汤”、“人约黄昏后”、“泪别赠玉照”的林宝卿。青春靓丽的“林妹妹”十八一枝花，正是情窦初开的年龄，种种暗示令沈兄紧张得要死，不敢与林宝卿对视。沈兄是外省人，有所不知，如果有广东妹子对你说“阿妈叫你到家里喝汤”，那准就是走桃花运，女孩子要嫁给你八九不离十了。

1996年，母校40周年华诞，沈兄到广州参加校庆，顺道去了趟林宝卿家。其时林宝卿已移民去了加拿大，继承了爷爷的产业，是六个孩子的母亲。在林哥哥家，拨通大洋彼岸的电话，双方已经“完全没有当年的感觉，说的全部都是客套话”，“她早已经不是当年含情脉脉的小姑娘，而我也不是当年青涩的小伙子了”，“但总算了结了一桩心事”。

三年半之校园生活中，沈兄不仅跟男同学们关系“铁”，也深受女同学们的青睐。但他是柳下惠，心无旁顾，始终把来之不易之学习机会放在首位。“我与班上女同学情同手足，虽然也有怦然心动的时候，但最终理智战胜了情感，我至今亦无悔于过去的选择。”

那个年代，工农兵学员大部分都是适婚青年，毕业后何去何从，每个人都很茫然，偶尔会思索着前途和成家的问题。虽然学院三令五申，说“工农兵大学生应该以学业为重，不许谈恋爱”，但明的不行，转入地下总行吧?！沈兄是不是有点“苕”（武汉方言：笨）？当年要是稍加变通，就不会精神“有一丝恍惚”，大可以名正言顺“娶媳妇回家”了么？

在读期间，沈兄人缘特好，校内校外之老乡，走得格外近；与领导师尊，亦师亦友，熟络得可以随时去串门蹭饭。大学毕业到北京就职，只要有机会，总没忘记顺道拜访一下昔日的同学与老乡。几次因公务路过香港，少不了约上熊曼琪老师、蔡晓红同学与不才（2002 年还于香港巧遇时为潮州中医院院长的林东同学），故旧欢聚一堂，乐也融融！

难忘 2016 年 3 月 11—14 日，承蒙沈兄诚心相邀，北京张丽君、深圳于传荣、郑君勇以及不才前往武汉赏樱花，其间沈兄豪请盛餐，安排入住总督府，诸多破费；游江城，赏樱花，玲子、淡儿全程陪同导游；引见好友武汉大学徐志祥教授及行政领导刘处长。浓情厚谊，有《江城有约》七律二首纪实回顾：

江城有约·其一

北城飘雪浥轻尘，越渡乡关会故人。

江汉千樯瞻虎爪，楚荆万舶仰龙鳞。

初衷犹念岭川隔，旧雨当知杨柳亲。

旨酒三巡图一乐，妍柔何惧已残春。

[注]：虎爪、龙鳞：虎踞龙盘之意。毛泽东《七律·人民解放军占领南京》有句：“钟山风雨起苍黄，百万雄师过大江。虎踞龙盘今胜昔，天翻地复慨而慷……”

江城有约·其二

风雨随归红落近，樱花三月绽江城。

燕山青鸟赶春暮，南域同窗欣楚晴。

久别土牛稀客待，新知刘姐贵宾迎。

二丫陪旅涂公宴，每忆感恩名邑行。

[注]：燕山青鸟：指北京同学张丽君。土牛：沈忠源同学自称。徐公：武汉大学徐志祥教授。

沈兄学有所用，成就斐然，是荆楚英才，性情中人也！特撰一联相赠：

卧虎藏龙，荆楚名医争一席；

求真奋力，土牛本色炫千秋。

许昭华

2022年9月1日写于香港闲斋

序者简介

许昭华，名宜光，小名松坚，室名闲斋，以字行。广东揭阳人，柬埔寨归侨，现居香港。广州中医药大学医疗系毕业。早年从医，为某医疗机构创建新医科。后下海经商，涉足服装、电子、贸易、金融诸行业，于铁路、烟草领域小有贡献。系前柬埔寨华侨华人香港联谊会（简称香港柬华会）创会会员、副秘书长、副会长、常务副监事长（均兼宣传部副部长）。

现任世界华人文化研究会常务副会长兼秘书长，香港风雅颂诗词学会常务副会长，香港散文诗学会副会长，中国内地、香港与台湾作家协会理事，香港诗书联学会会员，香港美声合唱团文学顾问，新加坡《新世纪文艺》（世华文学）柬埔寨编务顾问，中国高校学生"青源诗社"暨《青源诗刊》特邀顾问。

曾任《夏声海内外文艺作品系列》主编、《长河》（世界华人文化研究会期刊）执行副主编、《夏声拾韵》（风雅颂诗词学会期刊）执行副主编、《近四百年五百家诗选》执行副总编、《香港散文诗》期刊常务副主编、《中外华文散文诗作家大辞典》《中外华文散文诗作家大辞典（修订本）》编委。主持和维护"夏声的博客"。

著有《闲斋漫拾（诗词集）》《闲斋吟草（诗词选集）》《闲斋诗文选集》《闲斋·中华胜景》《闲斋·花卉篇》《闲斋·散文诗·新诗》《闲斋·文苑笔耕》《闲斋·流金岁月》《闲斋·吟翰情缘》《闲斋·鸿爪雪泥》《闲斋·心中的歌》《闲斋摄影集·香港景观（上）》《闲斋摄影集·香港景观（下）》《闲斋摄影集·深圳景观》。

编有《蚁松裕诗文集》、《吴长桂诗文集》、《人海浮沉——难忘的岁月》（郭庆著）、《人海浮沉另篇——难忘的岁月》（郭庆著）、《四海同春·匆匆那些年》（摄影集）、《柬埔寨美食影集》（谢卓寰收藏）、《黄映明摄影集·揭乡胜景》、《黄映明摄影集（潮州广济桥）》、《医余拾贝》（散文诗选集，朱祖仁著）、《夏声拾韵嘤鸣集（一）》、《夏声拾韵嘤鸣集（二）》、《世界华文散文诗择粹（一）》、《世界华文散文诗择粹（二）》等。

目录

MU LU

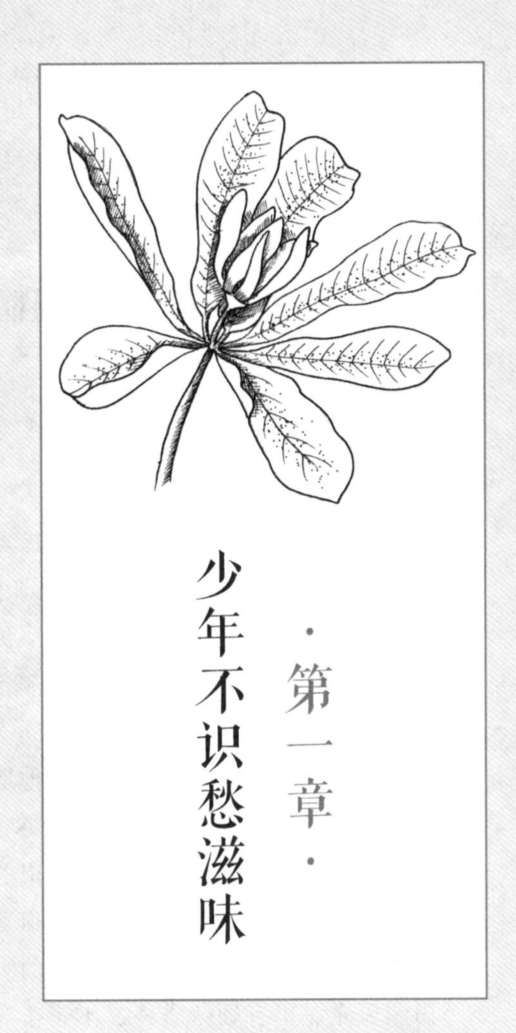

·第一章·

少年不识愁滋味

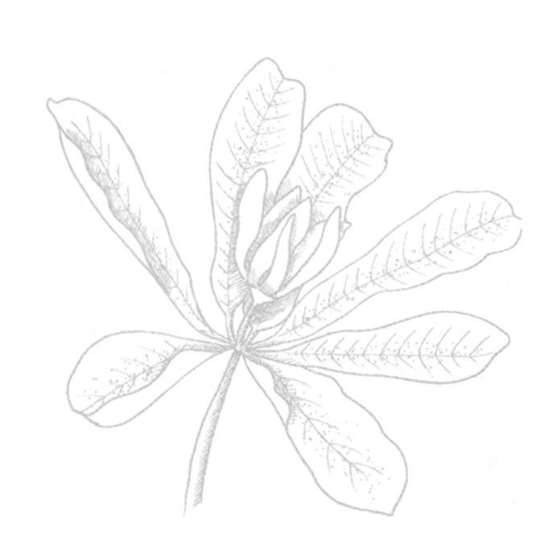

（一）清寒大家庭的温暖

公元1950年10月2日（农历庚寅虎年八月廿一日），也是新中国成立一周年零一天，这天晌午，一个小生命在湖北省新洲县中部的一个小山村里诞生了。金秋时节，举国欢庆的气氛依然浓烈，小男孩的第一声哭闹，仿佛在为节日助兴。男孩的三娘与四娘在厨房里烧开水，母亲满头大汗地靠在床头休息。在家人中，数奶奶最高兴，她拿出事先准备好的糖果，分发给上门讨喜的邻居们。小男孩名叫沈忠元——尚未出生的时候，家里人已经帮他取好了名字。

新洲县位于湖北省武汉市的东北部，长江北岸，大别山南端，原来属于黄冈市（古称黄州府），如今已成为武汉市的一个区。在这里，有闻名于全国的长江中游最佳良港——阳逻港，有风景秀丽的道观河，有距离长江最近的湿地涨渡湖，有明清古建筑群落，有被称为中国最古老的大学的"问津书院"（孔庙），有依山傍水的凤凰镇田园风光，更有勤劳质朴、不懈奋斗的新洲人。城镇的一砖一瓦、一草一木，述说着曾经战火纷飞的大革命时期，艰苦卓绝的抗日战争时期，波澜壮阔的解放战争时期，

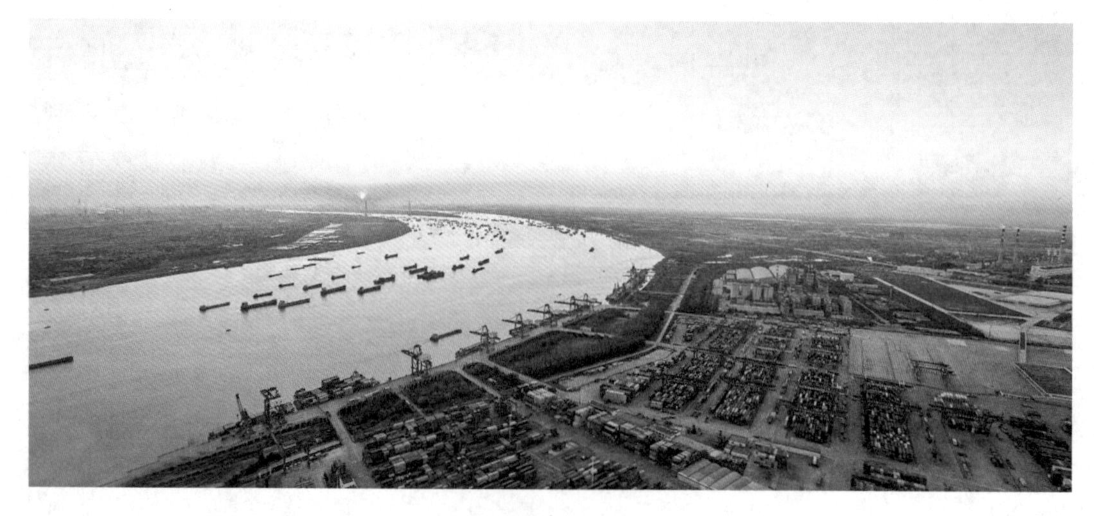

阳逻港码头

轰轰烈烈的土地革命时期，新洲人民艰苦卓绝前仆后继，谱写了可歌可泣的壮丽篇章。

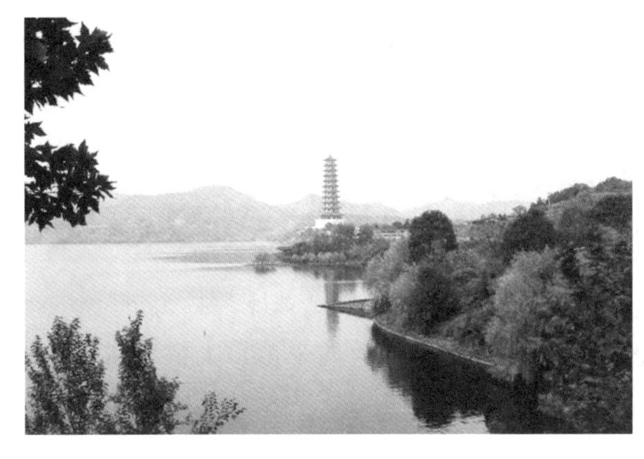
道观河风景

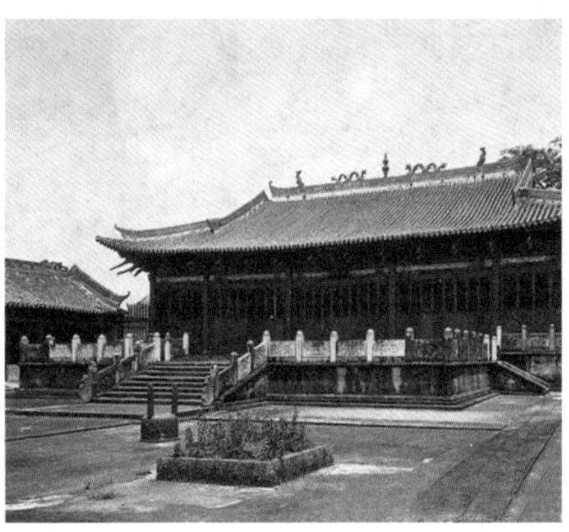
孔庙

非常幸运，我出生于和平年代，长在红旗下。

我就是那个小男孩——沈忠元。1976 年 12 月下旬，我大学毕业后到北京就职，改名为沈忠源。

我的家庭，是一个和睦温馨的大家庭。由我记事起，大家庭二十来人同在一个锅里吃饭，母亲和三娘、四娘轮流做饭；同住在用竹子土坯搭建的两栋木板房里，房子中间有一个古老的天井，像一个回廊，把两栋房子紧紧地衔接在一起，也把一家人紧密地团结在一起。

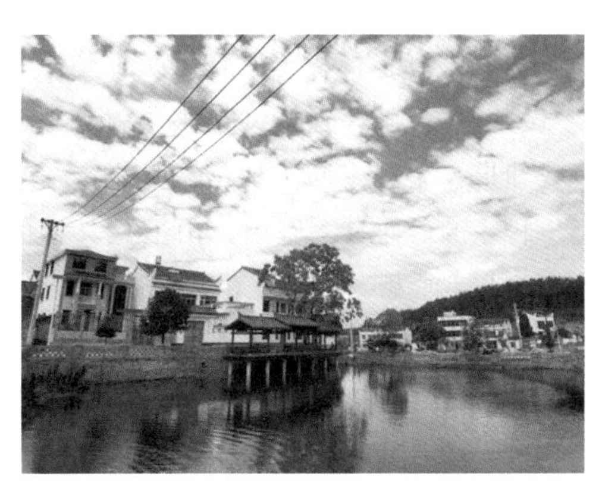
凤凰镇田园风光

亲情，是维系情感的最好纽带。大家庭里人口众多，偶尔会有纷争，但好在大家都比较理性。家庭里的经济收入靠奶奶、母亲与婶娘们纺纱织布，以及会篾匠手艺的父亲与三叔。粮食，主要依靠种地获取。家里是父亲当家，他把年仅十六岁的幺叔送去当兵，参加抗美援朝战争。五叔在县副食品公司上班，与在乡下干农活相比，工作较为轻松。

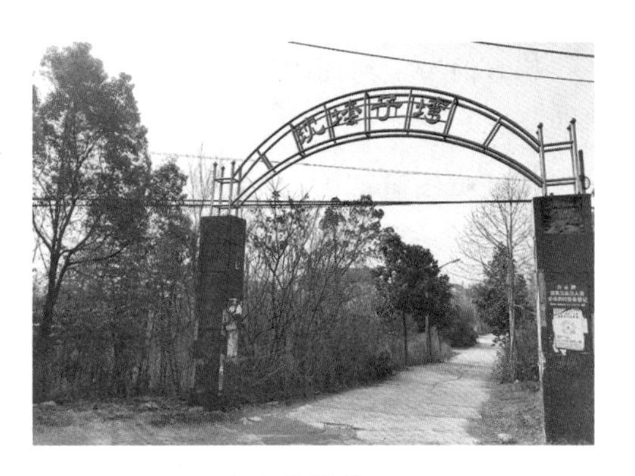
沈堎子塆村口

我居住的村庄依山傍水，西边一座山脉横跨数个乡镇。山下是一条弯弯的小河，环抱着村庄，像一条纽带延绵二十多公里，

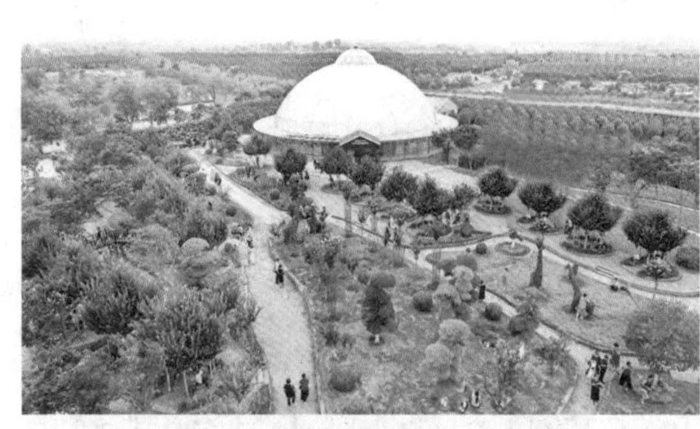

沈埪子塆地区

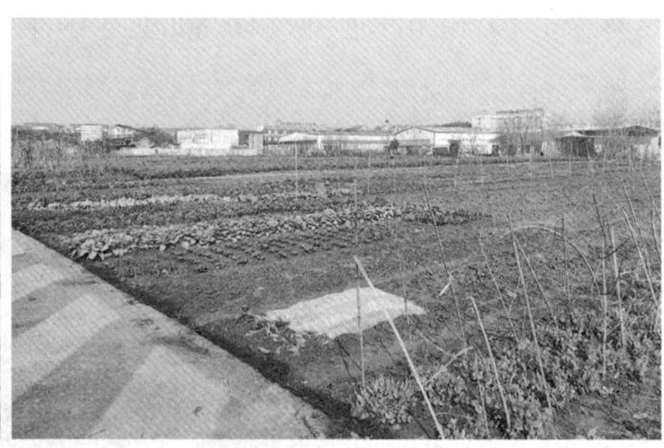

如今的沈埪子塆

注入涨渡湖。所以，我们的村庄叫沈埪子塆。塆子里生活着四十多户人家，清一色姓沈，没有其他姓氏。

那个时候，生活虽然清贫，但大家庭里却充满了欢笑声。平时很难见到的肉类食品，只有逢年过节的时候才能吃到。每当五叔回家，我喜欢缠着他说话，听他讲城里的故事，看见什么样的人，听谁说过什么话。五叔像一扇窗口，让我对外面的世界充满了向往。

下雨的日子，我喜欢通过天井窥视外面的世界。雨“滴答滴答”地下着，带来清凉，也惹人遐想。我想象自己是那道清流，在蒙蒙雨雾中，给家人带来舒适与惬意。“不做井底之蛙”，这话父亲很早就告诉过我。蒙昧初开的我对这样的道理似懂非懂，但我知道，要想走向更加广阔的世界，就必须有乘风破浪的抱负和理想。

村庄的后面有一座山，山上是县里的五大工厂。所谓五大，即经营粮食加工、榨油、扎花、食品、纺织五种行业的大工厂。闲来无事的时候，我们喜欢到山上玩耍。山上，成片的松树，像一排排哨兵，看上去好不气派！夏季的时候，我们在山上玩捉迷藏。秋天，带上扫帚扫落叶，捡柴火挑回家生火做饭。用松树枝烧出的米饭，有股松树的味道，香喷喷的。冬天，还可以上山打雪仗，玩他个满身泥巴，尽管知道回家后免不了挨骂，但我们还是乐此不疲。由山上下来，是弯曲的河流。河水悠悠，滋润着两岸的风景，孕育着淳朴的民风，兀自流淌。河流上，架着一座古老的木桥，直通我们村庄。

盛夏时节，河面吹来了阵阵凉风，山上松树成林，与河流相互映衬，景色美不胜收。

水，是生命之源。小河长年流水潺潺，演奏着美妙的乐章。酷暑时节，烈日炎炎，劳累了一天，回到家中，如进了蒸笼一样热气腾腾，让人汗流浃背。到晚上，小木桥成为村民消暑的好去处。由家里带上一张凉席，铺在桥中央，数着星星入眠，那种感觉既奇妙又浪漫。夜空之中，闪烁着光芒四射的星斗，如同在一面光滑的镜子上，镶嵌着一颗颗的小钻石，倾洒出万点银晖。星光灿烂，以天为幕，以地为席，我就这样享受着漫无边际的静谧之美！星星注视着人间，仿佛用那明亮的眸子在讲述一个个美丽动人的神话。

父辈中，最有出息的当数五叔。我们这些侄儿侄女们，都能记得五叔回家的日子。五叔每次回家从不空手，总会买点肉或者是糖果之类的食品，像变戏法一样拿给我们，让我们这些晚辈又惊又喜。

1956 年，五叔结婚了，我们大家庭从此分成四个小家庭：我家、三叔家、四叔家、五叔家。我们家有兄弟姊妹三人，上有大我五岁的姐姐火香，下有小我四岁的妹妹玉香。父母身体一直不好，父亲经常胃疼，母亲经常气喘吁吁。爷爷过早去世，据父亲讲，我爷爷辈兄弟四人，亲爷爷排行老幺。二爷家仅有一个女儿，因为家里没有男丁，特别喜欢我父亲，把我父亲当作自己的亲生儿子一样对待，指望他将来为自己养老送终。我父亲过继到二爷爷家不久，二爷爷去世了，家中只剩下二奶奶与姑姑。二奶奶与姑姑孤苦伶仃，我父亲为了方便照顾她们母女，就把两个家庭组合在一起生活。

父辈姊妹六人，父亲沈祥志排行老大，老二是姑妈，还有三叔祥信，四叔祥祯，五叔祥正，幺叔祥明。父亲既要照顾我奶奶，还要照顾二奶奶和姑姑，肩负着照顾一大家子人的重担。那些年，父亲起早贪黑干重活，积劳成疾，患上了慢性支气管炎和胃病。

母亲高谷荣更苦，共有姊妹三人。上有姐姐高腊荣，下有小自己两岁的弟弟高训清。母亲三岁那年的某一天上午，陪同外公到村里的石臼舂米，发生了一件骇人听闻的事情。在过去的农村，要将谷子变成白米，先要在槽内碾碎，然后用风机吹播，最后用石碾去掉米上的残壳。高家村石臼只有一个，而舂米的人却很多。排队舂米是规矩，轮到外公舂米的时候，村里地主想插队，外公不让，万恶的狗腿子竟用利斧砍去了外公的右手，极其残暴！

母亲亲眼见到外公痛得在地上打滚，直至死去。外公的死，给母亲幼小的心灵蒙上了阴

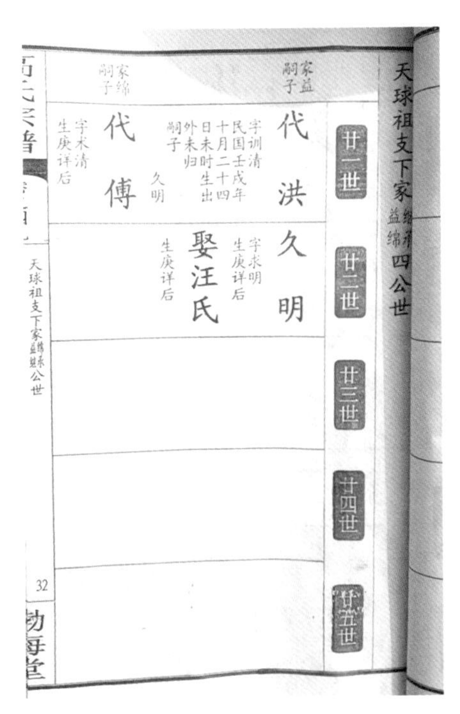
天球祖支下家益绵四公世
廿一世
廿二世
廿三世
廿四世
廿五世
嗣家子益
代洪
字训清 民国壬戌年十月二十四日未时生 外出未归
嗣子 久明
久明
字求明 生庚详后
娶汪氏
生庚详后
嗣家子绵
代傅
字术清 生庚详后
天球祖支下家益绵四公世
32

母亲娘家的家谱

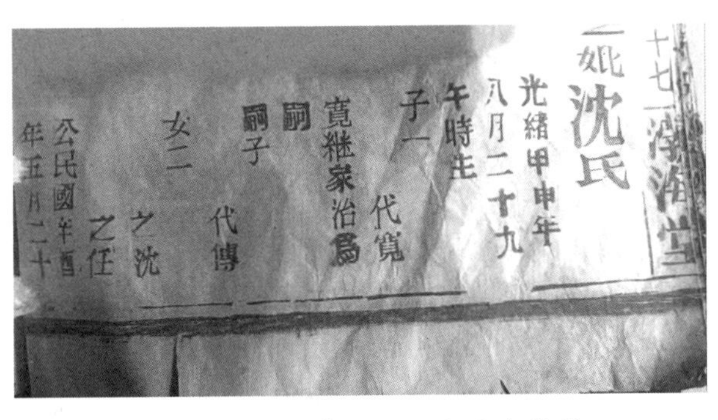
十七 [illegible]
妣沈氏
光绪甲申年八月二十九午時生
子一 代寬
竟継家治爲
嗣
嗣子 代傳
女二 之沈 之任
公民國辛酉年五月二十

“代洪”（高训清）是母亲的亲弟弟，
“代传”（高树清）是母亲的堂弟，
“女二”母亲嫁到沈家，姨妈嫁到任家

影。外婆是我村嫁出去的，看到外公被人欺负了，我们村祖辈们要为外公讨公道，联合沈姓八大家数十人出动，到县衙找恶霸地主算账。地主有钱，最后用几斗米还是几担谷子了结了官司。

1938 年，母亲嫁给我父亲，来到沈家，属于村里的“回门亲”。母亲长得漂亮，性格温柔，人际关系特别的好。小时候，外公惨死的阴影一直伴随着她，她很胆小，属于“树叶落下怕打破头”的性格。来到沈家后，在父亲的疼爱下，她的性格渐渐变得开朗起来。她除了纺纱织布，种田耕地也是一把好手。两个家庭都需要父亲来支撑，母亲成为父亲的贤内助。

1941 年，听说日本人打到了湖北这里。母亲的亲弟弟——我的亲舅舅高训清来到我家，与我父亲长谈到半夜。次日，他跑去麻城红色根据地参加了新四军，在新四军宣传队排演节目，唱戏；在游击队负责摸敌情，抓“舌头”，打土豪劣绅。1945 年 4 月的一天，舅舅所在部队奉命到麻城福田河伏击日寇军车。他不怕牺牲，英勇作战，在与日寇短兵相接的惨烈搏斗中光荣牺牲了！那年他才二十三岁。舅舅牺牲的噩耗，直到 1974 年我们才知晓。当时，我母亲已经去世，舅舅的至亲只剩下姨妈。部队的同志让家属到县民政局领取烈士抚恤金，姨妈痛苦地谢绝了，说：“弟弟人都死了，这是用他的生命换来的钱，花这样的钱，心里会更加难受。”

姨妈拒绝了领取国家的抚恤金。

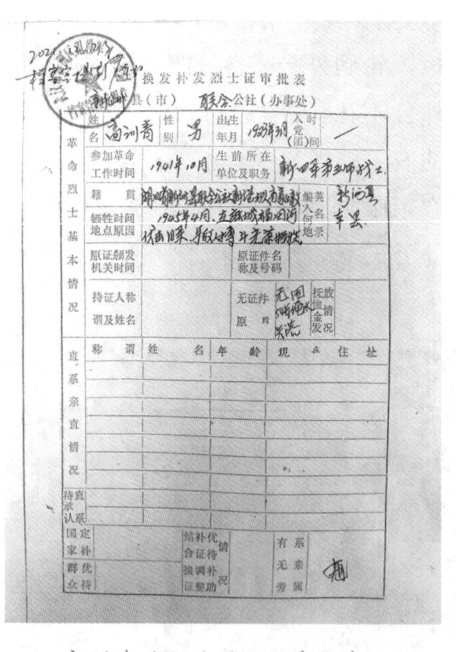

换发补发烈士证审批表

县（市）　联合公社（办事处）

革命烈士基本情况	姓名	高训青	性别	男	出生年月	1923年3月	入党（团）时间	—
	参加革命工作时间	1941年10月			生前所在单位及职务	新四军第五师战士		
	籍贯	[illegible]					编入英名录	[illegible]
	牺牲时间地点原因	1945年4月，在麻城福田河伏击日寇，与敌短兵相接光荣牺牲						
	原证颁发机关时间				原证件名称及号码			
	持证人称谓及姓名				无证件原因	[illegible]	抚恤金发放情况	

直系亲直情况	称谓	姓名	年龄	现在住址

待直系认系					
国家定补群众优待		结补优合证待换调补证整助情况		有无亲属	[illegible]

高训清烈士的烈士证审批表

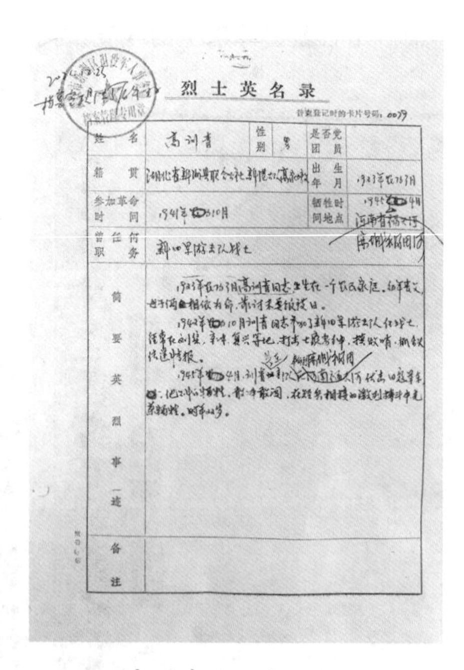

烈士英名录

姓名	高训青	性别	男	是否党团员	
籍贯	[illegible]			出生年月	1923年3月
参加革命时间	1941年10月			牺牲时间地点	1945年4月 [illegible]
曾任何职务	新四军游击队战士				
简要英烈事迹	[illegible]				
备注					

高训清烈士英名录

（二）家和万事兴

大家庭二十来人一起生活，在奶奶和父母的支撑料理下，日子过得比较安稳，基本上都能和睦相处。整个大家庭中，只有四叔爱与三叔抬杠扯皮。三叔扎篾匠老在外面跑，回家后，四叔总爱摸他身上的口袋，大概是怕三叔藏私房钱。

篾匠，在中国是一门古老的职业。“篾”指劈成条的竹片，篾匠的基本功就是把一根完整的竹子弄成各种各样的薄片。这些被打磨加工过的竹子，可以做成各种农业与生活用具，譬如箩筐、竹篮、筲箕、簸箕、吊篮等。用竹子做出的用具经济又实惠，所以每年农闲的时候，三叔会到各村走街串巷吆喝，看有没有谁家需要竹子做的用品。

荒年饿不死手艺人，一个人只要自身拥有本领，走到哪里都能有口饭吃。三叔与四叔都是既能干又能吃苦之人，四叔会摸鱼摸虾，干农活是一把好手，但脾气直爽暴躁。三叔是村里出了名的犟老三。他们兄弟扯皮，只要奶奶与父母出面劝架，马上就偃旗息鼓。

五叔每次由县城回来，总是给奶奶带来一些好吃的东西，随后奶奶就会分给我们解馋。五叔很细心，每次带零食都换着不同花样。我在家庭里比较受宠爱，几房孙辈，晚上奶奶只要我一人睡在她的身边。奶奶为人慈祥，经常跟我讲过去的故事，时不时还偷偷塞点零食给我吃，小声叮嘱我，说：“不要让其他兄弟姐妹看到！”免得家里人说她偏心。如果都来找她要零食吃，那就分不过来。

旧社会的妇女被迫缠脚，彼时人们觉得娇小动人，三寸金莲蹑足而行。奶奶是旧式女人，但走起路来一点也不比现代女人慢，每天纺纱织布，一直到很晚才上床休息。夏天，我会给奶奶摇蒲扇；冬季，我会帮奶奶暖被子。奶奶夸我懂事有孝心，我体贴奶奶操持家务不易。

1956 年，家里分家后，亲情一点未变。吃饭时我总是端着碗上下屋跑，看谁家饭菜好，就在谁家吃。因为住在河边，鱼虾总是有的。四叔家和我们家同在一个屋檐下，叔婶们都没把我当外人，凡是有好吃的，都会叫我过去吃。幸福不是住的房子有多大，而是房子里的笑声有多响。我们堂兄妹之间不分彼此，热热闹闹，相处非常和睦。

1958 年，参加抗美援朝的幺叔突然回家了。据幺叔讲，新洲同去的很多战友都牺牲了，他是团部通信兵，有一次战役我军被敌人围困，冲出包围圈时，战斗打得惨烈，我军死伤惨重，他是在死人堆里被战友救出来，才捡回的一条性命。我在一旁听得毛骨悚然，对幺叔佩服得五体投地。

幺叔这一生的经历丰富多彩，从朝鲜回来后，他被安排到重庆步兵学校学习。1956年裁军，他被学校送去黑龙江宝泉岭农业大学学习。由农业大学学习回来后第三年，他被调到县林业局工作。幺叔工作稳定后不久，就与邻村刘三屋塆的姑娘刘服友结婚。

幺娘出身书香门第，是县棉花公司的总会计师。我们大家庭由四家变成了五家，屋子太小，住不下五个家庭。父亲大公无私，拆除了过世的二爷爷留给他的房产，把材料给了三叔，让他在老屋前面建造房屋。三叔迁出后，幺叔在祖屋里安家。

二爷爷二奶奶去世，姑姑出嫁了，他们的房子空着。按农村习俗，当年父亲过继给了二爷爷，他家的房产应归我父亲所有。但我父亲没有私自占有，而是给了最需要的兄弟。

父亲说："三叔家七口人，再不修建房屋，家里根本住不下。"

长兄如父，长嫂如娘。家中父母不在时，兄嫂就要肩负教育与培育弟妹的责任。我的父母亲是天下最合格的长兄与长嫂。在他们眼中，没有堂兄弟之分，都是"一根藤上结出的瓜"，全部当成自家人一样对待。

在我们这一辈中，三叔的儿子属于家中的长子。我们叫他元哥，"顺松"是他的学名。据说元哥上小学都是我父亲背着送他，所以从小元哥就比较黏着我父亲。农村家庭里，都重男轻女，我父亲在这方面尤其明显。我姐火香在我辈大家庭中排行老二，我们都叫她"二哥"。父亲只许家中的男丁上学堂念书，女子却要留在家里做事情。那时人们觉得，女孩子终究是要嫁人的，叫姐姐"二哥"，看上去是尊重，但实际上是父亲内心的期盼。

"二哥"比元哥小四岁，到了上学年龄，没让她读书，让她帮着在家里干活，后来与我同上一二年级。女孩子中，三叔家的金香完全没上过学，四叔家的银香也仅上过两年小学，只有我妹妹玉香读到高小，五叔家润香读到初中。男孩子则除了有残疾的堂兄火元外，都上过中学。五个小家庭里，都有大学生，但都是男丁。

重男轻女的现象，是封建时代的产物，也是农耕文明和男权社会的必然。在封建时代，女子的社会地位可以用一个"从"字来说明，未嫁从父、出嫁从夫、夫死从子。遵从"四德"即"妇容、妇功、妇言、妇德。""三从四德"，是以前妇女的道德规范。

说起父亲，他同辈兄弟姐妹都听他的，我辈兄弟姐妹却有些怕他，打架斗殴的，爬别人家果树的，必然受到惩罚。父亲身边常年备有扫帚竹条之类的东西，不是用来做事，而是用来打我们这些犯错的兄弟们。现在想来，那相当于私塾老师的戒尺，只要上课调皮捣蛋就必定挨打。而父亲比老师们严格多了，他不仅管生活，还要监督我们的一言一行。老套落伍的父亲颇有些"老夫子"的味道，他不仅思想保守，还喜欢包办代替。譬如，在我们的家中还出现世间少有的"指腹为婚"之事。

我的堂兄元哥与嫂子桂玉英，是未出世前在娘肚子里，由我父亲做主定亲的。

1941年，父亲在堂嫂家里干活，得知堂嫂的母亲怀了孕，巧合的是当时我三娘也怀着元哥。吃饭时，热心肠的父亲提议，如果两家生的是一男一女，我们先定亲家，小孩成人后结为夫妻。堂嫂的父亲一口答应了，因为相信父亲的人品。

父亲在家极具威严，在外更是信誉颇佳。无论是做人还是做事，都十分负责任。父亲做篾匠活儿，从不投机取巧，而是尽心尽力做到最好。

元哥是我们村里走出去的第一个大学生，可我嫂子是一字不识的文盲，因为是我父亲指腹为亲，元哥就按照父亲的旨意与堂嫂结婚生子。元哥家的两个孩子都很优秀，儿子沈剑锋为吉林大学化学系毕业，毕业后在江苏常州开办化工厂，是当地名声响当当的企业家。女儿沈彩虹，华中师大数学系毕业，为人师表，九十年代移居加拿大。

元哥与堂嫂的结合在当时看上去是不般配的，两人不仅有文化的差异，生活上更是无法同步。元哥信守承诺，也与他母亲离世早有关。为了弟妹，他欣然接受这一亲事，在村里传为佳话。曾经，我私底下问过元哥："对自己的婚姻后悔吗？"元哥说："我相信伯伯（我同辈人对我父亲的尊称）的眼光，他看好的应该不会错。"

元哥原来在石油部门工作很有成就，获得过国家科技大奖。高级知识分子与目不识丁普通女子，只因为长辈的一句话，成为夫妻，夫唱妇随，一个有担当，一个贤惠。两人之间的文化水平差异，随着子女的出生，所有的沟壑都被填平了。

无论是小家庭，还是大社会，知识分子从来都是受人尊重的。元哥如今已经八十高龄，身体较好，跟勤劳温顺的大嫂的照顾不无关系。

（三）小学时光　元哥是榜样

幺叔当兵回来的那一年，我在幺娘家开办的私塾读书。

幺娘的父亲刘志英老先生既教我们语文，又教我们数学。每天早上，我们必须背诵《三字经》与《道德经》，他要求我们背诵得滚瓜烂熟，然后再一一背给他听。遗憾的是，老先生不懂汉语拼音。

刘老先生对我们的管教十分严格，他身上总挂吊着两根家伙，一根是教鞭，另一根是用来打人的竹条。竹条一寸宽，近两尺长的竹柄，谁不遵守纪律、打架闹事，就用来打手掌心，五下至十下，打得手掌乃至整个上肢又麻又痛。班上的男生没有哪一个没挨过他的责罚。也别说，小孩子生来是需要管教的，因为惧怕竹条的威力，害怕挨打而不敢犯错误。

小学三年级，我们都转到钱家寨小学读书。该校也是刘集公社唯一一所公立小学。每个年级两个班，由小学三年级至五年级，我一直担任二班的班长。班主任靖柏安老师是教语文的，要求甚严，对我怜爱有加，所以我的语文成绩最好。记得1962年，黄冈地区的小学四年级统考，语文我得了第一名，陶维胜同学数学考了第一名，都获得了奖状、奖品。

邾城街钱家寨小学
教育方针
坚持教育为社会主义现代化建设服务、
为人民服务，把立德树人作为教育的根本任
务，全面实施素质教育，培养德智体美全面发
展的社会主义建设者和接班人，努力办好人
民满意的教育
武汉市新洲区邾城街钱寨小学

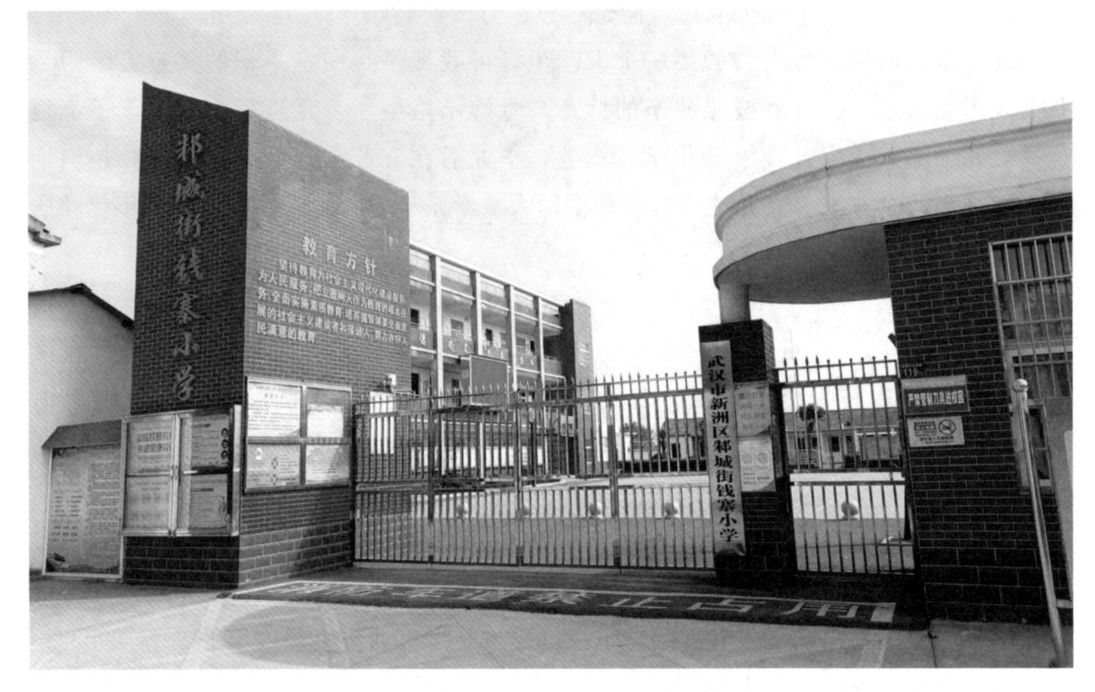

如今已经更名的邾城街钱家寨小学

无忧无虑的小学时光，没有什么惊喜。在学校获得奖励，就是对父母最好的回报。一张奖状，不仅代表着个人荣誉，还满载着家人的希望。每当父母亲被繁重的家务压得喘不过气来的时候，他们看着墙上张贴的奖状，烦恼也就烟消云散。读书能改变命运，孩子是家庭的希望。

每年的寒暑假，我们都会回家劳动，帮父母干农活。尤其是暑假的插秧季节，我从十岁的时候开始，每年都会在水田里插秧，年年如此。生产队队长派沈细腊带领我们干活，响应毛主席“鼓足干劲，力争上游，多快好省地建设社会主义”的号召。每次到了田间地头，沈细腊给我们每个小孩分发秧苗以及分派插秧任务。每个人负责大约半亩田，一个上午必须干完，不干完不许回家。

暑假，是一年中最热的时节。烈日当空，秧田里水滚烫滚烫，一踏进田间，蚂蟥爬到我们的小腿上吸血，很难扯得出来。天气炎热可以忍受，可恶的蚂蟥令人生畏。但没办法，必须干完，否则回不了家。我插秧的速度较快，加上堂兄金元会手（方言，“能手”的意思）帮忙，每次都能完成队里分派的任务。

晚上，小伙伴们最快乐的事情，莫过于拿着凉席到村口，在山下河上的桥上露宿乘凉。

记得1963年的暑假，每天晚饭后，我会跟高中毕业回来的元哥一块儿去桥上露宿。元哥是一个很有上进心的人，高中在新洲二中学习。二中历史悠久，前身是国民党第十军军长徐源泉1934年创办的正源中学。当时只有初中，没有小学，属于省重点中学。1949年中华人民共和国成立后，“正源中学”被改成了湖北人民革命大学。1953年3月，中共湖北省委决定停办湖北人民革命大学，随后该校改名为“新洲县第二中学”，是全县唯一招收高中生的中学。1962年成为湖北省十八所重点中学之一。

在这样的环境里学习，我相信每个人都是带着梦想而来的。元哥总是担心自己考不上大学，他对我说：“如果没考上大学，我就想去参军，想办法去台湾，为解放台湾当英雄。”每个男人心目中都藏着一个英雄梦，像吕布一样勇猛，像诸葛亮一样睿智，像曹操一样霸气。梦想，是一个人前进的动力；梦想，是绝境中最后一丝希望；梦想，是精神上的导师，让你永远保持拼搏进取的状态去面对生活。

一个人有了梦想，就有了方向。元哥的梦想是先要考上大学，然后做自己喜欢做的事情。我与元哥每天晚上侃大山，都以“梦想”为话题展开，为将来铺好路。微风习习，人躺在木桥上，望着头顶的星星，我不知道何为梦想，更不知道自己的未来在何方。我羡慕元哥思维敏捷，随时在为自己的未来做打算，并为之奋斗与努力。而我还是一个在人生路上求索前行的人，无法主宰自己的命运，所以连做梦都显得肤浅与苍白。

元哥是优秀的，没过多久，他的录取通知书下来了。元哥被武汉大学物理系录取，就读无线电专业，成为我村第一位走出去的大学生。武汉大学是全国名校，能考上大学，而且还是名校，全村的父老乡亲都来向他道贺，我父亲更是笑得合不拢嘴巴，迎来送往，把平时在外干篾匠活儿积攒下来的钱买了好烟分送给大家，仿佛考上大学的是他的亲生儿子，而不是侄儿。晚上，父亲把堂兄弟们召集起来开会，说：“元哥是家族中你们这一辈的老大，为大家做了榜样，希望你们向他看齐。”

父亲说这话的时候，看了我一眼，我顿时感觉自己读书的压力倍增。

读书能顿悟人生，读书能改变命运，读书能使世间事的成功变得有无限可能。从古至今，寒门学子靠读书改变命运的故事，数不胜数。我希望自己能成为元哥这样的人，不辜负父亲的期望，也实现个人梦想。

做一个被父辈所期待的人，是需要高度自律的。元哥走出山乡，走向省府求学的那天，我就暗自下决心，一定要做一个像元哥那样的人。

到了小学六年级，大概是有些同学留级、有些同学辍学的原因，我们年级两个班合二为一，有50多个同学。班长是同桌陈仲山同学，他是原来一班的班长。课堂上，班主任黄守约老师对我似乎是另有一番关照，他竟然撤了我的班长职务！

记得临近中考前的一次调考，我的考试成绩很一般。黄老师一副严肃得可怕的面孔令人生畏，在课堂上当着全班同学的面，狠狠地对我做了批评。

“沈忠元啊沈忠元！你现在就像青石板上播种的麦子，根本获得不了收成！我现在批评你，看来起不了什么作用!”黄老师的一席话，说得我面红耳赤，浑身不自在。我感到极其难过和惭愧，过了没两天，同班的缪敢喜同学带给我一封信，是靖柏安老师写的，因为他们住在同一个村庄。靖柏安老师在信中说：“忠元，黄守约老师是我读师范学校时的同学，马上要中考了，是我要他盯紧你，把学习成绩搞好，一定要争气，考上新洲一中，希望不要辜负我对你的殷切希望。”

哦，原来是这样啊！靖柏安老师知道我学习成绩不错，所以特意嘱咐黄老师把我盯紧点。我考试没有发挥好，不仅辜负了靖老师的期望，也辜负了黄老师的谆谆教导。

中国的科举制度沿袭了一千多年，自然也成为改变寒门学子命运的契机。高考，是农村青年鲤鱼跃龙门的好时机。那时候，我在心里默默告诫自己，一定要好好学习，考出好成绩，走向外面的世界。

清代诗人罗振玉《鸣沙石室佚书·太公家教》一文中写道：“弟子事师，敬同于父，习其道也，学其言语……忠臣无境外之交，弟子有束修之好。一日为师，终身为父。”

多少年过去，对于那些曾经给予我关爱与帮助的老师们，我一直都默默记在心里。

1964年，我参加中考，在新洲一中进行语文与数学考试。我觉得考试题目不难，两门学科一起考试，不到三个小时，我已完成答卷，是第一个交卷离开考场的学生。

（四）少不经事　淘气顽皮

记得小学毕业时节，正值农忙双抢双收。

在十来岁的年龄，每天早上我跟着村里人一起出工干活。当时是早稻收割，晚稻插秧的季节。我白天和社员们割稻和插秧，晚上和村民们在稻场里打谷子。某天晚上，月儿弯弯，树影婆娑，几盏百瓦的灯泡架在稻场里，明亮又刺眼。一年之中，数这个季节最累最辛苦，也数这个时候村里最热闹。早稻成熟了，必须赶在季节里把粮食收进粮仓。俗话说“不插八月秧”，晚稻必须赶在八月之前栽种好。金灿灿的稻谷在稻场里堆积成山，男女老少齐上阵，到处是吆喝声，到处是忙活的人。脱粒机“轰隆轰隆”的声响，伴随着大家忙中作乐。

我跟朗伯与灯成爹分在一组，他们俩边干活边说笑话，还拿我取乐。朗伯是一位特别活跃喜欢说笑的长辈，当大家谈论河山爹与李婆婆关系暧昧正起劲之时，朗伯笑着跟我说：“忠元，你去问一下河山爹，他跟李婆婆‘有一腿’是什么意思？”

河山爹是村贫协主席，脑瓜子特别聪明，没有多少文化，但出口成章，会编顺口溜。河山爹在离我不远处捆稻草，于是我大声地喊道：“河山爹河山爹，朗伯要我问你，你和李婆婆‘有一腿’是什么意思啊？”

在一旁的灯成爹大声狂笑道：“就是你河山爹，他的腿放在李婆婆的大腿上搞皮盼啰！”

灯成爹一席话，搞得全场人大笑不止。笑声激怒了河山爹，他抱起一把带稻谷的稻穗劈头盖脸朝我打来，并大声咆哮道：“忠元啊忠元，你怎么跟他们一样货色，不好好学习读书，说这样的话！你要是能考上中学，我跟你倒三年夜壶（尿壶）。”

这句话，至今仍是我村家喻户晓的笑料。

这件事情没过多久，河山爹与李婆婆结婚了。他们虽然是二婚，但当时都是单身男女。结婚后，还生了个儿子。河山爹并没有怪罪我，后来我考上了重点中学，他还向我祝贺。村里民风淳朴，嬉笑怒骂全在脸上。我长大成人后，村里人经常拿这件事情调侃我，大家笑得前俯后仰，但谁都没有恶意。

我四叔的长子金元大我一岁，我们两家同住一屋，三间瓦房，一家住半边。上学后，我没跟奶奶一起睡，而是跟金元同睡在上屋幺叔家的大床上。幺叔幺娘住在县城，房子给我们弟兄俩居住，我们俩几乎形影不离。

少年不识愁滋味，生活虽然清贫，但日子却过得随心惬意。塆里的同龄伙伴经常在一起玩耍，打篮球、玩扑克、下河游泳、摸鱼、捞虾、爬树掏鸟窝、打弹弓等。伙伴中有个叫启瑞的，他大我们三岁，家庭富裕，身体结实，喜欢拿我们小伙伴欺负作乐。一起上学的同伴中，不少人被他打过。记得上小学的时候，我刚转到钱家寨小学读三年级上学期，某一个下午，在放学回家的路上，他趁我堂兄金元不在，突然从我背后把我抱起放倒，狠狠地踹我两脚，然后得意地扬长而去。

我被人欺负了！金元得知后，说要帮我报仇，一定得好好教训一下这个坏小子。

第二日下午放学后，我们弟兄俩快步跑到刘三屋塆的臭水沟旁埋伏。启瑞高我两年级，当他到了的时候，我们弟兄俩一跃而上，将他打倒在地，金元骑在他身上，使劲压住他的手脚，我用拳头猛击他的头部，踹他下身数脚，打得他嗷嗷直喊饶命，哭着保证说，以后再也不敢打人了。最后我们将他推进臭水沟，弄成泥人儿。

启瑞被我们弟兄俩一顿教训之后，变得老实了，再也没发现或听说过他欺负比自己年龄幼个头小的学生了。这件事在同龄伙伴中传开，大家都拍手称快，说打得好！

年少鲁莽，处理问题简单直接。靠打架来解决恩怨，肯定是一件不好的事情，并且，被父母知道是要受骂挨打的。我们家堂兄弟多，并不惧怕打架，但我们从来不挑衅别人。在外面发生的事情，回家不会告诉父母，我们用自己的方式来解决争端，只要不是太过分，就算之后父母知道了，也是一笑置之。

童年像一艘驶向江心的小船，满载着童真与梦幻；童年是一轮朝气蓬勃的太阳，充满着活力与希望。童年是雨后的彩虹，是一幅色彩绚丽的画卷，是一段最值得回味的难忘岁月。童年让我们享受了世间最好的关爱，童年是五颜六色的，又是丰富有趣的，它给了我无穷的快乐。

我的童年，没有像样的玩具，没有像样的衣服，但生活在这个朴实的大家庭中，心里很踏实、很温暖。这全有赖于父母的不辞辛劳，持家有方，及在社会上、村子里良好的人际关系。

（五）无奈的刮痧疗法

疾病最残酷的不是让人死亡，而是让人痛不欲生。

那个年代缺医少药，村民最害怕的事情莫过于生病。患了病不是去医院看病，而是请巫婆“跳大神”，或者请人念佛，要不就是用土办法胡乱施救。我记得六岁时，大家庭刚分家不久，姐姐火香跟随四叔去肖桥街上买萝卜。天不亮出发，下午挑担白萝卜回家时，“二哥”一直喊头晕腰疼。我问父亲：“‘二哥’的腰不会被压断了吧？”

父亲说：“青蛙无颈，小儿无腰。”

因父母身体不好，姐姐小小年龄挑起我们家的重担。当年姐姐年仅十一岁，她挑的萝卜近三十斤重，来回十多里路，人又长得瘦弱，哪里能承受得起如此繁重的体力劳动？面对姐姐的病况，父亲让姐姐俯卧在床，然后掀开背部衣服，用木梳由颈部至背部，由上往下刮，刮得整个颈背部一片暗红，出血点成片。

穷人买不起药，就用这种土办法治病（刮痧疗法）。父亲说“刮痧”能退烧，这可是祖传下来的方法。

但是，我父亲用错了地方，我姐姐是腰疼，这种办法，只会加重病人的疼痛，对疾病的治疗没有实质性的效果。

“刮痧”属于出血疗法，这种治疗办法至今被人们沿用。在父亲的一番操作下，姐姐躺在床上像死过一回的人，一连数天卧床不起，看着姐姐难过的样子，我陪在一旁心疼不已。姐姐哭着说：“小弟，你一定要好好学习，将来当一名治病救人的好医生。”

我对姐姐点头说：“我会好好读书的。”

躺在床上的姐姐脸颊上还挂着泪水，因为一句承诺，她笑了。

土办法有时候能医病救人，但是如果滥用，有时候会出现大问题。

三叔家堂兄火元比我年长两岁，是个瘸子，是因为他一岁时患脑膜炎，高烧抽搐不止，三叔用“控筋”的土办法，将火元的左侧上下肢全部控制住，防止继续抽搐。停止抽搐不是因为病好了，而是身体神经断了。这种做法导致火元终身残疾，留下癫痫病痛。

火元忠厚老实，也很聪明。小时候经常看到他单手缝补衣服，切菜做饭。小学一至三年级他同我一起上学，成绩很好。升四年级的时候，三叔就没让他读书，所以他跟三叔经常闹，三叔脾气坏，父子俩总是吵嘴。火元经常抱怨说，是他父亲把他的手脚经脉弄断了，吵着要读书，三叔没答应。

火元的不幸，并不能全怪三叔。当时的农村，因为愚昧，加上经济条件所限，只要生病了，家家都如此操作。可怜的火元哥，一场疾病，让他变成了残疾人，真的令人痛心！

（六）苦命三娘　灾年离世

在我们大家庭中，三叔是唯一爱家暴爱打老婆的长辈。堂兄火元、堂妹金香经常帮助自己母亲，一起与三叔吵架。有一次三叔打三娘，我找来一根木棍子打了三叔屁股两下，三叔回过头来打我，把我鼻腔打出血了，疼得我“嗷嗷”大叫，自打那以后，我不喜欢三叔了。

勤劳是农村男人的本色，三叔做事情风风火火，所以也形成了急躁的性格。男人的火气大，几乎每个家庭中都存在争吵的现象，但动手打人，这就不对了。

三娘是我们整个家族中命最苦的女人，她非常善良，与我母亲情同姐妹。三娘生养了三子二女，家大口阔，每天起早贪黑地纺纱织布，三叔在外干活经常不在家，一大家子人的生活主要靠她支撑。

三娘身体很差，但勤劳顾家，把家里每个人都照顾得无微不至，唯独忽视了她自己。在我的印象里，三娘的面部总是发黄浮肿。

三年困难时期，1960 年 8 月，粮食紧张，三娘死了。我清楚地记得三娘的遗体被放在一个大木板上，在靠近天井的地方停尸三天，全身浮肿。我当时哭得很伤心，全村人都来吊唁，没有人不为她落泪的。我这辈子永远也忘不了可敬的三娘对我的疼爱。

那是“大跃进”年代，村里所有人都在队里吃饭，每个生产队一个大食堂，每家每户一日三餐都是去食堂打饭吃。在大食堂里，我记得开始满盆肥肉，大吃大喝，没过多久，就为米粥杂粮菜饭取代。记得有一次双抢季时节，清早起来，队长把我们小孩赶去黄家塘稻田里捡稻穗（就是在田里一根根捡起捆绑时掉的稻谷穗子）。队长给我们分配任务说：“谁不去就不给饭吃。”

为了能吃上饭，只要在家的小孩都去了稻田。中午开饭时，食堂炊事员挑了一担烧饼放在我们面前。香喷喷的烧饼，让人看着嘴馋。炊事员给每人一个，发给大伙儿。可能是太饿了，发给我的一个，我一下子吃完了，像猪八戒吃人参果，还没尝到味儿，食物就进了肚里。我嘴里打着嗝，转头看着别人。这时，三娘来到我身边，将发给她的一个大烧饼塞给我说：“忠元，你吃吧！我看你没吃饱。”

我推了回去，说：“这是队长发给三娘的，我不能吃。”

三娘笑着说：“我早上吃得太饱，不饿，你乖乖吃吧！”于是我吃下了不该吃的烧饼，这辈子让我良心不安。

那个年代，谁能“吃得太饱”？说不饿，都是假话。所以，这么多年过去，只要想到这段往事，我总会泪流满面。三娘身体本来就不好，家庭又不和睦，跟丈夫经常吵嘴怄气，如果家里条件好点，三娘肯定不会那么早离世。

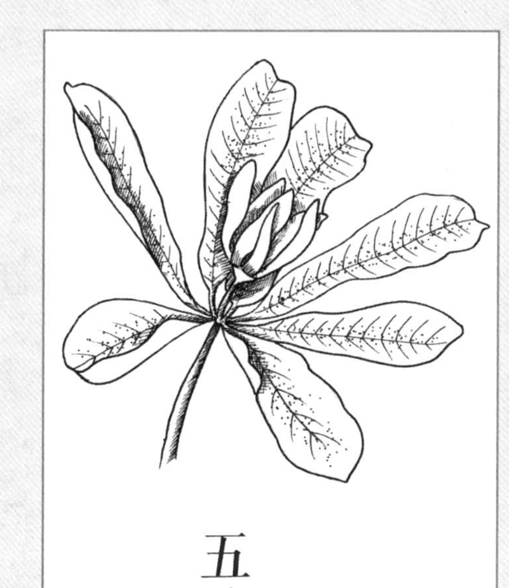

·第二章·

五味杂陈的中学时光

（一）成绩优异　圆梦新一中

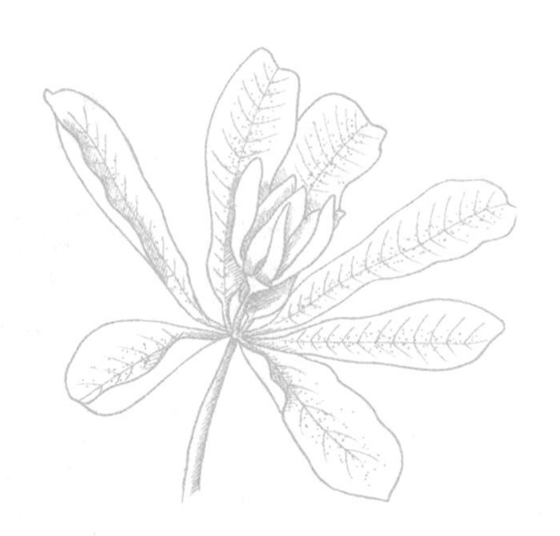

读书改变命运，知识改变人生，抓住生命旅途中每一阶段的不同机遇，只有这样，才能如愿以偿实现人生梦想。

1964 年秋天，由我这一届开始，新洲中学教育重心由县二中移师新一中。我进入了向往已久的新洲县最高学府——新洲一中读书。踏进校门的那一刻，我知道，我离梦想又近了一步。

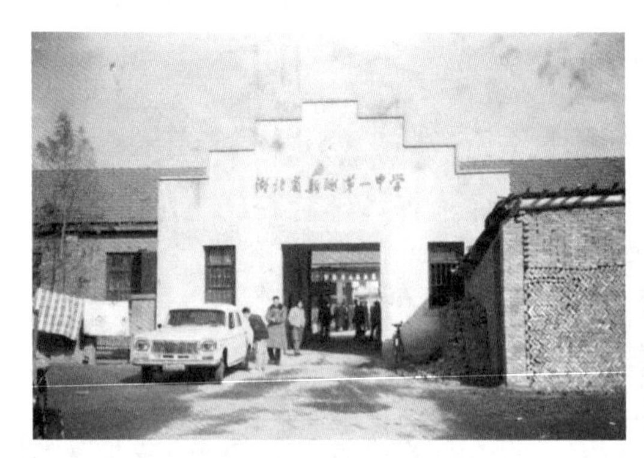

新洲一中旧貌

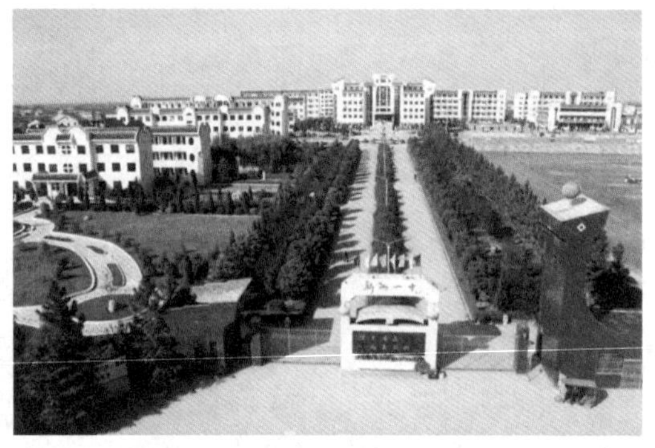

重建后的新洲一中

刘集公社钱家寨公立小学，六年级共 50 多名学生，考上新洲一中的仅 7 人。新一中初一年级两个班，我被编在初中二班，班主任是端庄优雅的北京人郑正。我们班里领导的子女较多，县长周世瑛之子，城关镇镇长李善美之子，还有什么局长、科长的子女们，都在我们班上就读。

学校是个育人的场所，教学质量决定了学生的出路。来到学校后，我知道自己出身平庸，要想在新一中里证明自己的实力，唯有用学习成绩来说话。记得高考前三个月的一天上午，全校学生在校礼堂开大会。校长陶然身材魁梧，气宇轩昂，他慷慨陈词，号召我校 65 级高三学子向北大进军！向清华进军！那时候，校园里晚上灯火通明，学习气氛热烈，学长们那种刻苦求知的精神深深地影响着我。

当年全国大学招生名额仅15万人。新一中65级（该校第三届高中毕业。首届为63级）两个班不到80人，而高考考上大专院校的有30来人，是三届中高考成绩最好的一届（前两届只有10多人考上大学）。

那年，姑妈的儿子刘少春考上了中国地质大学。

校园里流行一句顺口溜："几何几何想破脑壳，代数代数题题难做。"而我最喜欢数学课，因为任课老师吴丹讲课生动，内容精彩，引人入胜。不少同学背后笑话我说："沈忠元，吴老师是你的舅舅吧？为何他每次都向你提问呢？难怪你的数学成绩那么好！"

数学成绩能反映一个人的智商，语文成绩能反映一个人的情商。我认为自己能在数学上取得一些成绩，应该跟自己平时刻苦学习有莫大的关系。我的语文成绩偏弱，所以平时喜欢阅读一些课外书籍，譬如《钢铁是怎样炼成的》《红旗渠》《水浒传》《三国演义》《吕梁英雄传》等颂扬英雄的小说。长大后，我也想成为时代英雄，像保尔·柯察金那样不惧艰难险阻，意志坚强地去奋斗；像《红旗渠》纪录片插曲里唱的那样，对未来充满雄心壮志，定叫山河换新装；像《水浒传》中的主人翁一样"劫富济贫，伸张正义"。可是，我终究是平凡的，不敢树立远大的目标，只想为祖国建设发出自己的全部光和热。

周末，我在县副食品公司批发部当主任的五叔的安排下，在他单位打工。主要工作是清理仓库，或者清理公司从外地购买回来的整筐水果中烂掉的水果，把好的水果，和有破损的水果分开装筐存放。临近春节时，我帮公司炒花生，站在炉子边，闻着花生的香味儿，偶尔吃一粒熟花生，心里美滋滋的。

计划经济年代，一切采购都是事先安排好的。春节发放过年的物资，也是由单位计划向上级部门申报领取。全县各单位发放给职工的带壳熟花生，每人两斤，都是经过我们之手。跟我一起打工的都是本单位的职工子女们。

我读中学的各项费用，基本上都是靠打工挣得的，有时也伸手找五叔要钱，五叔从未拒绝，5元、10元的给过我。

穷人家的孩子早当家，在新一中那几年，我很少向父母要钱。我体谅一家人生计不易，唯有用心学习，勤快打工，才能回报父母的养育之恩。

（二）"文革"风云　红卫兵大串联运动

初中生活像一个"五味瓶"，五味俱全，酸甜苦辣咸，各种滋味掺杂在一起。只有把各种滋味尝遍，才能寻找到属于自己的。

1966年5月中旬"文革"开始，我敬爱的数学老师被学校解聘了，据说他是地主出身。我得知后感到很悲伤！吴老师对学生和蔼可亲，为何要开除他？我不理解。紧接着，学校各科老师，不是“右派”，就是有历史政治问题。学校停课，批判“封、资、修”，打倒走资本主义道路的当权派，批判领导，批判“右派”老师的大字报贴满校园。

“文革”开始后，新一中成立了红卫兵司令部。没有分派系，我和所有同学都积极参加。校红卫兵总部要求各班成立中心小组取代班委会，我们班也不例外，投票选举成立了班中心小组，我是成员之一。

不久，社会上各团体和工厂里出现了革命造反司令部，简称“革造”与“红造”。我们新一中同各社会团体一样，分别成立了“革造”“红造”红卫兵两大阵营，其“头头”都是高中的师哥师姐们，目的是捍卫毛主席路线，批判“封、资、修”，打倒走资本主义道路的当权派。不同观念不同立场，两派势均力敌，水火不容，刚开始时都是文斗，以大字报形式批判“封、资、修”，批判对方的观点。我没有参加学校“革造”的红卫兵正统组织，而是加入了由高二师哥师姐们组织成立的毛主席路线红卫兵司令部。其“头头”们性格都比较温和，宗旨观点与“革造”格调相同，只是顺应潮流写写批判“封、资、修”的大字报，拥护毛主席的“文化大革命”运动。

1966 年金秋，我们学校组织一批学生到北京参加“毛主席接见红卫兵”活动，我是其中之一。当时心情非常激动，立即返回家中，告诉了家里人。听说我要到北京见毛主席，父辈们很高兴，马上把消息传开了，村里不少人都跑来我家恭贺。次日离家返校时，村口站着一大堆人目送我离开。当时，我心里感到无比的光荣和自豪。

回校第三天，我们一行六人徒步到阳逻，然后坐船至汉口，到火车站乘直快火车进京。这是我生平第一次坐火车，看着车窗外的绮丽风光，感觉自己幸运至极。

北京，是时代宠儿的摇篮，是政治经济文化中心。我无数次幻想着自己有一天能走进北京城，在天安门城楼下庄严宣誓：“为共产主义事业奋斗终身。”终于我来了，带着梦想与祝福，带着理想与虔诚。下车报到后，我们六位同学被安排在北京陶然亭社区的一个四合大院，住进一个叫小虎子的小男孩家里。饭菜都是有人送到我们住的房间里，每餐伙食有大白菜线粉肉汤加白面馒头，偶尔还有大烙饼。

被毛主席接见的那天，我们凌晨四时起床集合，由解放军同志以社区为单位编成队列步行前往天安门广场。我们到达时天还没亮，可天安门广场上已经人山人海，一排排红卫兵队列，秩序井然。

迎风招展的国旗，雄伟壮观的城楼。在来北京的火车上，小伙伴们曾经无数次幻想着这庄严肃穆的场景，没想到，所有的梦想就在眼前成真。当看到毛主席站在城楼上向红卫兵们挥手致意，我心潮澎湃，激动不已！大海航行靠舵手，毛主席就是人民的领路人。我们齐声对着城楼高喊：“毛主席万岁！‘文化大革命’万岁！”口号声此起彼伏，响彻云霄。

这次活动，上午九点半入场，一直到中午才散场。人群有序离去，我站在广场中，心情久久无法平复。等我想起来该回去的时候，发现同来的小伙伴们不见了！离开被检阅的队伍，我和同学们走散了，心里极度紧张。在人生地不熟的北京沿路打听陶然亭社区，但大家都说不知道这处地方。最后有位老人告诉我说："有个叫陶然亭的公园，估计离那里不远，你先找到陶然亭公园，再打听陶然亭社区估计要好找些。"

老人说了该公园的方向和大体位置，我由午后一点钟，找到晚上六点，终于回到我们的住地。接待我们的社区工作人员看见我回来了，高兴地说道："小沈啊，你行啊！在偌大的北京城能自己找回来，不简单啊！"

我们去天安门广场参加活动之前，没人提醒我要记住所在的社区地点，庆幸自己出发时留意到街道城楼上刻有"陶然亭"三个字。此时，一位工作人员才想起提醒大家，一定要记住你们现在所住的地址以及其他注意事项，他亲切地说："你们是毛主席请来北京的红卫兵，我们要接待照顾好你们，这是我们北京人当前必须做好的工作任务。"

工作人员的一席话，说得我们心里暖暖的。随即一位大妈端来了一大碗热气腾腾的大白菜粉丝肉片汤和一袋巧克力饼干。当时我又渴又饿，于是边吃边和同学们聊起走散后回来的艰难旅程。他们诙谐地说："小弟，我们是有意撇下你，试试你的胆量和能力。"

这次进京参加活动如同做梦一般，虚幻又真实。我们快乐地在北京待了一周，天安门、天坛公园、中山公园、颐和园、北大、清华等地方都去参观了。

之后，中央"文革"小组通知可以全国进行大串联，其目的是把"文化大革命"引向高潮。于是，我们六位同学商议后，又一起乘车去了上海。当时，乘车不用钱，不用买票，凭学生证明即可上车，所到的地方都会有人安排起居饮食。我们在北京上车，因人多拥挤，根本抢不到座位。我们挤到连接两节车厢的过道，直接坐在地面到达上海。

列车上人头攒动，到处都是红卫兵，有人带头领唱《我们是毛主席的红卫兵》，《革命不是请客吃饭，不是做文章》等歌曲，一曲又一曲，响彻整个车厢。到达上海后，接待人员安排我们住在静安区一个社区里。上海的街道马路都是弯弯曲曲的，市内交通多靠电车。当地人说话，开口就是"阿拉阿拉"，像外国人一样，我们听不懂他们说的话。

上海是大都市，我们趁便游览了不少地方。大世界的拥挤与喧嚣，十里洋场的情调与奢华，外滩的气派与华贵……目不暇接，我们除了感叹，还是感叹！

在上海逗留数日后返回武汉，我与同伴们分手，来到了堂兄元哥就读的武汉大学。我找到堂兄的学生宿舍，他的同学古立盛热情地接待了我，说："你哥哥出门了不在宿舍，晚上会回来的。你就睡在我的铺位上，我到隔壁同学那里去住。"

当日，晚饭也是古大哥从学校食堂买回来的，并打来两瓶开水。吃饭的时候，我问古大哥是哪里人，他说是海南岛的。古大哥长得特别的斯文帅气，说话语气亲切，一看就是有修养的文化人。

元哥晚上回到宿舍，看到我来了很高兴，问这问那，“家里奶奶身体怎么样？伯伯（我父亲）与大大（对我母亲的尊称）身体还好吧？”我们说了一晚上的话，谈得最多的是“文革”的情况，直到窗外渐渐泛白，才进入梦乡。

我在武汉待了三至四天，元哥带我逛了武汉三镇，并在汉口民众乐园看过一场文艺节目。这次出门，北京、上海、武汉转悠了一圈，见识了外面的世界，感慨良多。我心里暗自下决心，一定要好好学习，走向更加广阔的天地。

（三）激情岁月　文攻武斗

1967 年初夏，正值“文化大革命”轰轰烈烈开展之时，文攻武斗并行，学校领导首先被批斗。教务处王柏青主任也被批斗了，他是我们的政治课老师，深受学生们的敬重。

我与王主任的师生情谊虽然短暂，但足以用一辈子来缅怀。

记得有一次双抢时节，是王主任带队，下乡到我的老家刘集公社程益村里割麦子。他不声不响地像个老农民一样，一直不停地收割麦子。午饭时，吃的是韭菜面条，每人一碗。我向来吃饭快，很快就把一碗面条吃进肚里。王主任在一旁看着我，突然端起碗筷，把他碗里的面条夹了一半给我，说道：“忠元，我看你没吃饱！”

我哪里好意思接受，撒谎说：“我吃饱了。”

王主任慈祥地对我说道：“没关系，我不饿。”

干了一个上午的活儿，哪里有不饿的道理？王主任应该是被我狼吞虎咽的样子给震惊了。平时，他对学生们极为关爱，说话轻言细语。上课的时候，他是我们的政治课老师；下课后，更像是我们的家长。

短暂的师生情谊，让我铭记终生啊！

开批斗会的时候，我是班中心小组成员，自然参与其中。我参加了批判王柏青主任的大会后，对我的刺激很大。我不赞同“架飞机”，开始怀疑这次运动是否在扩大化。于是，我将大字报告示贴在教室里墙壁上郑重声明，我不赞同武斗！因此退出班中心小组。

1968 年上学期，学校开展“复课闹革命”。我们恢复上学，同时安排时间参加“文化大革命”运动。此时，元哥也从武汉受“三司革联”红卫兵总部指派来到新洲县城。一天上午，他到新一中找到我说明了来意，并告知我古立盛死了。

我听到后哭了！

古大哥是多么好的人啊！说话做事文质彬彬的，我相信他不会动手打人。元哥说："他家三代单传，死讯传到海南家里，全家都崩溃了。"

元哥跟我说完学校的事情，说他想打个电话给幺叔，要他转变观念到"革造"。于是，我带他到学校档案室打电话。他们通话的时候，我就站在堂兄身边。电话里，叔侄俩进行着激烈的舌战，吵得很厉害。

看见堂兄与幺叔因为派系斗争都气得不得了的样子，我当时感觉好笑，而且笑出声来。元哥生气说："你还笑得出来，我们一定要壮大造反派队伍，把毛主席发动的'文化大革命'进行下去，不让古立盛等战友的血白流！"

幺叔是抗美援朝的功臣，林业局的工程师，参加了县"红造"组织，还是一个"头头"。幺叔对元哥是有恩的！元哥读初一时，幺叔由黑龙江寄给他二十元钱，解决了元哥一整个学期的生活费。这次叔侄闹翻后，两人像两条平行的轨道再也无法相交。偶尔回家相遇，自觉互相回避。

记得有一天上午，幺叔回到家里，当时五叔也在家。我和四叔的儿子金元在幺叔的房间里，看见幺叔回来了，我们欢呼着出门迎接。幺叔问："忠元啊！退出'革造'没有？"

之前，幺叔数次打招呼要我参加"红造"。我回复他说："我为什么非要参加'红造'？"

幺叔马上批评我，拿起一旁的扫帚向我身上打来，打得我上蹿下跳满屋跑，谁都没敢扯劝。五叔看不过眼，批评说："家里人观点都相同，就你一个人参加'红造'当保皇派，难道家里其他人的观点都是错的？"

幺叔与五叔争论起来，说道："五哥呀！我们'红造'组织的人都是根正苗红，是真正保卫伟大领袖毛主席的。你们'革造'打着'文化大革命'的幌子，搞批斗，'架飞机'，一些老革命有的被整得惨呐！全国伤害了多少人呐！"

其实"红造"也一样存在着武斗，最后谁都说服不了谁。奶奶、我父母、叔婶们及姊妹，因为没有参与其中，对于这样的辩论只感觉好笑。幺叔气得吹胡子瞪眼，中饭都没吃就回了县城。

这就是我幺叔，非常有个性，原则问题绝不妥协。2008 年幺叔病危，元哥通过家人得知病情，他回来了。叔侄俩一见泯恩仇，握手言和。不久后，幺叔平静地离开了人世。

（四）难忘的打工经历　遗憾的中学毕业照

每年的寒暑假，在五叔的安排下，我都去校外打工。暑假时间较长，所以打工的地方会远一些。寒假相对短暂，一般都是在县城做事。

记得有一年寒假，我被安排到商业局的糖果厂上班。我和一位姓黄的师兄同在糖稀车间帮工，主要生产糖果的核心材料，即将薏米蒸熟后放入大木桶，经人工搅拌过滤出糖稀，然后装桶运送到制糖车间，生产出一颗颗小糖果。

黄师兄有一支鸟枪。休息时，我们出外找树上的鸟射击。麻雀虽然随处可见，但精明得很，只要有人靠近，它们会扑腾翅膀飞走，所以很难打到。一次临近春节时，车间胖师傅看我们俩在玩枪，他指着车间墙角一只老花猫说道："小沈，这只猫很讨人嫌，老跑到我们这里拉屎拉尿。据说经常偷吃食堂里的菜，你要打死它，就等于为大家除害。"

可能是太无聊了，我几乎没怎么犹豫，拿起枪瞄准猫射击，一枪击中猫身。猫没有被打死，我不敢再开枪了。胖师傅见我不敢下狠手，他自己将受伤的猫打死了。

我当时吓傻了，知道自己闯了大祸。我根本不知道这猫是食堂老师傅的宠物，老人家养了十多年的爱猫突然被人打死了，心痛得很，老泪直流。我记得当天下了很大的雪，天气很冷，胖师傅邀我一起到饭堂去。因为猫之惨死一直令我愧疚，惶恐不安，我不敢去食堂打饭。很长一段时间里，都是胖师傅或者黄师兄替我打饭到车间吃的。

这件事情不知道怎么就传到五叔那里，我被他狠狠地批评了一顿。我知道自己错了，猫也是一条生命，我当时扣扳机的时候，怎么就那么草率呢！这次枪击猫事件让我留下了难忘的愧疚。

在新一中四年的读书岁月里，除了正常上课学习外，苦不堪言的两次外出打工经历，让我记忆犹新。

一次，是我与刘连山同学到阳逻镇建筑公司打工，公司喻会计是我们大队喻龙湾人，与我五叔和连山的叔叔关系较好。联系好后，一清早，我俩每人带了两个馒头从学校出发，县城到阳逻七十多里路，我们挑着行李走了一整天。下午五点到达建筑公司门口，发现公司墙上悬挂着"打倒地主阶级的孝子贤孙喻某某"的标语。见到喻会计后，他说："我被停职了，不能收留你们在此打工。"

喻会计一脸的无奈，见此情景，我们只好原路返回县城。我们来回走了一百几十里路，直到晚上十一点钟才回到学校。我们累得汗流浃背，错过了吃饭时间，街上的饭馆都关门了，心情极为沮丧。那天晚上，我们躺在床上，“累”打败了“饿”，听着肚子里发出“咕咕”的响声睡着，然而梦中所见到的全是吃的。早上起床，发现嘴边挂着涎水。

二十多天后，工地复工了，喻会计再次通知我与刘连山去阳逻打工。这次很顺利，我们很快进入工地干活了。

另外一次外出打工的经历，是在1967年深秋。我退出班中心小组后，五叔安排我去三店左亭港盐库基地打工。该营业区的负责人是陈方贵，以前每到周末，我和他女儿经常一起在公司干活，所以很熟。当时正值农村扯棉秆的季节，我挑着一担行李，中午出发，走到天黑才到达。当我到达盐库基地时，也与阳逻的遭遇彼同，盐厂里面写满“打倒走资派陈方贵”的大字报。陈方贵主任对我说：“小沈，我现在没法留你在此打工，所有人都盯着我。”

运动期间，陈方贵被勒令停职了。没办法，我只好又挑着行李原路返回。沿途的丘陵地带，棉秆一堆堆捆放着，像是有人躺在地里睡觉。走近一看，却空无一人。天色阴沉沉的，没有月色，一个人走夜路，越走越心寒，越走越腿软。偶尔有拖拉机路过，带来一点灯光，仿佛陷身地洞中的人看见了希望之光，精神为之一振。光亮慢慢消失后，再次陷入无边的黑暗之中。我一路上战战兢兢，摸黑自我壮胆，数小时后回到学校时，已是夜里九点。

喻会计与陈方贵主任这些基层人员也遭批斗，深深地刺激了我。所以，后期的“文革”运动，我从不积极参与，即使参与，也是在敷衍。平时，主要以学习为重，以打工挣钱养家为己任。

人这一生啊，只有安分守己，才能少点遗憾事件的发生。对于“文革”，1981年《关于建国以来党的若干历史问题的决议》作出说明：“‘文化大革命’名义上是直接依靠群众，实际上既脱离了党的组织，又脱离了广大群众。运动开始后，党的各级组织普遍受到冲击并陷于瘫痪、半瘫痪状态，党的各级领导干部普遍受到批判和斗争，广大党员被停止了组织生活，党长期依靠的许多积极分子和基本群众受到排斥。”

中学四年，一年半的时间，我与王玉珍同桌，她性格开朗，长相甜美。后两年半与文体委员但桂珍同桌，她青春靓丽，可称得上是班花。两位女同学对我都很好，可能是我为人谦和，尊重异性，再加上数学成绩好，深受她们钦慕与信任。她们经常帮我检查作业，帮我打饭，喜欢和我一起聊天。

毕业那年，拍集体照的时候，出现了遗憾的一幕。照片中只有三十五位男生，而没有女生，看上去既滑稽又别扭。这都是一些调皮捣蛋的男生惹的祸，他们平时喜欢给女生的相貌打分，伤害了女生们的自尊心，引起她们强烈的不满，于是女生集体拒绝和男生合影。

岁月悠悠，往事如烟。翻开褪色的旧照片，那些陈年的人与事，留在心底从未淡忘。这些年来，我与男同学们偶有来往，而与女同学基本上渐行渐远。可能每个人的目标不一样，行走的方向大相径庭。

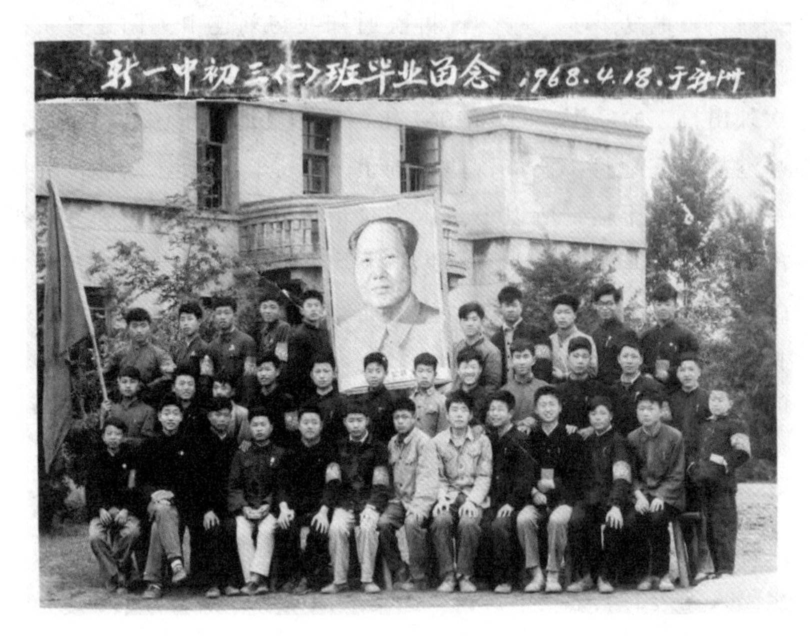

遗憾的中学毕业照

前排右二为沈忠源

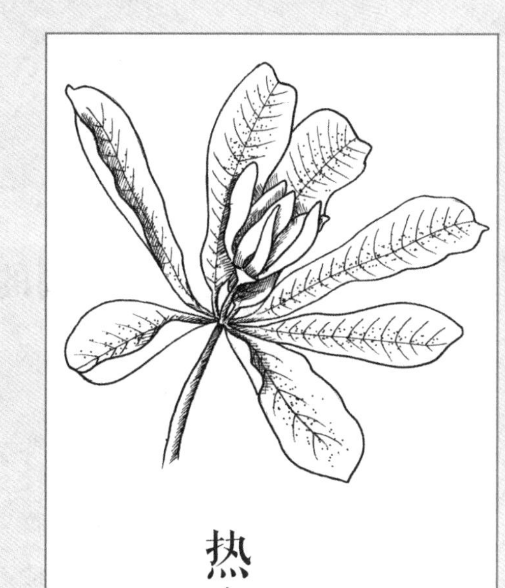

·第三章· 热血沸腾的知青岁月

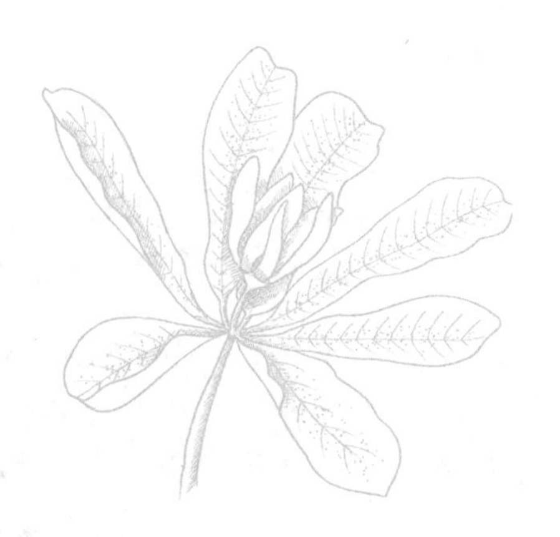

（一）农村是一个广阔的天地

人这一生，总得做点热血沸腾、刻骨铭心的事情，方不负青春韶华。我出生的年代，决定了我今后所要经历的事情，以及未来所前行的方向。我深深地知道，对于无法掌舵的船员来说，任何方向的风都属于逆风。

1968 年放暑假后，我们再也没有回到学校新一中，学校连毕业证书都没有发给我们。所有的高中与初中的学生全部上山下乡或回乡务农，我带着失落的心情，回到生我养我的家乡刘集公社五大队十三生产队，过着“接受贫下中农再教育”的生活。

“文化大革命”仍在继续，各地陆续成立了革命委员会，两派武斗的状况逐渐缓解，出现了各种革命样板戏如《红灯记》《沙家浜》《智取威虎山》，我们县两个剧团“汉剧”“楚剧”在各乡镇巡回演出。刘集公社是全省“社会主义新农村”“农业机械化”的典型，理所当然成立了文艺宣传队，经常参加县城及公社大队的会演。

农村生活正如《红灯记》里唱的那样——“穷人的孩子早当家”，收稻割麦，插秧挑肥，锄草浇水我无所不能。我与村民们一起劳动，日出上工，日落收工。但因为身体单薄，体力不强，无论我怎么拼命干活，每天只能挣八个工分，离全劳力十分（满分）还有距离。

队长派活，会计记账，年终结算，分红分粮。收成好时，一个全满分劳动力，能拿到三角六分钱。遇上大旱或水灾之年，连两角钱都拿不到。而我家的实际情况是即使我回乡务农，日子依旧过得拮据。

因为我属于回村的知识青年，领导对我比较关心。队长是老土改干部、远房叔叔宝廷，副队长东望与幼安，都是老实巴交的庄稼人，他们提议由我牵头负责开办夜校。三叔家的金香，一天学都没上，四叔家的银香读了两年书，基本上是文盲。她们和其他社员的子女一样，白天出工干农活，晚上参加学习。夜校的任务主要是教学员认字，学习加减法。记得有一天夜晚上课，我在黑板上写下了两位无产阶级精神领袖的名字——“马克思”“恩格斯”，教学员们一起跟着读。堂妹银香姗姗来迟，之前也没有预习，在跟读的时候，读成“软铁丝”“硬铁丝”，引起哄堂大笑。因为被同学们嘲笑，堂妹气得当场哭了起来。

通过夜校学习，每个学员都有所收获。堂妹金香本来就聪明过人，她学会了计算法，被队里称为“铁算盘”。堂妹银香被生产队评为劳动能手，还光荣地加入了中国共产党。

那时候，社会主义新农村试点，在我们塆的北面开办了砖瓦厂。厂房所用的土地及其砖瓦材料，全部属于我们生产队。我姐姐是第一批进砖瓦厂的工人。因为父母亲操持大家庭的生活积劳成疾，干不了重活，所以家庭的重担都落在姐姐肩上。我刚由学校回家务农，妹妹在读高小，姐姐成为家里的顶梁柱。那时候，电影《五朵金花》正在上映。黄冈地区的报刊登了《五朵金花》的专题报道，所指的正是新洲县刘集公社的五朵金花，姐姐因为勤劳上进，被评为其中的一朵。1969 年，姐姐嫁到本公社周下湾，姐夫周英卿是援越抗美部队中的炊事班班长，为人老实忠厚，从部队复员后，分配进了水利电力部，到黄龙电站工作。后调入葛洲坝，一直是葛洲坝集团公司安装分局的炊事班班长。姐夫到宜昌工作，我姐也随夫把农村户口迁到了宜昌。当时，她本可调进姐夫公司当合同工，但因工资偏低没有去。知道搞装修赚钱，姐姐组织安装分局职工家属成立了油漆装修队，接活、派工、收钱等，她自己一人全给包办了。她们的装修队信誉好，质量优良，在当地很有口碑。每人每年的收入，都比正式职工的工资高出很多。

在大家庭里，父辈们都认为我是读书的料，将来肯定有出息。然而，当命运之神对我垂青的时候，一场突如其来的意外，让希望瞬间化为泡影。

1969 年初，工厂恢复生产，开始社会招工。新洲县第一批招工的是县化肥厂和省阀门厂，主要招工对象是知青和乡村有文化以及表现突出的社会青年，我被省阀门厂录取了，进厂之前体检，医生说我的右腿下股有指头大的“疝气”，体检不合格。

听到这样的消息，我欲哭无泪，感觉整个天空都灰暗起来，意外来得仓促而突然！省阀门厂的招工负责人张秘书长，是我中学同班同学张必兰的父亲，他为人和善，安慰我说：“忠元，只要你做了手术，还有机会进工厂上班。”

中学同班同学李节约、沈永德等数人都同时进厂接受培训，唯独我不合格，挫败感不言而喻。父母亲第一时间筹钱帮我做手术，可是等我做完手术再去的时候，已经有人顶替了我的名额，而那人仅有小学文化程度。大队刘主任是造反派的“头头”，我可怜的老父亲找他，好话说尽，他一点不为所动，我们父子俩只能失望而返。

那天回家后，我看见母亲偷偷在房间里抹眼泪，父亲在堂屋里唉声叹气。谁不想跳出“农门”，吃国家工资饭啊！难道我注定只能与黄土地为伍？我一连几天都闷闷不乐，一个人来到后山的木桥上徘徊彷徨。在一棵低矮的松树上，我看见一只小松鼠被野猫追得四处逃窜。突然间，我明白了一个道理，这世上，谁都活得不轻松，正如这只疲于奔命的松鼠，它生存在自己的世界里，哪里知道一只过路的野猫会向它发起进攻？好在松鼠机灵勇敢，坚持不懈，最终跳到另一棵树上，侥幸逃脱。人生何尝不是如此？努力不一定能凡事如愿以偿，但如果松懈，离翻身的日子肯定会更远。我要学习那只松鼠，要比它更加勇敢与坚强，每天生产队里分派的活儿必须按时完成，而且一定要干好。不受挫折影响，把所有的负面情绪都深藏于心底。

因为埋头做事情，又因为有文化，我被抽调到刘集公社五大队搞宣传工作，主要工作是与财经大队长刘和轩一起，在各生产队路边墙上用红油漆刷写革命标语："抓革命促生产"，"反帝、反封建、反修防修"，"计划生育好"，"毛主席的无产阶级革命路线万岁"，还有"深挖洞，广积粮，备战备荒为人民"……

那段时间，我国与苏联的关系恶化，剑拔弩张。各县区都成立了独立团等民兵组织，基本上都是乡镇最优秀的青年组织起来的队伍。我们公社成立了独立连，连长是何少银，教导员是黄长安，我被选上去当文书。连长教导员以及公社武装部长，都是文化程度较高的复员军人。独立民兵连成立后，在县里统一集训，训练都是按部队要求标准进行。当时全国各地大搞水利建设，我们连有几天在淘沙河挖掘河道，我负责宣传工作。

农村真的是一个广阔天地，我由一个刚刚出校门的学生，变成了村领导看重的知识分子。有时候，我为自己感到委屈，但多数时候还是庆幸。人生的轨迹，虽然没有按照自己设想的那样前行，但因为自己做事情踏实认真，受到村干部的认可，这让我看到了生活的多彩与前程的光辉。

（二）那些温暖人心的日子

1969 年 4 月，中国共产党第九次代表大会召开。公社革委会要求大力宣传中央"九大"精神，"一定要改变农村面貌"。各大队成立了工作组，去落后生产队驻队工作一个月。我所在的刘集公社五大队也成立了工作组，并任命我当队长。我与刘三屋塆刘火佑进驻其中最差的一个生产队，村里有两大姓氏——缪姓与栾姓，我所进驻的就是栾家堤村。村庄邻近刘集河，因为此处的土壤主要是沙土，水土容易流失，所以种庄稼，年年收成都不达标。因此，很多村民以放鱼鹰打渔为生。

那时，我们工作队都是非常认真地贯彻落实上级提出的"三忠于四无限"指示。每天日出上工前，在村口的大树旁挂上伟大领袖毛主席的巨幅画像，等到社员们到齐后，由我领着大家向毛主席表忠心："一定要听毛主席和共产党的话，抓革命，促生产，努力完成好今天的生产任务。"

我记得那时候有位姓缪的小伙子迟到了，遭到我狠狠的批评。不用大家二话，他立马对着毛主席的画像做检讨："我错了，下不为例，请毛主席原谅。"

下午收工后，社员们又在原地集中开会，向毛主席汇报自己当天生产时的表现。做得不好的社员，在毛主席像前承认错误。做得好的社员，表示要继续努力。

早请示晚汇报，无限忠于毛主席，这就是我们当时必须完成的政治任务。

我和刘火佑白天跟社员们一起劳动，晚上组织社员开会，主要是为如何脱贫致富商量对策。在沙土上种庄稼，要从根本上改变土质结构，必须用丘陵地带的黏土，掺上积肥来进行改良。村子里两大姓氏闹"房头"，我向大伙说，村里不管是姓缪还是姓栾，在社会主义新农村都是一家人，希望全队社员们团结一心，建设好自己的家园，以促进祖国的繁荣昌盛幸福安康为己任。当时，有些社员间矛盾比较深，我们找他们反复谈心与做工作，终于使他们和好如初。

我们分别住在两户村民家里。我住在一个姓缪的渔民家中，他们家没有多余的房间，在客厅里搭一张铺，挂上蚊帐，就是我睡觉的地方。我们吃百家饭，每家每户各负责接待一天，轮着来。村民很善良，对我们的工作都很支持，总是拿好吃的招待我们。我穿过弄脏的衣服，主人家那才十来岁的二女儿，总是偷偷地拿走，洗干净了，再放到我床上。

当年春节前，房主老缪还给我家送了条十多斤的大青鱼，说是他放鱼鹰在举水河里叼起来的。淳朴的民风与热情好客的村民，给我留下了深刻的印象，特别是老缪一家人的厚谊，至今想起，仍让人倍感温暖。与土地打交道虽然是很乏趣的事情，但因为有着一群单纯善良的人们，平淡无奇的岁月有了温度。

1969 年，我村贫协主席河山爹的儿子沈宝明从部队复员回村，当上了大队民兵连长。他是我新一中的学长，他在外当兵那些年所收到的家书，多半是我代写的，所以跟我的关系比较"铁"。每年下半年国家征兵，我就会被抽调去公社当新兵政审员。政审员有八名，负责公社所有新兵的政审工作。

我们五大队有两名政审员，我是其中之一，另一位是刘三屋垮的刘良民同志，他是复员军人，也是我们的"老大哥"（其夫人是大队妇联主任）。征兵期间，我们主要负责"双合格"新兵的政审工作。双合格——一是身体合格，二是家庭出身无政治历史问题。后者审核很严格，必须了解家庭三代的情况。我堂妹银香的爱人陈庆成，1970 年报名参军，因之前的女朋友家庭成分是富农，政审没有通过，他因此跟前女友分手了。后来，我将堂妹介绍给他，两人定亲后才入伍的。

在家庭成分重于一切的年代，有些人注定与当兵无缘。政审人员全部集中在公社办公，由新洲区胡立新秘书与公社姜秀清秘书领导我们的工作。我们通过走访所在村的贫协主席、生产队里的领导，发现问题，找出依据。从 1969 年到 1972 年，每年新兵政审工作，我都参与其中，并多次被评为"五好政审人员"。

政审工作，最辛苦之处是外出调查。在交通不便的年代，我一般都骑自行车出行。有一次，一名新兵在肖桥公社的亲戚存在问题，为了搞清情况，我找了好几个村的人作调查了解，回来的时候天黑了，又下着雨，路比较滑，骑车不小心滑倒了，差点滚到堤下的肖桥河中。当时手脚都划破了皮，算我机灵，没有造成太严重的伤势。

搞政审工作必须认真负责，为了赶材料，加班是常事。不过，姜秘书对我们政审人员的生活极为照顾，遇上晚上加班，他都安排我们到公社渔业队办公室工作。渔业队可以随时在鱼塘撒网捕鱼，给我们做夜宵，有时还弄来白酒给我们过过瘾。渔业队的夜宵，胜过人间一切美味。

1970 年春节后，我被公社抽调到新洲县党校学习哲学，为期半个月。学习的主要文章是《矛盾论》与《实践论》。党校老师讲课有水平，理论与实际相结合，逻辑缜密，条理清晰。授课的对象，主要是乡村干部，有老中青不同年龄段的学员。我们公社仅有两个名额，我是其中之一，另一位是五大工厂的会计陶维祥。每天上午上课，下午分组或集体讨论，交流学习体会与心得。有位老队长年近六旬，记得有一次集体讨论，轮到他发言的时候，他表情严肃地说道：“矛盾论讲，世界上万事万物都在变化。我在此讲一件新旧社会变化的事例，请老师和学员们看我说得对不对。旧社会讲究‘三从四德’，媳妇怕爹爹婆婆，连吃饭都不敢上桌。可现在新社会，变成了爹爹婆婆怕媳妇，有些媳妇还打婆婆。”他的发言引来雷鸣般的掌声，大家都说他理论与实际相结合，讲得好。

这次党校学习，我被评为“五好学员”。

在劳动中成长，感谢命运赋予我的每一次学习机会，任何事物都有多面性，只有不断地学习与提高，才能从容地面对这复杂多变的世界。

（三）倒水誓师大会上的荣光

1970 年春天，在周恩来总理“一定要修好倒水”的指示下，全县乃至整个黄冈地区，都在组织一场声势浩大的兴修倒水河水利工程的运动，此时我被任命为大队团支书。大队组织的民工连，由刘孝刚主任和我领导，抽调十三个生产队的民工，前往阳逻修建倒水，我负责宣传与收土方（丈量各队每天挖掘多少土石方筑堤坝），刘主任负责后勤及整体工作。

新洲倒水河是长江支流，主要流域在河南与湖北境内，发源于大别山南麓和河南新乡，全长 163. 3 公里，流域面积 2317 平方公里，由新洲县阳逻街龙口流入长江。每年梅雨季节，雨水连绵不断，因为没有好的排水设施，极易形成内涝，当地老百姓苦不堪言。田里的稻子成熟了，有可能因为一场没完没了的雨水，让一季的作物毁于一旦。

1970年6月，新洲倒水河水利工程，首先在阳逻区金台镇（今阳逻街道金台镇）的韩家凹拉开序幕。在一条长70多里的公路上汇集着各地来的民工，他们拖着板车、行李及其劳动工具，浩浩荡荡步行来到工地，场面极为壮观。

当时，汪集区与阳逻区之间有个地方叫八里湖，是当地村民轻易不敢去的地方！就算非由此经过不可，也一定要在白天出行。八里湖，荒无人烟，在此安营扎寨的都是放鸭子的狠人，这让传说显得更加诡异。这次修建倒水工程，让平时安静寂寥的八里湖热闹起来，因为是必经之地，途经此地的人们，因为听说过八里湖的传说，都忍不住停下脚步多看几眼。我随刘集公社五大队民工们一起出发，由此经过的时候忍不住发出赞叹：多好的自然环境啊！要是能够修整好排水渠道，这里可以打造成万亩良田啊！

我们的队伍声势浩大，经过八里湖后，步行差不多两公里路就到达工地，在不远处安营扎寨。工棚是由所在大队提前搭建好的，国家拨款调粮，每个大队一个食堂，民工吃住在一起。

到达工地后，一眼望不到尽头的河床上，人山人海，都是民工。堤上到处是标语：“周总理指示一定要修好倒水”，“毛主席说水利是农民的命脉”，等等。民工们运送土石筑堤，热情高涨，干劲冲天。开工后不久的一天上午，倒水河水利工程誓师大会在工地上召开，喇叭挂在各工地的木头电线杆上广播，整个工地都能清楚地听到大会实况。新洲的老县长赵怀德担任指挥长，在大会上作了动员报告，他深情地说道：“我们要调动一切力量，克服一切困难，保质保量按时完成好修建倒水河的工程任务……”

我是唯一的民工代表，轮到我发言，记得开头的发言词是这样的：“东风吹，战鼓擂，修建倒水工程拉开序幕，水利大战打响了！在今日的誓师大会上，我代表参加修建倒水工程的全体民工向毛主席、党中央、周总理表决心。”后面的发言大意是——毛主席说水利是农民的命脉，周总理说一定要修好倒水。我们要以愚公移山精神，不畏艰难险阻，克服一切困难，坚决按时完成任务，保质保量，建设牢固的倒水工程。我们各

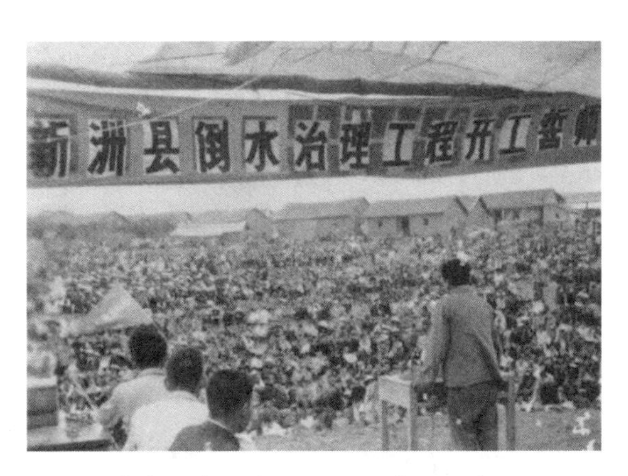

作者沈忠源在倒水工程誓师大会上代表民工发言

地民工要万众一心，团结协作，互相帮助，决不辜负周总理的殷切期望，一定要修好倒水，建设好我们的社会主义幸福家园。

工地上一连几天，播放了誓师大会的实况，其中有我的激情演讲，周围民工们都说忠元讲得好，对我赞不绝口。工地的生活虽然很苦很累，但我心里感到无比的自豪与骄傲。

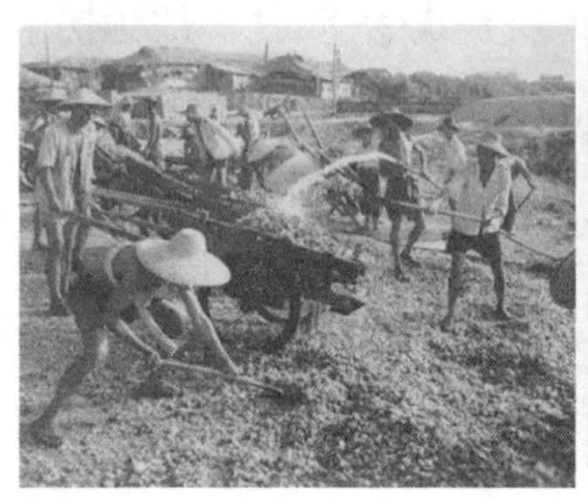
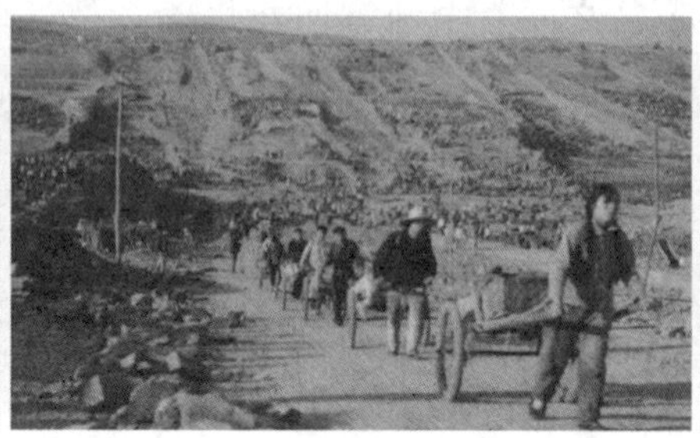
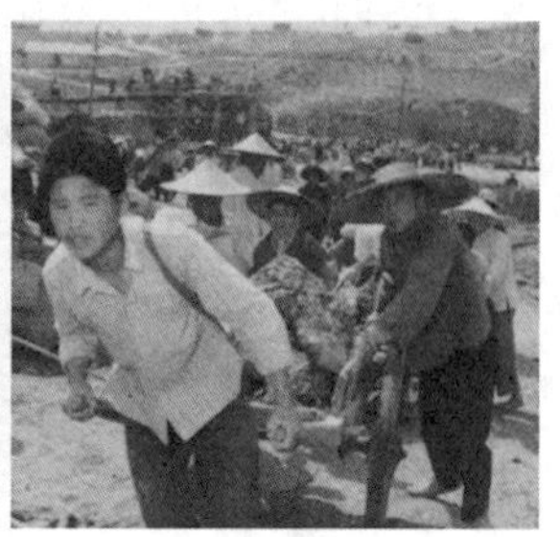

热火朝天地修建倒水工程

修建倒水工程，新洲、红安、麻城、黄冈、浠水五县近 20 万民工一起上工地，历经两年的艰苦奋战，全程 163 公里的倒水河改造工程全部竣工，使倒水河直接与长江相连，从根本上消除了倒水河沿途各地的水灾隐患。以前，让人们望而生畏的沼泽地八里湖，变成了盛产粮食的绿洲，也成为 1973 年移民热点，现在是人们安身立命的富饶之乡。

在两年的改道工程中，我们刘集公社五大队 13 个生产队共派出常驻民工 200 人，先在韩家凹，后期在陶家大湖。我和刘孝刚主任一直与工友们奋战在工地，宣传好人好事，给民工拖土石块的板车测重，丈量每个队每天挖出多少立方米土石。协助我们这项工作的还有陈少普同志，我的工作得到了民工们的认可，一致认为我处事公平。有人说少普同志却不能“一碗水端平”，村子大的生产队量土方的时候多报体积，村子小的生产队刻意少报体积。经过我的沟通，我和陈少普二人一起收方，意见统一后上报，消除了民工们的疑惑。对于年长、身体差的民工，上坡的时候，我们会帮忙在后面推车。对于劳动有困难的民工，尽量安排他们做一些打杂的活儿。人心都是肉长的，我同情弱者，是因为他们劳动能力有限。我的工作获得本大队 13 个生产队队长的一致好评。

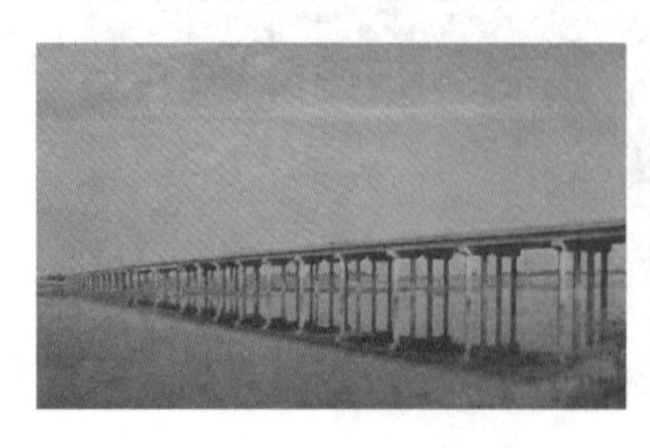

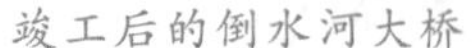
竣工后的倒水河大桥

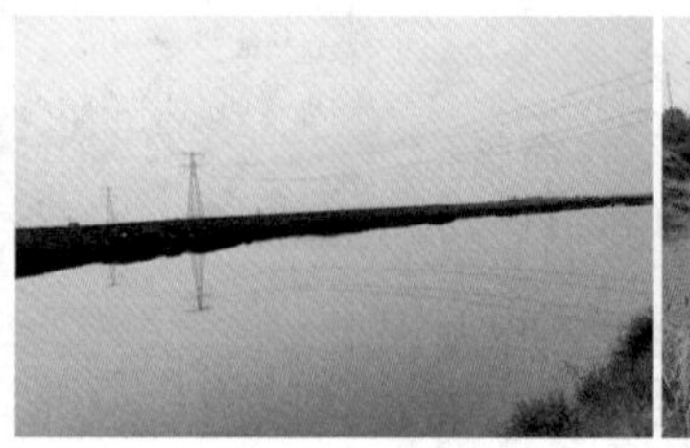
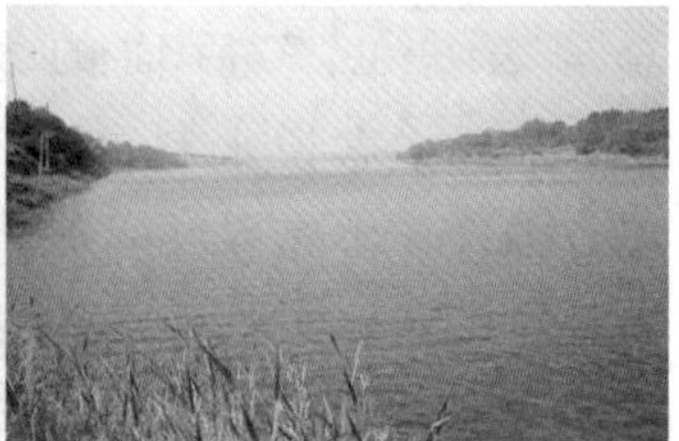

工程竣工后的倒水河风景

修完倒水工程后，我被大队领导指派的事情更多了。那时候，农村小型水利建设工程特别多，灌溉用地的沟渠挖建工作主要由我和陈少普带队完成。大队烈士军属五保户有人去世，都是我代表大队领导去慰问，悼词一般由我来写。还有出现举报德行不好，偷盗公家财物的，也由我牵头处理。大队发现哪个生产队存在经济问题，就派我去驻队清账。对地、富、反、坏四类分子表现好的树典型摘帽子工作，也是安排我来做。刘三屋塆是我们五大队人口最多的村子，四类分子很多。我曾经摘掉一位高姓年老女子富农的帽子，她的丈夫与公爹是当地远近闻名的医生，行医的时候做了很多好事。摘帽工作我重视民主，通过村里社员大会评议表决通过，做到让村民，尤其是让四类分子的家人心服口服。

农村工作事多且杂，我就像治病用的万金油，哪里需要，我就去哪里。回村务农原本是无可奈何的事情，因为深受领导与村民的信任，我领略到人生的意义与担当。没有凌云之志，无法取得辉煌成就，虽说是壮志未酬，但已足自慰矣。

（四）一生中最悲痛的岁月

1973 年，是我们家大灾大难的一年。

当年四月，我敬爱的父亲病故，老人家患的是食道贲门癌。去世前，他已骨瘦如柴，一米七六的个子瘦到只剩下 60 来斤，想吃的东西吃不进。记得有一天，父亲对我说："儿呀！我好想吃粉蒸肉。"

我说："我现在就去县城给您买。"

我跑步去县城，十多里路一口气跑到，用了不到半小时！找到县城粉蒸肉做得最好的一家——大众食堂，五毛钱一碗粉蒸肉，买了两碗又匆匆地往家里跑。回家后，母亲把粉蒸肉放锅里重新加热后，端到父亲床边，但父亲吃后却吞不下去，他难过地说道："怎么得这么倒霉的病？人都快死了，想吃点东西都不行，我的命好苦啊！"

父亲被病痛折磨，苦不堪言，看他那种生不如死的样子，着实让人心疼。父亲走时，年仅 62 岁。在很长一段时间里，我夜不能寐，只要闭上眼睛，脑海里就会出现父亲呻吟不止的样子，我恨自己无能，不能帮父亲分担痛楚。

父亲去世后不久，母亲的肺源性心脏病也加重了，她每天咳嗽、气喘，在卫生院打针服药一个多月，病情得不到缓解，只好送去县人民医院住院治疗。住院时，母亲不要姐姐妹妹来陪护，非要我陪同。所以在县人民医院治疗的十多天里，昼夜都是我陪护在母亲身边。母亲想吃什么，我都是尽量满足，护士、病友都说我们母子情深。有位管床的漂亮女护士时不时地来跟我闲聊，隔壁房间李集村的一个大队会计，送给我十斤全省通用粮票（那时候粮食还比较紧张，粮油都是凭票供应），这样的举动不亚于雪中送炭。

母亲经过住院治疗后，病情有所缓解，能够洗衣做饭，到菜地里锄草了。可是，没过几天，疾病突然复发，大概是受凉引起感冒发烧，一连几天咳嗽不止，卧床不起。服药没有疗效，整天胸闷气喘，不想吃东西。一天上午，母亲突然对我说："忠啊，我不行了！"

我吓得跑到母亲身边，问她怎么了。看见母亲难受的样子，四娘也过来了，拍着她的后背帮忙顺气，只听见痰声漉漉，母亲不断地使劲猛咳，但就是咳不出痰来。母亲说："忠啊！你把我刚给你做的新棉袄穿上，给我看看。"

母亲前不久请裁缝给我做了一件带拉链、羊毛领子的新潮袄子。我打开柜子，按母亲说的把棉袄穿在身上，端正地站在她床前。母亲号啕大哭："我不想死啊！我有这体面有出息的儿子，我怎么舍得走啊？"

母亲泪如雨下，我失声痛哭。父亲尸骨未寒，我不能再失去母亲呀！

四娘说："忠啊！你娘这是回光返照，得帮她准备后事。"

我对母亲说："娘，我现在就去请友成医生来，你一定要坚持住，别走！"

四娘说："忠啊！你娘现在的身体状态，友成医生是救不过来的。"

友成是隔壁村刘三屋塆大队的赤脚医生，平时与我关系较好，他经常来给母亲看病。可怜的母亲常年咳喘，从没断过药。看到母亲弥留之际的痛苦，我心如刀绞，泣不成声。

母亲离开人世的时候，我在她床前的踏板上长跪不起。母亲去世时，年仅 53 岁。

父亲是山，母亲是河。1973 年，我们家同时失去了山冈与河流，我的世界变得孤寂与灰暗。下班回家后，看不到在厨房里忙碌的母亲，也看不到在堂屋里扎篾活的父亲。回想起母亲太可悲了，幼年丧父，嫁到我们家后，她与父亲为撑起一大家子人的生活，操劳了一辈子。母亲长得白净漂亮，特别善良，安分守己，与世无争，属于那种"树叶掉下来怕打破头"的人。母亲的外婆家就在本村，沾亲带故的亲戚多。过年过节，在自己家里也不富裕的情况下，她总记得一定要送些米面给有病痛缠身的困难户，说过年了，再穷也要吃顿饱饭。母亲去世后，村里的男女老少们都念叨着她老人家的好，聊着聊着，不知不觉地有人会掉下眼泪。

父亲虽然是地地道道的农民出身，但是在大是大非面前，极有主见。我的舅舅高训清，1941 年听从我父亲的建议，跑去革命红色根据地麻城参加新四军。1950 年抗美援朝战争爆发，父亲又动员十六岁的幺叔去当兵。父亲念的书并不多，但因为做篾匠活儿，经常到各地揽活，所以见多识广，对这个世界有着自己独特的判断与见解。在他的引导与带领下，家族里的人紧跟时代，虽然生存环境各不相同，但人生观、世界观相似。

父母相继离世，对我打击很大，我消瘦得厉害，身体单薄得像一张纸。母亲病故后的第 28 天，农村风俗要烧“四七”给逝去的亲人。姐姐带着两个外甥女回娘家，怀中抱着三个月大的次女爱兰，年仅四岁的大外甥女周喜莲走在母亲前面，手里提着一只老母鸡，走了十来里路，这只鸡是姐姐特意送来给我补身体的。

那天刮着大风，到处灰尘弥漫，能见度很低。姐姐带着两个孩子走到我家门前的砖瓦厂附近，对面行驶过来一辆手扶拖拉机，一阵风吹过，突然传来一声惨叫，姐姐惊慌失措，抱着三个月大的次女周爱兰奔跑过去，发现大外甥女被压在车底，让拖拉机给活活碾死了。姐姐疯了一般，一手抱住小女儿，一手抱住大女儿，号啕大哭！当时，我正在村里进行打靶射击训练，有人告诉我大外甥女出事了，我快速跑去出事地点，但一切都已经无可挽回。年仅四岁的大外甥女，正处在花一样的年龄，她还没有来得及好好看看这个世界，就这样匆忙离开了人世。看到砖瓦厂上班的妹妹抱着脸色苍白停止呼吸的喜莲，我心如刀绞，悲痛万分。

人生最大的不幸莫过于生离死别。我可爱的大外甥女特别懂事，我母亲未去世前，她一直在母亲身边长大。我母亲生病的时候经常流眼泪，她总是懂事地帮忙擦拭泪水。大外甥女长得好看，嘴巴也甜，见到的人没有一个不喜欢她。大外甥女离世时的惨状，一直在我脑海里挥之不去，直到大学毕业参加工作，看见马路上那些天真可爱的小女孩，我的脑海里都会不由自主地闪现她的身影。如果我的大外甥女还在世，她现在应该跟这些小女孩一样，背着书包走在上学的路上。

短短五个月的时间，我一下子失去了三位至亲。我所经受的打击不言而喻，脑子里昏昏沉沉、空空荡荡的，走起路来好像脚踩在云端里，虚虚幻幻；像路边的落叶，纷纷扬扬，一阵风就可以吹跑。我姐姐比我更加难过，精神几近崩溃，有几次夜晚独自一人跑出屋外，自言自语念叨着外甥女的名字：“喜莲，你在哪里？妈妈想你了！”

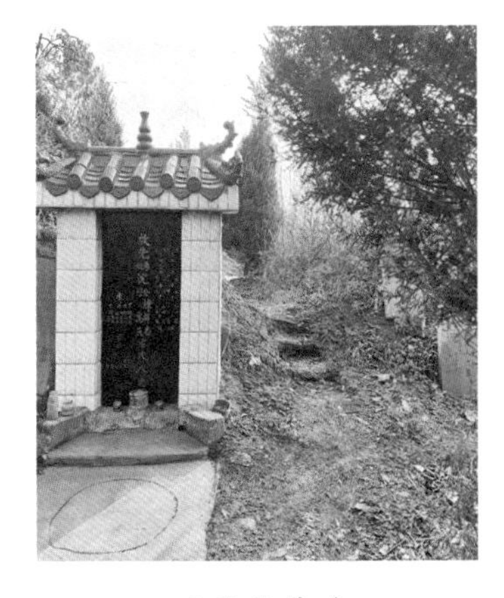

父母的墓碑

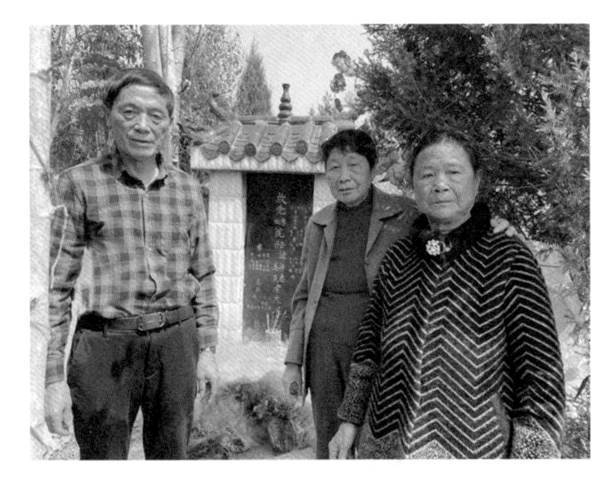

2023 年 4 月 1 日祭父母去世 50 周年扫墓合影
中间是姐姐，右一是妹妹，左一是作者沈忠源，
为作者女儿琳琳拍照

往事如烟，不堪回首。痛苦让人沉沦，磨难让人重生。过早失去父母庇护的孩子，注定会更加独立。有些事情也许就是命中注定，当我们无回天之力的时候，好好活着就是对逝者最好的回报。父母给了我生命，姐姐给了我关爱，妹妹让我明白了什么是责任。

1973 年，是我人生中最昏暗的日子。好在，一切都过去了，我与姐姐、妹妹都熬过来了。

（五） 1973 年　我的命运转折年

逝者已矣，生者如斯。我们把生命中的每一次磨难都当成一次成长，用坚强与信念等待每一个黎明的到来。1973 年是我们家的大灾大难年，也是我的命运转折之年。

当年的六月份，涨渡湖大水泛滥，我们大队各生产队在这里栽种的临近收割期的水稻全部被淹了。我带领各小队派来的社员组成抢险队，在涨渡湖打捞水稻。这时候，因事晚到的陈少普带来了振奋人心的好消息，他说："忠元，大队推荐你上大学！这里交给我，赶快回去填表办理报考有关手续。"

有句话说，上帝在为你关上一扇门的同时，也会为你打开一扇窗。命运之神终于眷顾我了！听完陈少普的话，别提我当时心里有多高兴了。回到村里，大队主任兼副书记刘水咏给了我一张入党申请表格要求我填写，并说推荐我上大学是大队领导集体决定的。刘主任笑着说："你是我们看中的好苗子，有出息。"可惜当年因某些历史原因，湖北省党组织发展工作暂停了。

第二天，我赶到公社姜秀清秘书那里，填写了工农兵学员上大学申请表格。我填写的第一志愿是武汉医学院医疗专业，第二志愿是华中农学院（今华中农业大学）。学医是我最大的愿望，父母亲长年被疾病折磨，三娘临死前黄疸浮肿，堂兄火元高烧抽搐致残，以及奶奶突发脑溢血病亡等这一切总是浮现在我脑海里，如果我是医生，可以治病救人，他们就能少受点折磨！他们就不会轻易死去。对于第二志愿华中农学院，民以食为天，解决老百姓饿肚子的问题，最根本的是提高水稻、麦子的亩产量。三年困难时期，因为自然灾害，加上苏联逼债，粮食短缺，很多家庭都吃不饱穿不暖。能够在农业种植上有所突破，这是我从事农业生产时就有的梦想。

我是这样想的，填报志愿的时候也是这样写的。

1973 年的工农兵学员上大学，全国各省统一文化考试。考前，我请教了本大队朱陈墩湾的读过高中的朱国强与邻村刘三屋塆的刘庆茹老师，他们给我辅导了初中数学与高一的三角函数。我的数学基础较好，虽然五年来没有摸过课本，但两位老师各辅导了两个小时，就基本掌握了原来所学过的功课。母亲当时还在世，给两位老师各下了一碗面条，外加两个荷包蛋。

在当地领导的关怀下，我如愿以偿地参加了考试，考试只考数学与语文两门功课。考题中，初中数学占大部分，高一的三角函数我也会做，一切发挥得很正常。语文作文题目是“广阔天地里大有作为”。我在农村做了那么多的基层工作，这篇作文对我来说是小菜一碟。当年，我们公社推荐了三个人参加考试，另外两个是老周县长的女儿和公社专案组的陶维胜，他们两位的文化成绩都不合格，只有我一人三方面都合格——政审合格，身体合格，成绩合格。

可是，没过几天，《人民日报》转载了《辽宁日报》李永长写的张铁生交白卷的文章，新洲县迅速作出回应，取消了文化成绩。原定我到华中农学院上学，最后却变成了陶维胜。于是，我五叔带着我去县教育局询问具体情况。教育局刘股长说：“原定的是沈忠元，因为他是刘集公社唯一的三合格考生。现在形势变了，文化成绩是次要的，你们刘集公社夏副书记与教委郑主任来此找了我们。根据他们所反映的情况，是陶维胜比沈忠元表现更好些。”

五叔听后非常气愤，他们马上换了一种口吻安慰说：“你们也别急，后面看能不能转到黄冈师范或者湖北机械学校，要等第一批名额定了再说。”

这次打击对我来说，宛如当头一棒，所有的梦想都被敲碎。之前进省阀门厂上班被人顶替，这次考上大学再次被人顶替，我到底做错了什么？老天爷为什么对我如此不公？我悲愤交加，但一筹莫展。事情发生后不久，我到公社开三级干部会议，在办公室碰见夏副书记和姜秀清秘书，我气冲冲地对他们破口大骂。

开完会大约一周后的一天上午，新洲区秘书长胡立新打电话通知我到区里去一趟，说有特大喜讯要告知我。我随即骑自行车到了区里，胡秘书长将盖有湖北省革委会大印的录取通知书递到我手上，原来我被广东中医学院录取了。我当时高兴得跳起来了，喜极而泣，流下了热泪，紧紧地握住胡秘书长的手连声道谢，胡秘书长还留我在区里吃了中饭。

我拿到通知书时已是1973年9月上旬，当时电话咨询了县招生办政审负责人缪天旺老师。缪老师说：“忠元，首先恭喜你被广东中医学院录取。大家都是熟人，说话也不必转弯抹角。你能被录取，真实原因是我县推荐去广东中医学院的罗炎松，体检不合格。你是三合格考生，蔡友恒县长决定推荐你。”

原来如此！次日，我拿着录取通知书，到公社办理迁移户口和粮油关系。姜秘书苦笑说：“忠元啊！你不该骂人，夏副书记对你意见很大。我们不让你下户口，你是走不了的！”

这时，公社党委书记程金阶也过来了，指着我的鼻子说：“忠元，听说你骂人骂得很凶，我告诉你，即使你拿到了录取通知书，我不让你走，你休想走出刘集。”

程书记是省政协委员，一贯对人要求很严格，尤其是复员转业军人招工，他认为不符合要求的都不让走。

但程书记是实实在在的农民本色，他经常打着赤脚下地干活，跟农民并无二致。穿鞋一般穿旧棉布鞋，不是冬天从不穿袜子。程书记从来不搞特殊化，所以他的亲戚都不喜欢他。他见到下放的知青穿着时尚，会劈头盖脸地呵斥："你们这哪里像来干活的农民？"

因为程金阶书记严厉，我也有些怕他。记得有一次在汉施公路刘集段路基上施工，当时路边的二级沟渠正在修建，我带领五大队民工在那里干活。每天出门不敢穿鞋，赤着脚在烂石路上来回不停地走，脚板被烙得火辣辣地疼痛。我之所以这样做，是因为程书记为我们树立榜样在前。

见到程书记，面对他的训斥，我赶紧向他解释自己骂人的原因，希望他能够谅解我一时的愤怒。听完我说的话，程书记没作声。姜秘书随后给我办理了转户口和粮油关系的证明。

第二天，我打点好行李，由堂兄金元挑着行李送我去新洲车站。在刘集机械站路边，又碰到了程书记，他过来紧紧拉住我的手亲切地说道："忠元呀！别辜负刘集贫下中农对你的殷切希望，好好学习，将来努力当一名好医生。"

程书记主动走过来跟我寒暄，一股暖流涌上心头，我感觉信心倍增，拍着胸脯向他保证："感谢程书记与当地领导对我的培养！请相信我，一定不会辜负大家对我的期望。"

一句承诺，多少感慨！由接到入学通知书那一刻起，我就等待这一天的到来。现在，我的梦想实现了，却有种莫名的感伤。没错，机会是给有准备的人，但这个世界从来都缺少公平，并非优秀之人就能出人头地。与程书记挥手告别后，我心里突然升起一股异样的情愫，有不舍，也有不安。坐上开往省城的客车，看着车窗外一闪而过的山川与田野，我思绪万千。没有什么事情是一成不变的，无关运气，只有永不放弃之人，才能成为命运的主宰者。而我们，先要做好自己，才能抓住稍纵即逝的机会，使之变成永恒。

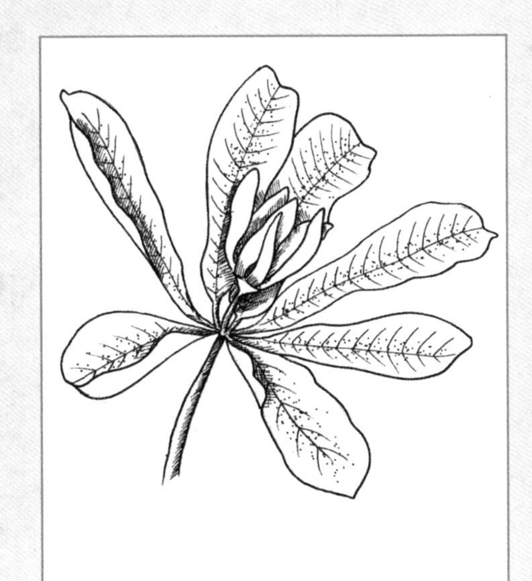

·第四章·

丰富多彩的工农兵大学生活

（一）广东中医学院　我人生的新起点

人生如同一次长途旅行，我们每个人都有自己的目的地，行走的途径决定了旅途的时间，很少有人能够直线到达。能够被广东中医学院（当时称“广东中医学院”，不久后恢复原名“广州中医学院”，后改名“广州中医药大学”至今）录取，是开启了我人生的新篇章。

坐在前往广州的列车上，我思绪万千。回想自己的种种经历，酸甜苦辣一下子涌上心头，禁不住泪流满面。我如今能到广东中医学院求学、深造，如果父母亲健在，这该是多么开心的一件事情。它既圆了我的梦想，也完成了父母的夙愿。可是，一切都回不去了。以后，我只能在梦里向父母诉说心事。感恩父母给了我生命，感恩父母给了我顽强的力量，感恩父母给了我积极进取的人生观。家乡是我永远的牵挂，是我深深扎入心底的根系，无论我走多远，家乡是我永远的归宿。

九月的羊城还处在燥热之中，由火车上下来，心情突然间豁然开朗。广州不愧为大都市，随处可见的高楼大厦，四通八达的街道，川流不息的车辆，让我领略到大城市的繁华与兴盛。火车站离广东中医学院很近，我拉着行李步行了约二十分钟的路程来到学院。这是一所花园式的院校，在跨进校门的那一刻，一种自豪感油然而生。茂密的树林、错落有致的教学楼，这就是我梦中无数次向往的高等学府。犹记得那年，去武汉大学看望堂兄元哥，站在校园里心生羡慕，期盼自己有一天能成为和元哥一样的人，能像他一样在校园里自由自在地漫步。终于，我的梦想实现了，我今天也能随意地丈量这里的每一寸土地，能以主人翁的姿态仰望着头顶的蓝天白云。

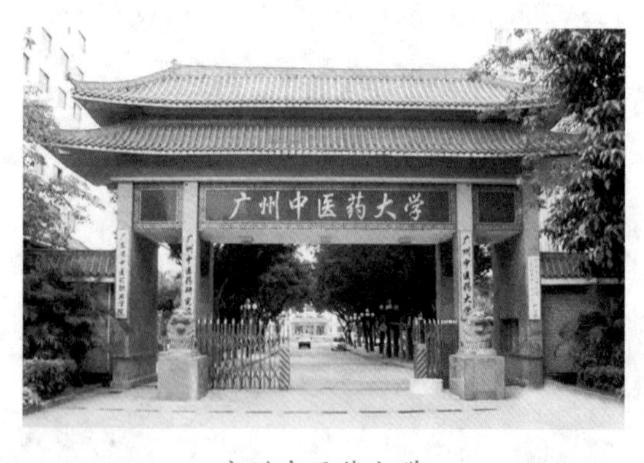

广州中医药大学
（老校区，原广州中医学院、广东中医学院）

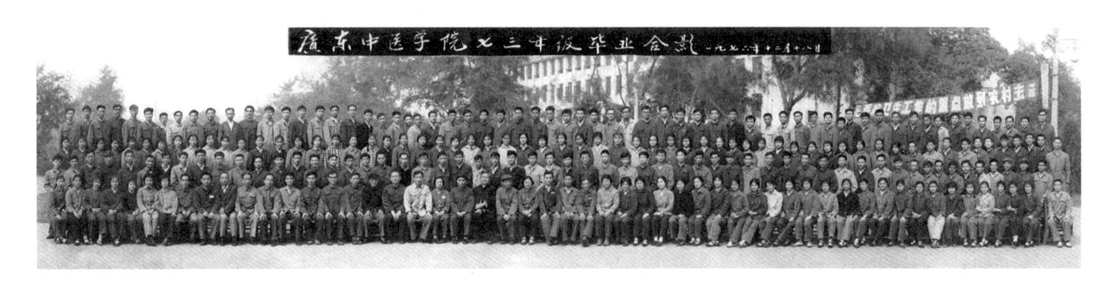

广东中医学院七三年级毕业合影。第二排右数第 28 人为沈忠源

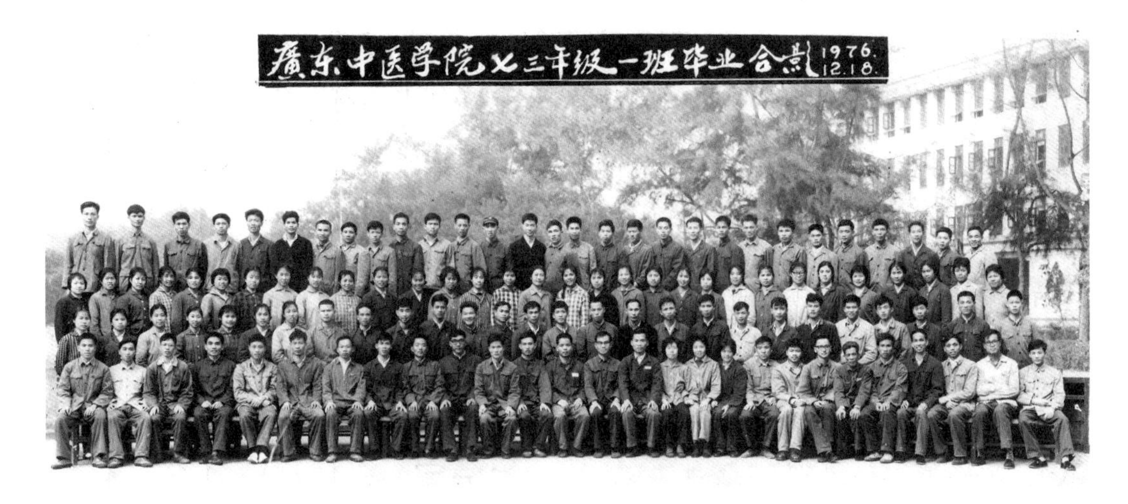

广东中医学院七三年级一班毕业合影。第二排右 2 为沈忠源

进入学院后，我到医疗专业七三年级办公室报到，接待我的是周福成干事，他帮我安排好住宿，又指点我用餐的地方，一口带河南口音的普通话，让人听了既陌生又亲切。我们县里原来推荐上学的是罗炎松，他因为体检不合格，才给了我被录取的机会。学校开学时间是九月一日，而我报到的时候，学校已经开学了半个月。

在周干事的安排下，我很快安顿下来，躺在集体宿舍的床上，不免又感叹了一番。人这一生，读书求学的机会并不多，有时候，错过了就是永远。老天既然给了我机会，我一定会加倍努力，朝着我的梦想前行。

广东中医学院环境优美，是我国首批开办的四所中医院校之一。当年，广东中医学院仅有医疗和药学两个专业。我被分在医疗专业七三级一班七组。大家都来自五湖四海，组长钟学福，是广东五华县银行系统的，副组长广西人谭合彩，还有北京的李抗美，广州的高穗生等。湖北一共来了三个人，只有我是男生，另外两位都是女生，下乡知青曾桂芳住在武汉汉口，另一位是宜昌葛洲坝水利系统的万春香，她老家是武汉汉阳的。在异地他乡，听到亲切熟悉的乡音，我们三个人自然而然比别人走得更近一些。

读书真好啊！我不仅脱离了面朝黄土背朝天的生活，还不用担心生活费用，全都由国家承担。每位学员一个月16元钱的饭菜票，每餐荤素搭配，生活过得既俭朴又快乐。

大学生活相对简单，基本上每天都是三点一线：宿舍、教室、食堂。对于这来之不易的学习机会，我特别珍惜。由于上学迟了半个月，我只能牺牲休息时间补课，把精力全部投入学习之中。中医基础科目，尤其是中药、方剂、针灸、经络、穴位都需要死记硬背，才能够很好地掌握。所有临床常用药、方剂、经络、穴位，我都用小笔记本整理记录下来，走路的时候，脑海里也在死记硬背一些东西。睡觉前，我会检查当天给自己制定的学习任务的完成情况。我的记忆力还是不错的，常用的数百味中药，100多条方剂及经络、穴位，很快就烂熟于心。中医基础理论课，则是根据老师的教导，在弄懂理论的基础上再来掌握其知识，诸如阴阳五行、四诊八纲，以及人与自然、社会关系的变化。我每天埋头于书本之中，是因为我知道，只有这样才能追回已经流逝的宝贵时光。

书籍是人类进步的阶梯，徜徉在书的世界里，我如同一块吸水的海绵，沉浸得越深，吸取得越多。忙碌的学习生活，让我暂时忘却了失去亲人的痛苦。我在心里告诫自己，这里是我人生旅途的一处驿站，我要利用这宝贵的时间学习知识，将来为祖国和人民献出自己的一份力量。

（二）名师授课　理论联系实践

作为一名回乡务农的知识青年，我能有机会再次走进校园，这样的机会是多么难得！

我喜欢安静的校园，更喜欢听老师们授课。教师的加法是增加桥梁，教师的减法是减少荒凉。我们班的授课老师教学水平都很高，尤其是教授西医的陈洁文、梁雯若、黄建华几位老师，他们讲课条理分明，层次清晰，旁敲侧击，深受同学们的喜爱。教授中医基础学的何柏苍、彭胜权和胡博老师，主讲中药方剂学的梁颂民、高汉森老师，他们为传授我们医学的基本功，耗费了大量精力。我们的临床课要学习内科、儿科、妇科、外科、耳鼻喉科、皮肤科等内容。教学以上大课为主，上课老师临床经验丰富，都是各领域的专家，如内科的邓铁涛、陶志达，妇科的罗元凯，外科的黄耀燊，针灸科的司徒玲与皮肤科的张曼华等老师，在全国中医院校都颇有名气。

记得上内科的第一堂课，是讲伤风感冒，由邓铁涛老师授课。邓老师重视课本知识与临床实践相结合，他特别强调，给人看病的时候，不要按讲义生搬硬套；更不要轻易给病人打包票，说自己看病一定能保证药到病除。这样的话是给自己添加麻烦，如果后面发生意外，承诺就变成谎言。

邓老师分析问题很全面，他认为每个人的体质不一样，也决定了病情恢复的时间不同。邓老师以伤风感冒为例，说这种病属于常见疾病，自限型的，轻者不吃药，不打针，五至七天疾病自然会痊愈。但有些病人，在门诊看过之后，回家服药并不一定遵从医嘱，而是想当然地自行服用了其他的药，或者找其他医生诊治，医生又开了别的药。伤风感冒，看上去是很小的病，但真的严重起来，也很麻烦——如果引起大叶性肺炎，是有生命危险的。所以，不能说吃几服药完全能治愈，就算这种情况有时确能成真，但也不能轻易说出口。假如病情恶化或终致死亡，医生的麻烦就来了。

邓老师讲的这堂课让我记忆深刻，他传授的不仅是医学知识，还包含了人生哲理。作为一名称职的医生，治病救人是本职工作，谦虚谨慎代表着做人的境界。我可以很自豪地说，我从医五十个春秋，因为认真对待每一个病人，所以从未有过“医闹”事件发生在我的身上。

在广东中医学院，针灸老师司徒玲的名气很大，他曾经给外国领导人扎针，治疗其震颤性麻痹症。他授课的时候，讲了他行医的经历，教导我们针灸的时候要理论与实际相结合，他重点给我们讲了“足三里”穴的特点，强调健脾用针灸疗法比较好。下课后，司徒老师没有离开，而是特意将自己两腿的“足三里”穴印迹给我们看，说他经常给自己的“足三里”穴针灸，平时很少感冒，脾胃功能很好。

“足三里”穴，是一个能防治多种疾病、强身健体的重要穴位。经常针灸或按摩此穴位，对于抗衰老、延年益寿大有裨益。司徒玲老师和蔼可亲，现场教学时，他问有没有哪个同学肚子疼，腹部病患者刺“足三里”能很快见效。当时，有位男同学举手说：“老师，我这两天胃痛。”

司徒玲老师叫该同学卷起裤腿，随即用针刺他的“足三里”，留针约二十分钟，这位同学很快就感觉胃部不痛了。老师笑着说道：“这就叫‘肚腹三里留’！”

在人体穴位里，除了“足三里”值得重视，还有一个穴位也很重要，那就是“太冲穴”。“太冲穴”是肝经的输穴，治疗头痛、眩晕、疝气、月经不调，以及小儿惊风、癫狂等疾病。记得有一年我在夫人的大哥家拜年，一家人正坐在一起拉家常，突然听到邻居家中传来争吵声。大哥说是隔壁夫妇吵架，当时女人的情绪激动，说话声音很大，又哭又闹的。不一会儿，声音突然没了，原来是女人昏厥过去了，家属正在打“120”叫救护车。我主动过去查看病情，发现是女人因为情绪过于激动而引起昏厥，情况十分危急。我用食指使劲地按压强刺激其太冲穴，患者一下子就苏醒过来了。还有一次，我在沈阳去往大连的列车上，刚上车后不久，突然听到车厢广播里传来列车员的声音：“列车上有位乘客昏厥，如果有医生，请提供帮助。”听到这样的广播，我毫不犹豫地向患者所在的车厢走去。

原来，有一位男性老人上车的时候遭受人群的挤压，突然昏厥倒地不起。车厢里的人慌作一团，乘务员不知道如何是好，只能通过广播呼救。我出现得及时，我用食指大力按压其太冲穴，把病人抢救过来。车上的乘客，都对我投来赞许的目光。其实，外出遇上这样的突发事件，身为一名医生，我有义不容辞的责任，没什么值得赞扬的，我只是做了自己该做的事情。

医生是一个专业性较强的行业，只有理论与实践相结合，所学的知识才能掌握得更加牢靠。记得讲中医内科鼓胀病时，朱必贞老师带我们到附属医院见习——能够近距离接触病人，是每个学生都很期待的事情。

朱老师五官端正，戴一副金丝边框眼镜，看上去知性又高雅。她带领我们看了几位全身浮肿的病人后，又回到课堂继续上课。她将刚刚见到的几位患者的共同特征，与授课内容相结合，教我们如何治疗用药。朱老师说："像这样的病例，要中西医结合治疗，才能达到最佳疗效。例如慢性肾炎全身浮肿，就要用中医扶正，益气补肾行水，用西医利尿去邪。"朱必贞老师讲课的时候，特别强调中西医结合治疗的思路，让我临床受益一生。

学医是一个艰苦、探索的过程，活到老，学到老。知识都有规则可循，如果有人能打破规则，并取得成绩，那就叫提升与突破。这也是创新，是中医的发展方向。我是一个认真的人，在遵循规则的同时，也在试图发现另一种可能。

工农兵大学生专业课学习完全靠自觉，而且当时只上课，不用考试。但是，班上的同学都很珍惜这来之不易的学习机会。校园生活比较有规律，早晨体操后，打打篮球，出一身汗，再洗个澡，马上精神百倍。我是一个十足的篮球爱好者，每天下午上完课后必定会去打球，同学郭宗浩、陈守龙、邝国荣等，我们在一起打球的时间最多。白天在教室里上大课，有时候临床老师会带我们去附属医院看病人，如肺炎病人、支气管哮喘病人，听诊辨别干湿性啰音等病理特征。记得有一次我们被老师带进解剖室，里面是一个小儿麻疹死亡病人的遗体。老师建议我们自己动手解剖，找出心脏、肺叶、肾盂等器官，我壮着胆子主刀进行了解剖，在老师的指导下，完成得不错。

通过不断的学习与摸索，在临床上，我逐渐积累了很多经验。如今，我最擅长的就是中西医结合治疗疾病。二十世纪九十年代初，我总结经验，自己创立了一套以中医宏观辨证为主，西医微观诊疗手段为辅，选择特异性药物组方施治的方法，临床疗效非常显著（参见《新中医》杂志1990年登载的论文《中医药治疗乙型肝炎的概况与探讨》，该论文获1992年湖北自然科学优秀论文二等奖和湖北省中医学会二等奖，得到中西医专家一致认可）。

（三）邓铁涛老师言传身教

“书山有路勤为径，学海无涯苦作舟。”这句话就如同我人生的座右铭。

在平时学习中，我喜欢做的事情是记笔记，然后到课后自习重新整理文字。不要认为这是无用之功，这其实是两次学习的机会，加深每次学得的知识的印象。没课时，我经常跑去邓铁涛老师的内科门诊、罗元凯老师的妇科门诊，学习他们怎样看病。中医讲究“望闻问切”。望，是观察病人的发育情况、面色、舌苔、表情等；闻，是听病人的说话声音、咳嗽、喘息，并且嗅病人的口臭、体臭等气味；问，是询问病人有哪些不舒服的症状，以前所患过的疾病等；切，是用手诊脉或按腹部查看有没有痞块。这是一个医生与病人交流的过程，必须“四诊合参”，才能全面了解病人的身体情况。

讲方剂课的关汝耀老师说，六味地黄汤对于泌尿系统感染、慢性肾盂肾炎治疗很灵验。我没事的时候，给关老师抄方子，他喜用六味地黄汤加金银花、黄柏、甘草等药治疗“泌感”，如果出现血尿就加仙鹤草，大、小蓟炭，阿胶等，很快能使尿常规恢复正常值。后来我在江门市人民医院实习，以关老师之法治疗一位慢性肾盂肾炎患者，使他得以痊愈。在这些实践的基础上，我将相关研究整理为《滋肾泄浊法治愈重症慢性肾盂肾炎》一文，加上了实习组长李炯镇同学的名字，刊登在学校 73 级的“实习简报”中。

平时，我跟邓铁涛老师接触的时间较多。亲人的离世，让我伤心欲绝，在学校里，我不能宣泄情绪，只能一个人偷偷地流泪。因为悲恸过度，身子不适，咽喉痰阻不舒服，西医诊断为咽喉神经官能症，学院保健科医生给开了磺胺、四环素等药，都没有疗效。后来，保健科的医生建议我找邓铁涛老师诊治。当时我嗓子嘶哑，说不出话，邓老师号脉、看舌苔之后，给我开了处方。用药为：桔梗、生甘草、板蓝根、玉蝴蝶、玄参、瓜蒌皮、南沙参、泽泻等，服了七剂药之后，咽炎症状明显减轻。接着，我又找邓老师再看了一次，基本药方未变，后面加了白芍，连续服了二十来剂药，咽喉不舒服的症状慢慢消失了。

1975 年，我的臀部患恶疮，患处火辣辣地疼。刚开始，我没把它当回事，后来，实在是疼痛难忍，影响到了学习和生活，我到学院保健科连续打了半个月的青霉素与链霉素（两者同时打），可一点也不见效。当时在保健科，碰到外科的程方老师，他帮我开了清热解毒、消肿止痛的方子，依然没见效。陈老师把我引荐给当时《新中医》杂志的总编张志明老师，张老师是教《伤寒论》课的。他给我摸脉、看舌象后，开了七副清热解毒、活血化瘀的中药，也不见好转。热心的程方老师直接把我带到邓铁涛老师的门诊。邓老师按照惯例，查看了患处的疖疮，又切脉看舌苔，然后处方：黄芪、炮甲珠、皂角刺、蒲公英、赤芍、泽泻等中药。邓老师开的药真管用，服完五剂后，我的疖疮明显消退，后又服了五剂，疖疮没了。开处方时，我满腹疑惑地问："邓老师，黄芪是温热益气药，在此作用是什么？"

邓老师笑着回复说："黄芪在此重用，主要是托毒排脓，此药辛甘微温，走二十四经，如《金匮要略》中的防己黄芪汤就是治疗热痹的。"

邓老师所开出的疖疮良方，被我牢牢地记在心上。在我参加工作后，临床上有时也照本宣科地使用，的确很灵验，开出的药方，药到病除。如 1997 年湖北中医附院外科的卢振华主任，在付家坡专家门诊部给我介绍过来看病的一位司机患者，与我长的疖疮类似，有红肿、硬结、疼痛症状，我便用邓老的上述方法治疗，患者连服十二剂，彻底痊愈了。

（四）肇庆见习　收获颇丰

1975 年春天，我们 73 级一班三区队被安排到肇庆市地区医院见习。听到这样的消息，同学们都极为期待与兴奋。去之前的周末晚上，老乡梅岭昌老师邀请我去他家里吃晚餐。梅老师对我较为关心，饭间交谈中，得知我将要去肇庆地区医院见习，说他跟该院内科的周志芬主任关系很好，随即提笔写了一封信交给我，说转给周主任，在见习时对我会有所帮助。

梅老师的关照，让我心里倍感温暖。

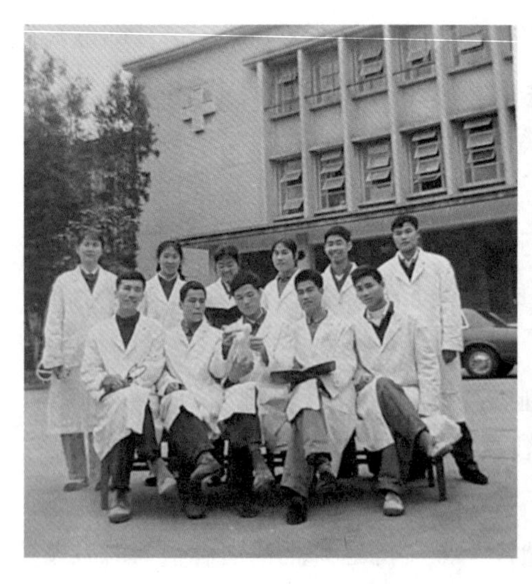

73 级一班 7 组合影

前排左二杜军政，后排左二李玉琴，

前排中间沈忠源

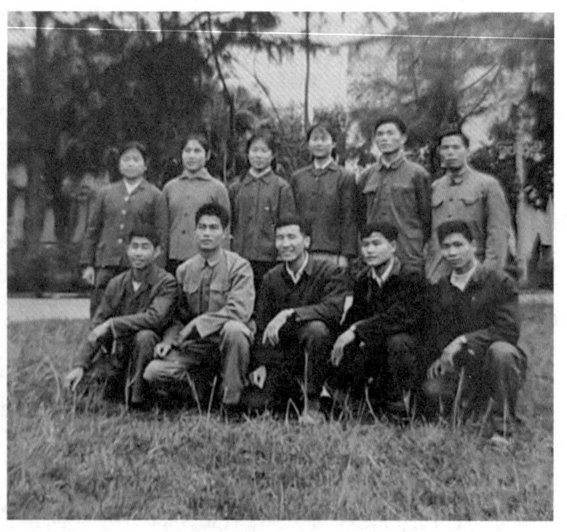

73 级一班 7 组合影

后排右一为杜军政

相对于历史悠久、开放繁华的广州，肇庆是一个山川旖旎、安静娴雅的文化名城，颇具朦胧之美！肇庆环境优雅，面对西江，市北郊有星湖，背靠北岭山。常言道，去广东旅游，如果没有去过肇庆，等于没到过广东。肇庆的七星岩、鼎湖山美景名扬天下，到达肇庆地区医院，我们安顿好住宿后，就开始放飞自己，游山玩水。

七星岩风景如画，被誉为“岭南第一奇观”，摩崖石刻群是蜚声中外的文化遗迹之一。登高远眺，湖山秀色，尽收眼底。水上泛舟更是快意悠悠，船在水中行，人在画中游，如梦如幻。

鼎湖山被中外学者誉为“北回归线上的绿宝石”，与丹霞山、罗浮山、西樵山合称“广东省四大名山”。我们陶醉于大自然的怀抱中，七星岩的烟雨，鼎湖山的山色，短暂的旅游，我们留下难忘的欢乐的记忆。

在肇庆地区医院见习，是我这辈子最难忘的经历。

见习期间，上午跟医院病房医生交班查房，下午上课。因为有梅老师的那封信，周志芬主任对我特别关照。在内科，我一直跟随在周主任身后，她人长得漂亮，说话做事干脆利落，对于她负责查房的每个病人的治疗方案、救治措施，都要求所有医生必须牢记跟进，不得拖沓。她耐心地教导我，要求我对内科常见病的诊治常规、药物常用剂量一定要牢记。为了避免出现失误，周主任建议我用笔记本将每个病人的处理方案都记录下来。周主任讲课生动形象，有时讲完课，还将讲稿给我抄录要点。

外科见习期间，外科主任冯家烨，喜欢带着我跟他一起值夜班。冯医生个子不高，较胖，特别健谈。每次处理完病人，他喜欢拉住我聊肇庆“文化大革命”两派武斗时他们救人的故事。

冯主任说，医生的职责是救治病人，不论是朋友还是敌人，不论亲疏远近，都必须尽力去救治。在冯主任的教导与关照下，我几乎每天都能参与各种外科手术，当第三、第四助手，拿着手术器械，穿针引线，缝合伤口，经过这样的锻炼，我的这些基本功都练得很好。

记得有一天，学院外科老师崔学教来这里讲课，他说疝气这节课就由我来主讲。我受宠若惊，虽然我对疝气有一定的了解，但如果要上讲台去讲课，肯定不全面。崔老师说：“现在提倡‘兵教官’，你参加手术的机会多，应该没有问题。”

恭敬不如从命，我答应了，听课者是我们一班三区队全体同学。

我们当时刚看了一场电影，片名是《马尾巴的功能》。影片中介绍了革命圣地延安的各种各样的战马及马尾巴的功能。我从中得到灵感，壮着胆子上台了，说：“同学们好，崔老师要我在这里讲疝气这节课，我只好献丑了。”

大家都为我鼓掌助力。我说："我们刚看过的电影，介绍了各种各样的马儿，而我们今天要讲的疝气，也是各种各样的——"

就这样，我成功地引入了课题。之后，我从形态学如何区分，讲到解剖学如何区分；又从病因、发病机理及治疗手段等方面展开，一环扣一环，博得了同学们热烈的掌声。

我讲完后，崔老师作了补充。同学"小李子"风趣地说："沈忠元，你以后肯定是块当大学老师的材料。"

"小李子"是位漂亮端庄的女孩，平时对我较为关心，听到她的赞扬，我不禁羞红了脸。

在外科见习的后期，外科何主任要我在小手术中进行针刺麻醉。当时我们针灸课还没上完，也未在医院见习过，我硬着头皮上马，感到力所不及。但这次机会难得，为了不错过这次针麻手术的实践机会，我立即跑回广州，到学院图书馆查找针麻资料，同时请教了梅岭昌老师的爱人黄老师，黄老师是附属医院的麻醉医生。在学院学习期间，周末或遇上传统节假日，梅老师有时会请我去他家吃饭，所以这次回学院，黄老师热心地将她的针刺麻醉经验以及临床麻醉选穴要点都告诉了我。

广州"取经"收获满满，回肇庆后，我在床上抱着书本看，室友问我，累不累？当然累！但是我又掌握了新的医学知识，即使累，也感觉快乐。

第二天开始，我就被安排采用针刺麻醉去做一些小手术，如摘除纤维瘤、脂肪瘤、粉瘤、囊肿等手术。大部分手术都不用麻药，只取手部穴位及"阿是穴"止痛，囊、瘤均可顺利摘除，减少麻醉药带来的副作用，也减轻了病人的经济负担。头、面部针麻效果较好，手术中病人未喊疼痛。

在施行针麻过程中，医院给我拍了很多张工作照片。1976 年，广东中医学院 20 周年校庆展览会上，大家看到了我在肇庆地区医院施行针麻的巨幅照片。进行针麻的时候我戴了口罩，不知情者纷纷打听操作针麻者是谁。我心里感到自豪，第一次实战获得成功，要感谢黄老师的无私帮助与指导。当然，这也跟我平时刻苦钻研有一定的关系。

在肇庆的见习收获颇丰，通过数月的临床学习，我基本上掌握了内、外科常见病的治疗方法，并学会了肌注、静脉注射打针输液。这是因为带教老师要求我们每个学生必须学会护理，与毛主席"把医疗卫生工作的重点放到农村去"的指示有关。

（五）活学活用治愈黄疸型肝炎与胃癌等病

1975 年暑假回乡期间，我发现堂弟天元眼珠子黄得变成了绿色，身黄尿黄，精神疲乏，纳差厌油。我当时判断他患的是急性黄疸型肝炎，随即开了茵陈蒿汤加鸡内金、败酱草、白术等药，并嘱咐他到田地里采摘苞谷须（玉米须），由他母亲煎煮成汤灌在热水瓶里，每天数次饮用。经过十来天的治疗，他面目发黄的体征全部消退，预后良好。

当时，名震一方的祖传外科乡村医生缪天明（在我所在的大队当过赤脚医生）邀我一起出诊，到铁甲村陈黄湾去治疗两例病人。一例是男性老年心脏病患者，面目浮肿，我选用处方苓桂术甘汤合五苓散加减方；另一例为妇女会阴部湿疹，两大腿内侧潮红一片，瘙痒难忍，我用从张曼华教授那里学来的治疗皮肤病的外洗方：苦参、地肤子、野菊花、芒硝等药煎水，坐盆外洗治疗。该方是暑假前我去附院皮肤科张教授那儿抄方学来的，现学现卖。据缪医生后来电话说，这两位病人的治疗效果都挺好的。

学习是一个循序渐进的过程，当一个人知道自己的下一个目标任务时，证明他已经走上了一条光明之路。如果一个人总在不断选择中徘徊不前，证明他的人生是迷茫的。我应该属于前者，因为虚心好学，很快在医学上掌握了一定的技巧，也知道未来在医学上要前行的方向。在肇庆地区医院见习完回到学校，我就经常上图书馆查阅疑难杂症的中医治疗方法，抄录经验名方。记得《新中医》杂志登载过浙江温州市一个医院使用半枝莲治疗胃癌的方法，疗效很好，文章中提示，治疗期间要少食碳水化合物，我将这个验案记录了下来。

当年暑假期间，我有段时间住在周下湾姐姐的家里。一天，公社的汽车司机周明清因知道我是广东中医学院的学生，上门求医。周明清患的是胃癌，找我看病，也是抱着“试试看”的态度，毕竟我还是一名学生。周夫人高杏梅是我小学同班同学，在情在理，我当然倾尽所学予以诊治。见周明清面色苍白，浮肿，胃疼得比较厉害。我开的处方是：半枝莲 30 克、黄芪 40 克、白术 15 克、玄胡 10 克、鸡内金 15 克、茯苓 20 克，并嘱咐他少吃碳水化合物，忌油腻食物，以及难以消化的食品如糯米。周明清按照药方吃了一段时间的药后，症状有了明显好转。其后嘱他用半枝莲、黄芪煎煮，当茶水灌在热水瓶里长期饮用。周明清依照我开出的方子服用半年后，钡餐透视癌块消失，身体逐渐恢复了健康。

1976 年我毕业离开广州，先回乡去了姐姐家，周明清来姐姐家看我，他感激地说道：“忠元医生，按你的药方吃药，我现在精神好得很，一时半会儿死不了的。”

周明清当时气色确实不错，原本被“判”了“死刑”的人，其后又活了九年，八十年代因心脏病去世。据他家里人统计，他喝的半枝莲总共有十多麻布袋子。

上述是我学生时代活学活用诊治患者的经历，也让我深刻认识到中医治病的确能解除患者的疾苦。

实践出真知，珍惜每一次的实习机会，才能掌握好基本功，做个合格的医生。有了精湛的医术，才能救死扶伤，守护人民的健康，这也是每一位医务工作者毕生追求的方向。

（六）江门实习　忘不掉的“林妹妹”

1976年毕业实习开始了，我被安排在江门市人民医院和中医院实习。江门市人民医院对常见病、多发病用自行研制的中西药合并药剂疗效很好，我十分敬佩与欣赏。

之前见习时，我积累了一些临床医学知识，现在实习阶段，就可以充分运用自己所学的本领了。

当时，中山医学院73级的一部分同学也在此实习。西医专业的于宏泉与余慧斌同学，去参与做外科手术时，有时也叫上我一起观摩。平时，我们在内科病房，跟着管病床的医生查房，收治病人，相处很融洽。在这段实习期间，我最难忘的患者是一位来自加拿大温哥华的老华侨，他是做印染和矿业生意的大老板，身高近两米，体重200来斤，春节前回国探亲，不幸突发脑溢血，人是抢救过来了，但身体一直不能动弹。曾经在这里见习过的师法宜同学告诉我，他曾给患者针灸，效果较好，希望我接手后继续针灸治疗。对这位病人我格外重视，每天针刺头部运动区，留针20分钟，再加体针，留针20分钟，同时进行推拿和服用补阳还五汤加减方的中药。经过我的精心综合治疗，林先生的病情显著好转，原本一直卧床不起的他，后来可以拄拐杖下床走路了。病人家属非常感谢，尤其是朝夕相伴，照顾爷爷的林宝卿对我更是滋生敬意。

林宝卿长相甜美，皮肤白净，留一头短发，笑起来温婉可人。每当我给林先生做治疗的时候，她的眼睛都一眨不眨地看着我。那年，林宝卿满18岁，刚高中毕业不久，在居委会工作。她的笑容里充满温情与赞赏，掩盖不了男女之间的那点秘密。正是情窦初开的年龄，种种暗示，我不是看不懂，而是不敢懂。林宝卿见我无动于衷，为了引起我的注意，她在给林先生煲汤的同时，还给我也煲一碗。今天是香菇炖鸡汤，明天是霸王花炖脊骨枸杞汤。怕被人觉察，她偷偷邀请我到她家里去喝汤。

一天下午，在林宝卿的邀请下，我来到她家做客。喝完霸王花脊骨枸杞汤后，她让我把长裤脱下来，因我的长裤补过的地方，现在又破了一个偌大的窟窿。嘿嘿！那个年代穿破裤子并不感觉尴尬，因为人人几乎都有几件破衣服。我脱下长裤后穿着短裤，她拉我挨着她身边坐下，我心跳突然加速，不知道后面会发生什么事情。林宝卿逗我说："害臊了吧！"

我觉得很难为情，不是因为破裤子，而是孤男寡女的有点尴尬。她继续逗我："放心，我不会把你怎么样的。"

只见林宝卿将裤子放在缝纫机上，"嘀嗒嘀嗒"地把破损的地方打了一个很好看的补丁。看上去像补丁，但更像是一块装饰品。为了让裤子看上去好看又对称，她把我裤子的另一条裤腿相同的位置也打上了补丁。两条裤腿一样的风格，像两个太极图，既美观又有创意。

1976 年 8 月实习完后，我们又去新会县三煲医院，当了三个月的赤脚医生，也算是实习。三煲医院是大队办的，医院里有位瘸腿医生，专业不错，用橙皮煮水能止泻，用针刺手背食指与中指之间的"阿是穴"，能治疗牙疼。

还有一位年龄较大体型较胖的医生，名叫陈天石，他善于治疗痹症，其方都是大辛大热之药，附子、乌头、肉桂，各用一两，再配上红外线治疗。因为陈医生医治好了不少病人，所以找他看病的人挺多。我对他所用中药寒温性质有点存疑，私底下问过该院领导与其他医护人员："陈医生是否出过医疗事故？"大家都说没有。

陈医生是单身汉，据说家庭成分不好，因为没有成家，跟我们一样都住在医院里。他对我很好，有时有好菜会叫我一起去吃饭。他特别爱吃蛇肉，有一天，他捉到一条五尺长的蛇，抓住蛇的颈部给我看，笑着说："这是美食的原材料。"不一会儿，蛇被做成了下酒菜，陈医生叫我过去一块吃。我对蛇这类冷血动物向来敬而远之，看一眼都有些害怕，哪里还敢吃呀！陈医生吃了一口蛇肉说："从美食的角度来说，蛇肉味道鲜嫩；从医学的角度来说，吃蛇肉能祛风湿止痛。"

陈医生说了许多蛇的医疗价值，但是，哪怕他给夸上了天，我也不敢吃。在三煲医院实习结束，离别的时候，陈医生送给我一个小笔记本，他笑着说："第一页还作了首诗送给你。"

诗的内容我现在记不起了，大概意思是说中医与情感相关。

后来的行医实践，印证了陈医生说的，极为正确。中医真的跟情感有很大的关系，譬如：有人生病是吃出来的，有人生病是气出来的。吃饭有规律可循，可以避免，而情绪时刻充斥着生活的分分秒秒。一个胡吃海喝的人，只要他合理饮食，很快就能让生活走上正轨。一个经常生气的人，他的身体一定不会太健康。饮食影响外在，情绪代表内心。外表出现问题可以规避，内在的情绪问题，肉眼是不可能发现的。

不仅是中医与情感相关，世上的任何事物都与情感有千丝万缕的关联。就譬如我与林宝卿的相遇相知，原本是情感河流中的一朵小浪花，但只要是花朵，就会有盛开的时刻。

人约黄昏后，月上柳梢头。多么浪漫的诗句啊！在离开三煲医院返回江门市实习点集中之时，当天下午六点钟，林宝卿约我到公园散步，我欣然赴约。走到无人之处，林宝卿偷偷挽住我的胳膊，眼睛里释放的全是爱的信息，我感到很不好意思，轻轻地把她推开了。我说公园里可能还有其他同学在闲逛，要是被他们看见就大事不好了。学院禁止谈恋爱，中山医学院有两位同学因谈恋爱，被开除，已经离校了。学院认为，谈情说爱是“封、资、修”行为，工农兵学员，不允许出现这样的事情，所以我特别谨慎。我与林宝卿边走边聊，说得最多的是他爷爷后面的治疗，该怎么进行下去。我们在公园里走了一圈又一圈，怕触及敏感话题，我不得不提前回宿舍。我对林宝卿说：“小林，明天我们要返校毕业分配了，谢谢你对我的关照，再见！”

这时，林宝卿突然从怀里掏出她的一张半身照片，背后写着：“送给沈忠元医生留念。祝您进步！林宝卿赠。1976. 12. 11。”

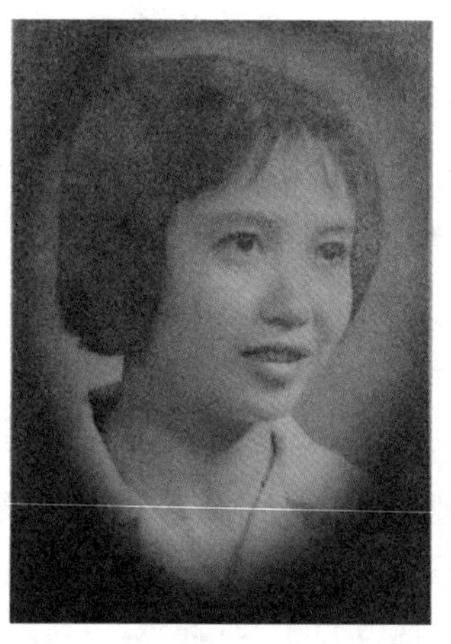

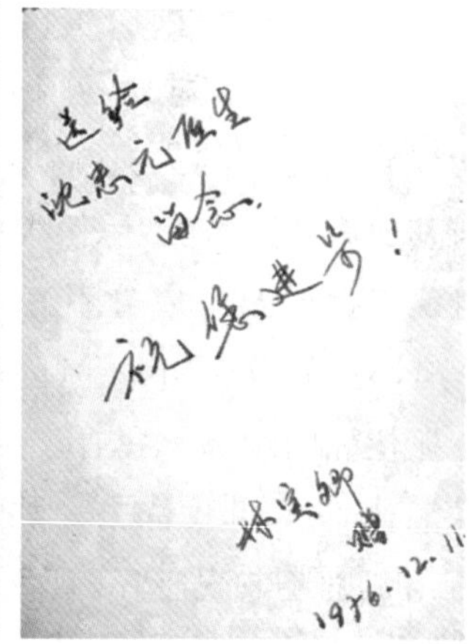

林宝卿赠玉照并留言

实习结束从江门回到学院，已经是等待毕业分配的时候了。

一天，师法宣告诉我说：“门口有人找你。”

我问是谁，师法宣先是笑，后来告诉我实情说：“江门的小林来了，她给你买了几套衣服，一定要见你。”

林宝卿大老远由江门跑到广州，专门来送衣服？东边日出西边雨，道是无晴却有晴。我岂不知林宝卿的来意？我不敢面对她！对师法宣说：“求你帮忙劝她回去，我是不能见她的呀！你知道学校是不准谈恋爱的，现在面临毕业分配，这不是要我的命吗？”

师法宣说：“我不去，要说你自己去。”

最终，林宝卿没有见到我，哭哭啼啼地回去了！

其实，林宝卿对我好，我心中明白，只是我自始至终把她看作小妹妹，并无其他想法。

1996 年是母校广州中医药大学 40 周年华诞，我到广州参加校庆，拜访了老师，又跟多年没见面的老同学们相聚。其后，在珠海工作的老乡方乘轼约我去珠海看航展，在去珠海途中，我去了趟江门。我记得林宝卿家住在高第里街道，便一路打听到她居住的小区，二十年时间，物是人非，林宝卿早已经离开了之前的工作岗位。问了一圈，没有人认识林宝卿，当提到加拿大华侨富商林先生时，老辈人中有人说："林先生在我们当地很有名呢！我知道他们家住在哪里。"

到林宝卿家的时候，已经是下午六点，林宝卿的哥哥热情地接待了我。往事重提，有些许伤感，也有些许遗憾。提起二十年前的事情，林哥哥笑着批评我说："沈医生啊，我妹妹宝卿在你毕业时，买了一包衣服送给你，你不肯见她，她回家后，不吃不喝，伤心死了！你当初为什么要拒绝她？"

林哥哥之言让我心里很愧疚，说了无数个对不起，也解释了拒绝的理由。林哥哥是市政协委员，他介绍了林家的家世，说自己是过继到林家来的。没见到林宝卿，我想告辞，但林哥哥夫妻俩不让我走，非要留我在他家吃饭留宿，盛情难却，恭敬不如从命。林哥哥又与我谈到林宝卿到加拿大继承爷爷产业的经过，我内心颇为感慨。

林宝卿是一个了不起的女子，改革开放那年，她去了香港，在一个制衣厂干了一年后，再去加拿大温哥华继承了爷爷的产业。她现在是六个孩子的母亲。这次来，原以为能与林宝卿见一面，聊聊往事，没见到人，心里多少有点失落。林哥哥见我手上持有"大哥大"，便告诉了我林宝卿的电话号码，并问我，想不想跟她说话？我犹豫了一下，拨通了大洋彼岸的电话："林宝卿你好！我是二十年前给你爷爷针灸过的沈医生，还记得我吗？"

林宝卿回答说："怎么不记得？你毕业时我去找过你。"

远逝的情感，早已如梦如幻，距离让一切变得模糊。不用揣测，我由林宝卿嘶哑的声音中发现端倪，她早已不是当年含情脉脉的小姑娘，而我也不是当年青涩的小伙子了。这次江门之行，虽然留有遗憾，但总算了结了一桩心事。这以后，在夜阑人静的时候，我不会再做一些没有意义的反思。感情就像泡沫，在湮灭与升腾中交错，遇上时璀璨如烟花，离开时当如四季更替般决绝。放下该放下的人与事，珍惜眼前人，才是最真实的人生。

这次通话极为尴尬，完全没有当年的感觉，说的全部都是客套话。通话不到半小时，我的话费至少花掉 200 元，心痛死我了！我在林家住宿一晚后，次日上午便去了珠海。

（七）校外生活　聚散悲欢

大学校园，是我放飞人生梦想的圣地。当时，大学校园虽然没有象牙塔般的梦幻，但我收获了友情，还有永铭于心的师生之情。师兄师姐们的关爱，增添了我大学生活的乐趣；在异地他乡，老乡们一句句熟悉的乡音，让我们仿佛回到了千里之外的家乡。

在广东中医学院，我很快与湖北籍的师兄师姐们交往密切起来。72级的三位师姐对我特别好，像姐姐关爱弟弟一样照顾我，她们看我饭量大，每个月会给我一点饭菜票。特别是师姐龚竹林，在求学的两年多的时间里，我与她亲如姐弟。她是我的湖北老乡，武汉市汉口人。与她相识后，周末的时候，她经常带我们年级三位同学去白云机场改善生活。

广州白云机场始建于二十世纪三十年代，机场离学校很近。龚竹林的大哥是四川航天学校的老师，很多飞行员都是她大哥的学生。彭礼辉、肖金福、冯一肆，这三位飞行员都是新洲县的老乡，明振荣与黎纪荣来自湖北，因为龚竹林的组织，大家经常在一起相聚。我们去机场找他们玩，但我们是穷学生，每次去都是空手。而飞行员们来学校看我们，每次都会捎上水果、零食，以及飞机上的纪念品，如钥匙扣、胸花、胸针等。大家都是单身，在一起饮酒或打牌，心情无比轻松愉悦。

1976年，在敬爱的周总理去世后不久的一天，我们的好友肖金福，驾飞机飞上海，因天气原因在长沙坠机身亡。得知噩耗，已经是出事的第二天。我从江门市返回广州，约上中山医学院同届学生、新洲老乡施绪保一同去机场看望飞行员好友。一进机场大门，发现气氛跟平时不一样，周围死一样的沉寂，没有一个人说话，白云机场也禁飞了。门卫问："你们找谁？"

我回答说："找肖金福。"

门卫撒谎说："肖金福出差了，不在机场。"

我又问："黎纪荣呢？"

门卫说："在机场。"

门卫与机场内部人员通完电话后，让我们进去。走进机场宿舍，飞行队的飞行员个个都低着头，坐在床上神情哀伤。黎纪荣告诉我们实情，说昨天本来不是肖金福当值，因为上海机场那边有人跟他介绍女朋友，所以他作为副机长飞去上海，途中出事了。

意外总比明天先一步来临。肖金福是去上海相亲的，谁知道爱情之旅却变成了死亡之约。大家集体沉默，想起肖金福的好，我不禁眼眶湿润。黎纪荣与肖金福住同一间宿舍，收拾好他的遗物后，给了我们每个人一些肖金福的生前照片，留作纪念。看着肖金福生龙活虎的照片，我们忍不住集体失声痛哭。肖金福长得十分英俊，平时总是笑眯眯的，经常到学院找我们一起玩耍聊天，我们小组的同学都认识他，大家也都吃过他送来的水果与食品。

与黎纪荣告别后，我们又去了明振荣的宿舍。悲伤不言而喻，明振荣低着脑袋，悲伤地说道："肖金福在长沙坠机的现场，是我开三叉戟飞机带领中央事故调查组前去的，我在现场只找到了肖金福平时戴的那款飞利浦手表，其他什么都没找到。"

生命无常，世事难料。人生是一场没有定数的赌局，有时还来不及告别，一切就已经成为过去。肖金福走得匆忙，他的生命永远定格在璀璨的年华。他所憧憬的爱情，只能在来世去寻觅。

从机场回来后，我们将噩耗告知学校认识肖金福的同学和中山医学院同届同学吴家珍等人，很多同学都哭了，尤其是女同学，我将肖金福的照片给她们每人一张留作纪念。

这次坠机事件后，我们各自忙碌着，但彼此之间还经常有联系。后来，黎纪荣调去珠海市任机场总经理，冯一肆、彭礼辉任飞行中队长。明振荣是飞行界的佼佼者，我国最先仅有三架三叉戟飞机，他是机长之一，是七十年代白云机场唯一的"五一劳动奖章"获得者。后来因家庭原因调回武汉，我们两家人交往颇密，比亲兄弟还亲。湖北机场先前在南湖，我们两家人几乎每个周末都会聚在一起，聊天、吃饭、喝酒、谈心。生活中互相关照，工作中互相勉励。

二十世纪八十年代，明振荣的夫人由中建三局调到机场工作，派去北京航天学校学习。他的儿子明雄飞转校到我们单位附近的小学读书，中餐都是在我家吃，户籍落到我家户口本上，我是他"养父"，我夫人是他"养母"。那个年代，小孩要在户口所在地才能入学。我们两家直到湖北机场迁往黄陂区天河机场后，才少来往。后来，明振荣调去贵州机场当了总经理。九十年代，明振荣突然患癌症走了。得知噩耗后，我当时就哭了。明振荣为人厚道朴实，当时家在武汉，夫妻俩长期两地分居，他特别爱喝酒，没人劝阻，喝坏了身体。我的判断是酒精性肝炎转癌变，唉，中年男人，最害怕的还是孤独。

生命是一道艰险的峡谷，只有勇敢的人才能通过。生命更是一场冒险的旅程，稍有不慎就会坠入万丈深渊。这么多年过去，只要想到肖金福与明振荣两位好兄弟英年早逝，我就会感到难过与心痛。

社会朋友中，还有我姐姐好友程珍珠的丈夫刘少恒，他在广州南华机械厂上班，是南海舰队转业军人。同在异乡，周末我经常去找他玩，刘少恒就把我带去广州市九十七中学缪训清老师家中。我们都是同乡刘集公社的，缪老师长子缪友群是我新一中的师兄，跟我比较熟。还有一位朋友，是刘少恒的战友汪幼波，南海舰队通讯连连长，长得英俊潇洒，当时仍在南海舰队服役。我们每月至少有两次在这里吃饭聚会，在广州大家都没有家属，周末老中青光棍们在一起饮酒，天南地北，高谈阔论，经常从中午一直聊到下午，没有倦意，也忘了时间。

在广州这座大城市里，我一直过着简单的校园生活。在校园外，听朋友们讲述一些从没听过的天南海北的事情，我知道，这是通往世界的另一扇窗口。有这些可亲可敬的老乡们生活上对我的关照，我感到其乐无穷！

（八）敬爱的何柏苍老师

二十世纪七十年代，学校师生经常要下乡参加劳动。如到广州北边的棠下公社参与修建水利工程，很多年老体弱的资深教师如邓铁涛、王建华等都去了，他们和农民一样挖泥挑土，干得大汗淋漓。我被推举为宣传员，拿着扩音喇叭，给大家鼓劲，编顺口溜，对劳动表现突出者进行表扬。空闲的时候，我帮着挑泥，受到师生们一致好评，获得最高奖“一等奖”。当时的奖励很简单，没有奖状与奖金，只是在学院板报栏公告中写上了我的名字。尽管如此，我也很满足！在集体劳动中，最值得高兴的事情莫过于自己的付出，能得到别人的褒奖与肯定。对于这样的劳动，说实话，我是有抵触情绪的。我认为，那些在医学上有造诣的老师，知识渊博，应该站在三尺讲台上传授学问，修建水利工程的活儿不应该让他们来干。

1974年春天，我们区队（七三级一班7、8、9组），在中医基础学教研室何柏苍老师的带领下，去了南海县（今佛山市南海区）谢家庄大队劳动。大队有铁厂与藤厂，青壮年男性在铁厂上班，年轻女性在藤厂上班，务农的都是老年人。我们去了之后，每天不是在秧田除草，就是在稻场打谷子。队里提供粮食、蔬菜与柴火，饭要自己做。我们是一群没什么生活经验的学生，都不会做饭。关键时刻，我毛遂自荐，承担了负责三十多人吃饭的炊事员工作。我在家从未做过饭，也是“大姑娘坐轿子——头一回”。为了让同学们都吃得满意，我炒菜时特别认真，不能炒咸了，也不能炒淡了。好在努力没有白费，同学们都说我做的饭菜味道不错。

我们做饭用的柴火是村里提供的废弃木头，有一天下午劈柴时，我一个不小心，脚踩到木头上的一颗锈钉子上，血流不止，疼得“哇哇”大叫。

何柏苍老师的铺位与我相邻，当他知道我脚受伤后，立马找来医疗箱，先用酒精给伤口进行清洗、消毒，然后取出药用纱条放在伤口上进行包扎，每天晚上睡觉前，都帮我换药，连续一个多星期，天天如此。何老师就像我的大哥一样关心我。回到学院后，遇上节假日，他也会打电话叫我去他家吃饭。

何老师平易近人，为人厚道，深受同学们的敬重。二十世纪七十年代末，我在母校青年教师学习班进修了一年，其后又读研三年，期间，每逢节假日我基本上都是在何老师家过的。

一个人说某个人好，代表的是个别现象。当大家都说他好时，那个人才是真的好。1980 年我结婚时，正碰上 78 级中南五省统考，何柏苍等母校老师来湖北中医学院（2010 年更名为湖北中医药大学）监考，何老师亲自送了一幅精致的玻璃雕刻壁画给我，作为新婚贺礼。

好老师就是好榜样，我对何老师的敬重不仅因为他的医德和医术，更多的是他的为人。像我们这种清贫朴实的学生，他也同样关爱，给予帮助和关怀，这种情谊已经超越了师生之情。在广州求学的日子里，何老师对我的关心，像人生旅途中的一抹阳光，让我倍感温暖。2014 年国庆节，我听说敬爱的何老师罹患癌症，心急如焚，专程赶赴广州看望。一到他家，何老师抱着我痛哭：“小沈啊，好想你啊，你总算来了!”

看到何老师被病魔折磨得骨瘦如柴，声音沙哑，没有往日的精气神，我鼻子一酸，不得不侧过脸庞，隐藏情绪。何老师哭完后又笑了起来，拉着我的手问长问短。退休前身为知名教授、校党委副书记的他，和我一直亲如兄弟，每次只要我到南方出差，无论多么忙碌，都会前去看望他。每次去看望何老师，他都会留我在家吃饭。何老师的夫人郭老师也患了癌症，这次，当我知道他的儿子儿媳不在家，怕两位老师过于劳累，就客气说：“何老师，你们二位的身体不好，今天破例不吃饭，因为我与邓铁涛老师约好在学校食堂包间聚餐。”

我与何老师这次见面，成为最后一面。次年，何老师病故。那是梅雨季节的某一天，我听到何老师去世的噩耗时，武汉正漫天雨水，到处白茫茫一片，成了海洋。我记得当天是周一，白天要上全天专家门诊，然而我不顾精神疲累，下午一下班马上乘高铁去了广州，为敬爱的何老师送行。第二天，在广州殡仪馆白云厅追悼会的现场，我见到了郭老师一家人，以及前来送别的校友们。郭老师见到我，抱着我痛哭道：“小沈啊小沈！你总算来了，听说武汉淹水，你可能来不了，我们全家一直在念叨你呢！何老师最喜欢的学生就是你了。”

何老师一生教书育人，桃李满天下。我与何老师这段亦师亦友的情谊，不会随着时间的流逝而消失，反而在岁月的沉淀下倍感真挚而珍贵。

（九）同窗情谊　永生难忘

当时读大学的工农兵学员，有插队多年的老知青、基层干部，有高干子弟，有工厂的技术骨干，有部队的卫生员；有真正经过严格入学考试考进来的，也有单位保送进来的。当然，也有走后门进来的。学员的经历相对复杂，但每个人的态度都极为端正，都很珍惜这次学习机会。我曾经在家乡做过宣传工作，后被小组推举为宣传员，经常帮班里办墙报；劳动的时候拿着喇叭搞宣传给大家鼓劲。

老师们推荐《傅青主女科》《医学心悟》以及一些古籍，要求我们认真学习。当时，大家的经济状况都不太好，同学们建议把这两本书刻印出来，并提议由我和彭耀崧同学负责刻写，女同学负责印刷装订。我们利用休息时间，很快将这两本书刻印完成并装订成册。区队三十多名同学，每人一本。之后区队的学习资料，被同学们尊称“草头王”的刘永熙老师的草药功能顺口溜等，都是由我刻写，女同学们复印装订，人手一份。同学之间没有利益之争，大家一起在教室里上大课，一起在附属医院见习后做病例讨论。发言积极的有罗仁、林佳明、杜军政。我也经常为理法方药，与他们争得面红耳赤，但不影响彼此之间的感情。

校园的生活，纯洁而难忘，它承载着我们青葱岁月的喜怒哀乐，铭刻着我们充满阳光、憧憬梦想的种种往事。

我因父母归天，仅靠姐夫、姐姐接济，捉襟见肘。组长钟学福知道我的家庭情况后，经常把他的衣服借给我穿。我姐夫时不时也寄点钱过来，我买了新衣服，也给阿钟穿，我俩的衣服经常换着穿，真的情同手足。我喜欢早晚打篮球，经常跟钟学福、冯树根、郭宗浩在一起玩。

有人说，大学不仅可以增长自己的学识，还必须有一段刻骨铭心的恋情才算是完整。而我在这三年半的校园生活中，始终以学习为主，非常珍惜来之不易的学习机会。我觉得，在所有的情感中，纯真的同学情是最难能可贵的，没有复杂的物质诱惑，大家共同怀抱着对未来的憧憬。

同学情，陪伴我终生，是我与同学们从朝夕相处、共同陪伴，到推心置腹、相互帮助而积累起来的宝贵的财富，令人毕生难忘！三年半大学生活，除了多位男性好友，还有几位女同学令我难以忘怀。

“小李子”，就是我这辈子校园情感里最难以忘怀的人。

“小李子”是东北人，随父母参加三线建设，是由四川水电系统保送来的。她有东北女孩的豪爽、感性，也有四川女孩的热情、温柔。她长相甜美，算得上我们班的“班花”。她看到我晾晒的袜子和衣服有破洞，会主动取去帮我缝补，补好后，又送到我宿舍。我穿的衣服几乎都打了补丁，有的甚至补了两三层，都是出自“小李子”之巧手。我比较爱干净，被子洗后每次都是她替我缝上！我喜欢经常洗，就算破衣服，都会洗得干干净净，叠得整整齐齐的。那时，学校每月发给我们每个人 16 元钱的伙食费，“小李子”知道我饭量大，每月都支援我至少 5 元钱的饭菜票，她带笑地说：“我看你每天打篮球，体力消耗大，就多吃点吧！我吃不完。”

这轻描淡写的一句话，仔细琢磨，不难发现她是极具心思的。16 元的饭菜票，又不多，怎么会吃不完？“小李子”这样说，既把饭菜票送给我，又不让我感觉难为情。每周小组在男生宿舍开会，男生一般都坐在床上，把凳子留给女生。“小李子”总是坐在我的桌凳上，并喜欢翻看我的课堂笔记本。

我知道，在她心里，我与其他男生是不一样的。在我的心里，她跟其他女生也是不一样的。她的外号“小李子”就是我帮她取的，被我叫开后，大家跟着一起叫她“小李子”。

1974 年的某一天，学校球场放映《老李大李小李》电影，她和我并排坐着一起看电影，电影内容很搞笑，“老李”一到阴天就叫腰腿疼，说要下雨了。其中“小李子”总爱逗“大李”，场面也很有意思。散场时，我对她说：“以后我喊你‘小李子’。”

她说：“好啊！”

于是，我们区队里大家都喊她“小李子”。这听起来像是开玩笑，其实也是一种亲昵的称呼。平时，“小李子”总是一副笑眯眯的样子，为人随和，大家都愿意与她交往。我与她真正走近应该是跟她那回生病有关系。

那是 1975 年秋天的某个下午，我与男同学们刚打完球，“小李子”走过来后对我说道：“沈忠元，医生说我患了中耳炎，需要打针，你能陪我去保健室吗？”

我说：“好啊！没问题。”

中耳炎并非什么大病，但能被“小李子”叫上当护花使者，我乐意接受！一起打球的男生也都心生羡慕。走在路上，“小李子”突然说：“你毕业后，到四川成都去工作好不好？那里一年四季气候温和，不冷不热。”

我“嘿嘿”地笑了，没有正面回答，陪她打完点滴回了宿舍。我明白“小李子”的意思，她的父母都在四川工作，我如果去了四川，我们的关系能更进一步。但是没办法，学校禁止谈恋爱，我不能因为爱情而误了学业。

这样，我与“小李子”一直保持不远不近的关系，不浓不淡，比普通同学近半分，但离爱情又差半分，朦朦胧胧，像雾又像风。我觉得就这样相处也不错。谁知道有人看不过眼，说三道四。有一天，我们小组突然有成员变动，李抗美与沈应忠分别调去一、二区队，八组的老张和二区队的小何调来我们七组。这两位男同学经常在一起对着我们窃窃私语。起先，我没有在意，与“小李子”还是像往常一样有说有笑的。后来发现，他们总在偷偷地看着我们，他俩是广东人，用粤语说着一些阴阳怪气的话，我虽然听不太懂，但从他们的脸部表情和说话语气中，知道他们说的不是什么好话。

“小李子”生性懦弱不惹事，羞红了脸不敢吭声，我却忍无可忍，怒气冲冲地瞪着眼睛骂道：“说话就好好地说，不要叽叽歪歪的，说一些让人听不懂的话。”

这两人知道我生气了，笑得更厉害，而我们小组谭组长却在我们面前吊嗓子：“鱼儿离不开水呀！花儿离不开秧……”

同组小高、老杜同学看不过眼，帮我们说话，指责那两位男同学，说他俩无事生非，沈忠元与“小李子”就是好同学关系。但他们置若罔闻，一副得意扬扬的样子，每每遇见我与“小李子”在一起，便阴阳怪气地说话。为了避嫌，我与“小李子”不敢走得太近，每次开完小组会后，“小李子”再也不敢单独留下。

班上对我比较关心的不止“小李子”，还有其他女同学。

阿珠，人长得漂亮，能歌善舞，乐器样样精通，是年级宣传队的骨干。她性格温柔，开朗大方，来自梅州市文化局，我每年暑假回家，她都会买些水果，把我送到火车站。她哥嫂在武汉河运学校（后并入武汉理工大学）当老师，而且她哥哥与我堂兄都是武汉大学物理系毕业的。在肇庆见习期间，阿珠的妈妈来医院探亲，同为梅州人的小罗与阿钟等人找我，要我一起去看望罗妈妈，因为当晚我要值外科夜班，我拒绝了。我开玩笑对他们说：“你们是什么意思啊？是希望我做你们梅州的女婿不成？”

阿钟说：“机不可失，时不再来。”

他们认为我与阿珠关系好，这次是难得见长辈的机会，也开玩笑说：“欢迎你做我们梅州的女婿！”

年轻人口不择言，什么都敢说。我认为，要先端正人生态度，保持理性。在读书期间谈恋爱不仅会给自己带来麻烦，也会给对方增加烦恼。

还有一名同学小张，是武汉土生土长的女孩子。她中小学都在武汉上的，父亲原是湖北省水利厅的干部，后调去贵州省水利厅，因此她是从贵州到广州上学的。她能说一口地道的武汉方言，聪明善良，喜欢帮助人，做好事。三区队在肇庆见习期间，她经常清晨起床帮同学们做早餐，喜欢找我“侃大山”，谈论武汉的生活趣事。每年暑假结束返校后，她总带给小组同学贵州的食品，也少不了偷偷地塞一包“私货”给我。

小张与区队党小组组长平姐关系非常好。有时候，我和小张在一块儿，平姐看我们的眼神总是另有深意一般，像是想撮合我与小张，希望我们能有进一步的发展——有点“皇帝不急太监急”。

作为区队党小组组长的平姐，总给我一种莫可名状的印象。我一直积极要求上进，申请入党，但迟迟没有被接受，她不表态也不说话，这让我感到很沮丧。是组织无意发展我为党员，还是另有原因？我不得而知。

还有一位女同学跟我关系较好，那就是武汉来的小芳。

小芳长得比电视剧《渴望》的女主角漂亮得多，为人老实忠厚。她是我们班一区队的学生，经常在基层医院实习，很少在学校上大课，平时接触不多，但每年暑假回家及返校时，我们总是相约同行。她家住在汉口火车站附近，而我住在农村，每次我回家都要从她家经过。每次返校，我也都会邀她同行。我姐知道我会去她家，总是事先准备好小麻油或者土鸡蛋，让我带去给她家。小芳的父亲过意不去，每次都阻拦说："小沈，不要这样。等你们将来参加工作，生活稳定了再捎东西，我肯定会收的。"

四十多年过去了，小芳的父亲说的话犹在耳边回响。那时候，他老人家心里应该是有期盼的，可惜天不遂人愿，我和小芳没有开始，也没有结果。1974 年，小芳的邻居以她哥的名义，给她发电报："父病危，速回！"接到电报的小芳很焦急，立即要赶回武汉。当时是我跑前跑后，帮着去火车站接送。后来才知道这根本是个假消息，发电报的人是一个混混，他喜欢小芳，因此故意恶作剧！

当年，我不仅跟男同学们关系好，也深受有些女同学的关爱。一天班会散会后，小芳逗我："沈忠元，听说你已经准备好家室了？"

我觉得，她开这样的玩笑是吃醋，是针对"小李子"的。在她眼中，我与"小李子"男才女貌，在班上早已传开了。那个年代，男女之间，所有的情爱全部都深埋在心底，不会轻易说"我爱你"，更不会有拉手或者亲吻的小动作。越喜欢越深沉，越在乎越含蓄。

当年春夏之交，我在肇庆见习，小芳和上海来的孙秀贞同学特地到肇庆来看我，安排她们吃、住、行的都是"小李子"。"小李子"识大体，以女朋友的姿态出面，让我很感动。我带孙秀贞和小芳到鼎湖山与七星岩游玩，并合影留念。

一代人有一代人的生活方式、恋爱原则。我们那个年代，工农兵学员大部分都是适婚青年，平时争分夺秒学习知识，对未来，心中其实是忐忑的。毕业后何去何从？每个人都没有确定的答案。偶尔也会思索前途和成家的问题。每次开大会，校长都要强调，工农兵大学生应该以学业为重，不许谈恋爱，谈情说爱是"封、资、修"的腐朽产物。那时，总能听到在校生因为谈恋爱被开除学籍的消息，因此人人自危，不敢越雷池一步。

我生性沉稳，知道孰轻孰重，就算同学们都认为我跟"小李子"很登对，只要我不承认，别人就抓不到把柄。记得有一次，二区队的沈慧玲同学在我宿舍门口对我说："沈忠元，我为有你这位家门同学感到自豪，在我们女生眼中，你是公认的'一枝红花'。"

我当时心想："过奖了！感谢女同学们对我高看一眼。"我长相平庸，但性格阳光开朗，这应该是我被班上女生们喜欢的原因之一。还有一点我认为很重要：我做人诚实，乐于助人，尊重异性，在同学中也有口皆碑。

时间如白驹过隙，我一边书写往事，一边展望未来。我与班上女同学情同手足，虽然也有怦然心动的时候，但最终理智战胜了情感，我至今亦无悔过去的选择。

回忆是一盏灯，能瞬间照亮心扉，无论生活多么凄苦，还能保持淡定与从容，这就是温暖；回忆是一艘船，满载着情绪扬帆，如果双桨划过后，水波一如往日般清澈明亮，证明我们的内心依旧敞亮；回忆是一首歌，唱响时只要还有听众，就证明我们的声音还有力量。

（十）入党未遂　遗憾至极

半个世纪前，政治挂帅是时代潮流，入党是革命青年的奋斗目标。

党的宗旨是全心全意为人民服务，在奉献中体现人生价值。入党也能净化心灵、提高思想觉悟，给日后更好地工作创造条件和机会。

我积极要求入党，跟父辈的言行有莫大的关系。1941 年，日本侵略者打到湖北，父亲支持我亲舅舅参加新四军。解放初期，父亲把年仅十六岁的幺叔送去当兵，参加抗美援朝战争。五叔更是像一扇窗口，让我对外面的世界充满了向往。

争取成为一名共产党员，也是我年轻时的梦想。

我一直积极要求上进，申请入党但迟迟没有被关注，我朴实善良，正直上进，在外人看来，我一切都非常合格，不被接纳，我感到很委屈。

1975 年秋天，我在学院碰到当时的班支部副书记黄华英同学，在与她的交谈中，我知道了自己没有被推荐入党的原因。黄华英说："沈忠元，这次发展党员讨论会上，你们区队有人提出你在肇庆见习时，外科手术做得最多，党员同学说你有点自私。有的同学一次手术台都没上过，你有时天天上手术台，所以他们对你有意见。"

我的天！原来是这件事情在作梗。因为参加外科手术过多，所以成为不能入党的理由？我既不是学生"头头"，也不是医院领导，我参加外科手术，都是有关医生安排的，与我有什么关系？

人生就是这样，有如意就有失落。造化弄人，在我申请入党期间总会出现一些意外，让我的入党梦变得遥遥无期。

其实，我上大学之前就填写了入党志愿表格，当时所在大队及县委领导夏普旺书记（其时在刘集公社五大队蹲点）是想培养我当大队党支书记的。因为 1973 年秋冬湖北省党组织整顿，发展党员的工作全部停止了，不然上大学前我就是党员。

我们年级党总支的陈汉波书记，是湖北荆门人，十五岁参加革命。陈书记文化程度不高，但为人老实，说话从不转弯抹角，他对我入党的事情很关心。1974 年春节后的一天，他把我叫到办公室说："忠元，学校准备解决你的组织问题，我已派周福成老师到湖北调查过你的情况。当年湖北不搞运动的话，你上大学前就已解决了入党问题。"

听到这样的消息，我高兴不已。成为一名中国共产党党员，一直是我的奋斗目标。入党不仅是个人梦想，更是一种情怀，一种标志。可没过一个月，陈书记又对我说："你们一班的杨书记不同意发展你入党，说你只愿意做大事，不愿意做平凡的小事。"

这话从何说起？区队里的大事小事我做得最多。没等我理清头绪，陈书记就被调走了。过后，陈书记跟我说："忠元，杨书记这人，拉帮结派，年级干部都是他们家乡人，周福成也要求调到体院去了，以后要注意点，当心他给你小鞋穿。"

学院也是一个社会的缩影，感谢陈书记的提醒与告知。从那以后，我基本上不与领导接触。记得 1973 年年底，全年级开会选团总支，杨书记提出候选人名单，写在黑板上，说哪个哪个表现不错，怎么怎么优秀。师法宣在会上当众提出异议说："杨书记，我们在座的全都是表现好的，谁不优秀啊？"

73 级同学都支持师法宣的说法，反对这样的选举方式。见不同意见的声音太多，杨书记说："散会，你们考虑好了之后，再提出建议。"

但是，73 级再也没有开过同样的会议。

后来我搞清楚了，陈汉波因为性格耿直，与杨书记私底下关系不好，而我对陈汉波书记很尊重，又是老乡关系，所以被杨书记归划成陈汉波的人。如果不是因为这档子事情，我的入党不会变得遥遥无期。接着，杨书记被提升为年级的党组织书记了。

放下即重生。我有些心灰意冷，决定调整心态，不再去幻想一些不切实际的东西。可是，放下岂是那么容易的？树欲静而风不止，总有些事情牵动你不得不去关注。1976 年的春天，我们准备到地方医院实习。在离校的前一周，杨永彪书记碰到我说："沈忠元，你今晚饭后到我家来一下。"

当时我买了点水果，第一次到了杨书记家。他住在校北边的筒子楼一间宿舍里，去的时候，仅看见他一人在家。我问他，夫人呢？他说老婆在老家那边，他边吃饭边跟我说："沈忠元，据说你与'小李子'的关系很好，那我就把你俩一起分去江门市医院，要好好实习啰！"

我低头不语，以我对杨书记的了解，感觉这话里有文章。杨书记没话又找话说："你老乡小芳前年被流氓骗回武汉，我在这里还给了她 20 元钱呢！"

我问他还有没有其他事，杨书记补充说道："我说漏了一件事，你的组织问题没有解决，争取毕业前给你解决。我把党小组组长安排与你们一起去江门实习，要跟组长搞好关系啰!”

看杨书记说话的神态，我知道他话中的意思。我起身告辞：“放心吧，我会好好实习。”

那天晚上，从杨书记的住处出来，灯火昏沉，我仿佛置身地洞里，脑子里一片迷惘。学院三令五申，说工农兵大学生禁止谈恋爱，杨书记让“小李子”与我一块儿实习，为什么？想给我“挖坑”整我？想到这里，我情绪极其低落。但转念一想，我与他无冤无仇，他为什么要跟我过不去呢？似乎没道理呀！

（十一）实习结束　毕业分配

我们实习小组和中山医学院的同学一起被安排在江门市人民医院实习，中医实习安排在江门市中医院。对于“小李子”，我除了疏远她，想不出更好的办法。那时候，我认为疏远不仅是自我保护，对“小李子”来说，也是一种保护。

1976 年 8 月，实习结束后，我们还要下到村卫生院去当三个月的赤脚医生。在下去当赤脚医生前，我们实习小组组长李炯镇把同学们组织到一起，沿着香江旅游了数天。

有人说如果能骑自行车旅行更好。我因治疗林宝卿爷爷的病而与她走得较近，自告奋勇说安排自行车。林宝卿在街道工作，她们家有三辆车，其他车辆是找邻居借的。出发时，一名男生带一名女生，我骑着单车载着“小李子”，她轻轻地搂住我的腰，一阵风吹过，能感受到空气中洋溢着青春的气息。如果生活有暂停键，那么我希望这一刻能停留得更久一点。我奋力蹬车，后座的“小李子”面如春花，我有一丝恍惚，有种“娶媳妇回家”的兴奋。

我们一行人玩得很尽兴，沿着香江随意骑行，天黑了就在附近找住宿的地方。我这一生中，走遍了祖国的大江南北，看遍了祖国的大好河山，唯有这趟旅程，让我最难忘怀。青春就是一场旅行，总有迷茫与失落，可谁的青春又会是一帆风顺的呢？出发的时候，我们没有想到借相机，所以这趟旅程一张照片都没有留下。

灯火香江夜渐深，画船随水水微吟。旅途中，出游的同伴比风景更加重要，我们这次出行，可谓是人景两相宜。香江的景色美不胜收，河畔的山上，有一百多年前的碉堡、英国人修建的炮楼，还有不计其数的抗英的土炮楼，都锈迹斑斑。香江博物馆也保存着很多同胞抗日活动的文物，我们从中知道了很多可歌可泣的英雄事迹，以及当时的负责人的情况。想到当年中国人被侵略后奋起反抗，爱国豪情油然而生。

这一趟香江之行，我与“小李子”走得很近，她一直坐在我的自行车后座上。回到医院后，见到平姐，我问道：“小张在海南哪个医院实习？我准备写封信给她。”

平姐说：“海口医院。”

我给小张写了一封信，介绍我们在医院实习的情况，平姐知道我大概写了什么。我为何给老乡同学写信？原因不言自明。

因为我过分谨慎，“小李子”也变得沉默寡言。我不敢与“小李子”走得太近，因为实习前杨书记那一席话时常在耳边响起，我整天提心吊胆，生怕有什么闪失而被人抓住把柄。就这样过了一个多月，不知道怎么回事，我的心里似乎有一种说不清道不明的痛，总感觉背后有一双眼睛在窥视我。

我怎么这么倒霉啊！三年多来，我一直努力学习，一直尽心尽力为同学们做好事，为何不解决我的组织问题？临近毕业了，平姐也未提及我入党之事。班级干部这么漠视我，我感到非常不解。

一天晚上，我躺在床上望着天花板发呆。二楼的宿舍，只有我的房间彻夜明亮。那段日子，我整天浑浑噩噩的，心无处安放，仿佛挑着千斤重担，放不下又担不起。“小李子”是三年来对我最好的女同学呀！她怕我吃不饱，长期给我饭菜票，知道男生不会做针线活儿，一直帮我缝补衣被。她是第一个走进我心中的好女孩，处处关心我的好姐妹，我怎么能这样疏远、伤害她呢？愧疚之情让我无地自容，我心中有个声音在责骂：“沈忠元就是一个十足的混蛋！”

1976 年 12 月中旬，我们从各个实习点返回学校，等待毕业分配。带着自责、不安，带着对未来的期盼，我度过了在校园的最后时光。

1976 年 12 月 24 日，我拿着到分配单位报到的介绍信后，与同分在冶金部的小芳一起启程离开广州。我报到的单位是冶金地质会战指挥部（今中国冶金地质总局一局），小芳要去邯郸钢铁厂，我俩同行。托运行李时，我的行李与当日离校同学的行李放在一起。中午出去吃饭，才半个小时，回来后发现，我的行李被小偷给偷了。当日广州艳阳高照，我穿着单薄的衬衫，列车经过长沙，看到窗外飘起了雪花，抵达武汉时已经是漫天鹅毛大雪。一路上挨饿受冻，好生凄凉！

中山医学院 73 级同届毕业生，老乡施绪保和其他同学共七人分配在武钢医院。我与小芳都是湖北人，最希望的是回到家乡工作。小芳父亲患病，长期卧床，妹妹患有风湿性心脏病，她被分配去外地工作，一路上伤心掉眼泪，忍不住地骂道：“混蛋！为什么把我们分去外地？”

到汉口下车后，天寒地冻，我只好求助于小芳，到她家借宿一晚。第二天，我穿着曾父常穿的破旧棉袄，常戴的大头帽，坐车往家里赶。回到姐姐家，推开家门，姐姐看见一个仿佛六十开外的老头子站在门口，以为是乞讨的人，把她吓了一大跳。我把帽子摘下，姐姐才看清楚原来是狼狈不堪的我，抱着我大哭起来，边哭边说道：

“弟弟呀，你怎么变成了这个样子？”

等我把回家途中的经历一五一十地说给她听后，姐姐才破涕为笑。

工农兵大学校园生涯三年有余，幸乎？悲乎？兴致勃勃而去，“惨不忍睹”而归。这是我一生中最刻骨铭心的记忆。回想这段经历，百感交集，心潮起伏，久久不能平静。我想成为一名优秀的共产党员，最终却未能如愿；为了学业放弃了情感，以悲剧收场。这一切的一切，难道与那特殊年代的思想观念没有一点关系吗？还是说，真是冥冥之中注定的？

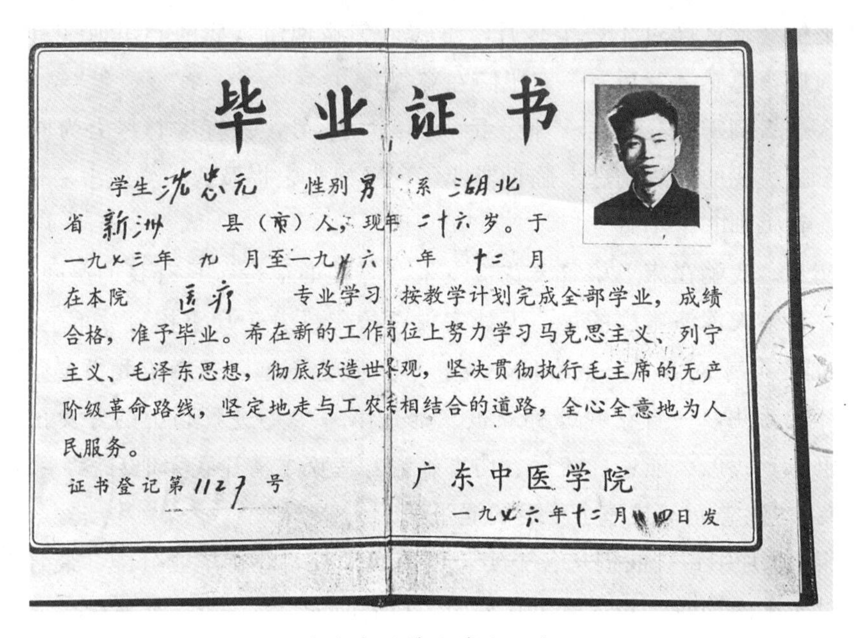

毕业证书

学生沈忠元　性别男　系湖北省新洲县（市）人，现年二十六岁。于一九七三年九月至一九七六年十二月在本院医疗专业学习，按教学计划完成全部学业，成绩合格，准予毕业。希在新的工作岗位上努力学习马克思主义、列宁主义、毛泽东思想，彻底改造世界观，坚决贯彻执行毛主席的无产阶级革命路线，坚定地走与工农兵相结合的道路，全心全意地为人民服务。

证书登记第1127号

广东中医学院

一九七六年十二月四日发

广东中医学院毕业证书

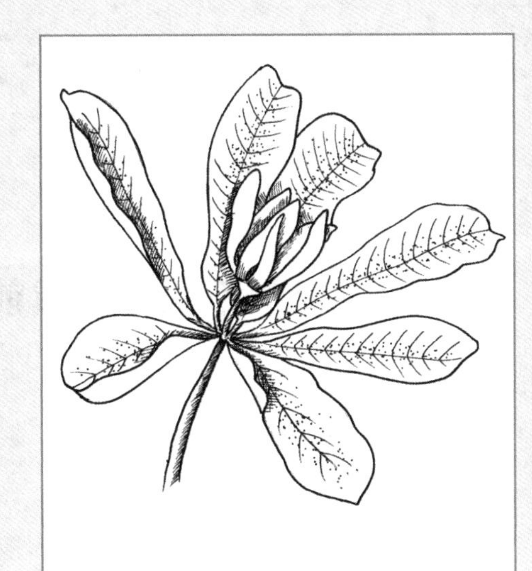

·第五章·

初出茅庐，北上京都就职

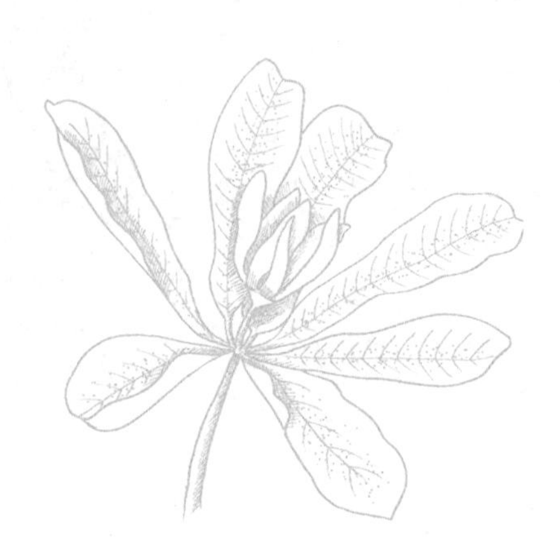

（一）出师不利 负重前行

南宋洪迈《容斋随笔·四笔·卷八·得意失意诗》记：“旧传有诗四句诵世人得意者云：‘久旱逢甘雨，他乡见故知。洞房花烛夜，金榜挂名时。’”古人眼中，考取功名、他乡见故知、成家立业，是非常令人开心、值得庆祝的三大喜事。

我在广东中医学院医疗专业求学三年有余，堪称寒窗苦读。1976 年冬季毕业，我告别了一段峥嵘的岁月，一段充满憧憬的时光，被分配到冶金部地质会战指挥部工作。离开母校后回到湖北老家，我在姐姐家住了一天，就北上走马上任而去。听说该单位在河北，我先乘坐火车到了位于石家庄的河北省冶金厅。去后，冶金厅人事处的工作人员说：“你应该到北京冶金部报到，不过你如果愿意留在这里，我们表示欢迎！”我当即谢绝了。

12 月 28 日，我终于找到了所分配的单位——冶金部冶金地质会战指挥部，地址就在北京东边的燕郊。当时有政策规定：15 日以前报到的拿当月全月工资，15 日后至当月最后一天报到的拿半个月工资。当时是冶金部冶金地质会战指挥部组干处王副处长接待的我，当时他夫人也在他办公室里，请我给她摸脉看病，我欣然答应了。王夫人面色㿠白，体质瘦弱，舌质暗，舌边舌尖也较暗红，苔白微腻，脉弦滑细数。我说：“中医看病要望闻问切四诊合参才行。”王处长说：“中医神奇之处就在于摸脉看舌象就能看出毛病在哪儿。”我先右后左摸过王夫人脉象及看了舌苔，沉思一会后说：“贵夫人气阴两亏，脾胃功能不良，有神经衰弱之征。观其证候，我的判断是：夫人经常感觉疲惫，食欲不太好，胃肠不适，胸脘痞闷，睡眠不佳，属于中医的肝郁脾虚、心神不宁。用中药调治效果好！”我一说完，他的夫人便伸出大拇指说：“不错，沈医生有水平！”王处长接着给我安排工作，他说：“冶金部这里没有自己的医院，现在正在筹建带 300 张床位的综合性医院，你先去旁边的地球物理探矿大队医务所上班，等医院建起来后再过来。”于是我在地球物理探矿大队组干科刘副科长的带领下正式报到去了。那里全是临时搭建的帆布帐篷，职工宿舍也都是刚盖起来的一间连一间的砖瓦混泥结构的房子，生活条件艰苦。我每月的工资 39 元，加上额外补助也大概不到50元，75%的面食，20%大米，外加5%的杂粮。这就是当年在北京参加工作的人的待遇。

我本名沈忠元，小学、中学至大学未变。我报到后，登记户口是行政科吴科长和食堂事务长严师傅一起帮忙代办的，但后来我户口簿上的名字变成了“沈忠源”，我问：“这是怎么回事?”严师傅笑着说：“源字含义深远，这是我的主意!”我虽然来的时间不长，但吴科长与严师傅对我特别关照。我吃不惯玉米面、窝窝头等粗粮，他们知道后，就没再发给我粗粮饭票，全都是细粮票。医务所归属行政科，平时我们经常在一起开会或“嗙天（武汉方言：聊天）”，医生护士们都说：“沈大夫的名字改为沈忠源更好!”既然“生米煮成了熟饭”，就“沈忠源”算了吧！我心想：“一个人的名字不就是一个符号吗?”

1976年底，西伯利亚流感传播至北京市，单位不少人患病，个个高烧、寒战、咽痛、周身疼痛。我不分昼夜诊治患者，经常于夜间在职工家里守着病人输液，待患者病情好转了才离开，因此赢得了职工们的称赞。职工们经常把我拉到家中吃米饭（细粮），以酒肉款待，我感到一种别样的温暖。

我们医务所有10来人，5名医生，5名护士，1名化验员。所长是刚由西安市一个冶金医专学校调来的尹所长，50多岁，戴着高度近视眼镜，性格有些古怪，所以一些老职工都在背后说他的坏话。据说原来陈医生当所长，大家都挺支持的，尹医生接任后，专横跋扈，为所欲为！我去了之后建议医务所设立中药房，他不同意，说中医看不好病。他对从自己原来学校分来的一个中专学历的北京人格外关照，我心里颇有些不舒服。更离谱的是，他的学生也跟着他诋毁中医，竟然对着我说“中药是安慰剂”。

中医是中国传统文化的一个组成部分，中医理念蕴含着中国传统文化的精神。中医以人为本，以正为本，重视“天人合一”“治未病”，是建立在“整体决定局部”这个系统学规律之上的。有时候，面对某些病症，当西医束手无策时，中医却能实现百分之百的治愈率，并做到零后遗症。说中药是“安慰剂”，是没有根据的。

常言道，人在屋檐下，不得不低头。本着“医者仁也”的精神，我每天尽心尽责地做着自己的本职工作。

地球物理探矿大队办公室宫主任的幺儿子患小儿进行性肌营养不良症，为先天性疾病，找我进行中医治疗。据说患儿在北京市所有大医院都看过了，病情没有一点起色。一天上午，我陪同患儿及其家人去北京协和医院找神经内科专家诊疗时，问专家能否针灸头部，答复是“不能”。患儿当时十来岁，长期卧床不起，由其奶奶和刚高中毕业的二姐小玉照顾起居生活。宫主任四个小孩，唯独病孩是男孩，据说他的长子也是这样，活到15岁去世了。这与他和夫人是近亲结婚（其夫人为其表妹）

有关。我跟宫主任讲："要我用中医方法治疗，我必须头部针刺、电疗、按摩加服用中药多管齐下，但西医说不能针刺头部，万一出事怎么办?"宫主任说："出了意外不要你负责，请你大胆地放手治疗吧!"于是我每天来他家给患儿治疗，头针扎大脑运动区，体针扎四肢穴位，皆留针30分钟，之后，推拿按摩四肢及腰背部，外加每日服用一剂健脾活血通络的中药。治疗10日后，患儿已稍有知觉，尤其是肢体运动能力有所改善。于是我再去找尹所长，好说歹说买了部电疗仪。有电疗仪辅助治疗，大大提高了疗效。功夫不负有心人，患儿在我的精心治疗下，病情大有起色，可拄拐杖下地走路了。这事在大队职工中传开了，不少人夸赞我，说："沈医生医术真行!"可当消息传到医务所里，尹所长不高兴了。我再次提议设立中药房，他还是说："不行!"我无可奈何。

大队组干科梁科长老牙疼，吃西医开的消炎药毫无作用，找我进行中医治疗。我看到《新中医》杂志中有则报道说"苍耳子炒鸡蛋治疗牙疼效果好"，自掏腰包到燕郊街上的药铺买来中药和鸡蛋，用宿舍电炉炒好送到科室，梁科长吃了后牙疼有所缓解。她还老睡不着觉，我开了中药煎剂配服，她用药后日渐好转，总是找我，可却从不给钱。据说，她跟大队杨副书记还有尹所长都是从西安那边来的，我哪敢得罪啊！真是"哑巴吃黄连，有苦说不出"。幸亏我单身，没家庭负担，每逢周末或节假日，经常有同事请我去"打牙祭"，诸如办公室宫主任家、车队队长刘师傅家、组干科刘副科长家，等等。大队里北方人多，特别豪爽讲义气，保卫科陈科长是南方人，对我也挺好。我在那里工作的时间不长，但生活在他们中间，我始终感觉特别温暖。

没过多久，设备科科长当红娘，为宫主任家的二丫头小玉向我提亲。小玉当年18岁，身高1.65米左右，身材匀称，年轻漂亮，一条长辫拖至后腰，大大的眼睛特别迷人，比电影明星长得美多了！她刚高中毕业，每天看到我在给她弟弟认真扎针、按摩，总是目不转睛地看着我，流露出爱慕之意，但我还是克制住自己，假装无动于衷。设备科科长开这个口，应该是受了宫主任的委托。我撒谎说："我已经有女朋友了，现在在武钢医院工作。"并说我家仅一个妹妹在农村砖瓦厂上班，我一直在争取调回湖北，这里不是我的长留之所。我已忘记这位设备科科长的姓名，他是北方人，特别仗义，申请电疗仪那次，要不是他出面帮忙说项，医务所是不可能买的。设备科科长为人厚道，对我一直比较好，于是我将1977年春节探亲期间联系了湖北中医学院（2010年更名为湖北中医药大学），准备调去工作的想法和盘托出，希望得到他和宫主任的帮助，调回湖北。

当年春节回乡探亲，途经武汉，我去拜访了湖北中医学院附属医院外科主任柯永忠老师。1974年，我在广东中医学院学习，柯主任去参加全国外科研修班，我们由此结识。他赞成我调回武汉，说："湖北中医学院也缺老师，基础部有位叫戴宗美的老师在‘深挖洞、广积粮’‘备战备荒’那个年代挖防空洞时，不慎把腿压断了，爱人及家人都在北京，她现仍在北京家中疗养未回院上班。要不你们对调？你南来，她北上，能回京工作她不知有多高兴！”这建议与我的想法不谋而合。柯老师随即将我带到学院人事处，人事处科员彭如发非常热心，立即往上请示，领导竟然一口答应我的调动请求，随即填了调动所需表格。

过完春节，我提前返回了单位，去戴宗美老师家里拜访。戴老师家就住在朝阳区，她说她爱人在北京电力公司工作，该公司就在燕郊不远处，她很高兴与我对调！她留我在家中吃中饭，用佳肴好酒款待了我。

我回单位上班不久，将此事告诉了组干科刘副科长。我是刘科长从指挥部带来单位报到的，他的夫人是我们医务所的护士，非常善良，大家都叫她刘老师。他们夫妻俩对我一直很好，我经常在他们家吃饭。提及调动，组干科梁科长一开始并不同意，是刘副科长从中做工作，她才松口说可以考虑。这个时候梁科长找我开中药治牙疼、神经衰弱，也就是前所述及她看病不付钱的原由吧?!

几乎是同一时间，我把尹所长给打了。起因是尹所长指责我给职工开的药开多了，处方用药量大了！感冒病人需三天的药，尹所长要求医生只能开一天的药，“吃了再来开”。这不是“脱了裤子放屁——多此一举”吗？我说他“脱了裤子放屁”，浪费医生的时间，他随即用手使劲推我，并吼叫道：“我知道你想当所长，笼络人心，想搞我吧？”所里医生护士都瞅着我们，当他第二次推我时，我朝他面部打了一拳，他应声倒地，鼻腔流血了。他暴跳如雷，起来揪住我领口不放，拉拉扯扯要我一起去见他的杨副书记。在那里，杨副书记狠狠地批评了我，我只有低头不语。回到所里后，大队王主任、保卫科陈科长等都来了。尹所长不在场，几位护士、李医师、陈医师都在为我鸣不平，建议我找党委袁光荣书记反映情况。袁书记是13级老革命，据说上级本来要他去山西煤炭厅当厅长，他不干，留在了地质会战指挥部。吃过晚饭，工会主席老郑带我去找他。袁书记说：“很多职工都曾经反映尹大夫工作作风和态度不好。小沈大夫，大家都夸赞你的工作能力很不错，大胆地干，别怕他！”次日，袁书记亲自到我们医务所里开会，当面狠狠地批评了尹所长。过后杨副书记也向我赔礼道歉，说没有调查清楚，单听了尹所长一面之词，说他错了。但他同时也批评了我，打人也是不对的。我当即也承认了打人不对。杨副书记笑起来，说：“好样的！”“得道多助，失道寡助”，孟子说得很对。

（二）医者仁心　情义无价

1977 年深秋，大队组干科同意我调往湖北中医学院。

人的命运啊，真的全是天注定的！小芳是我的老乡，也是大学同学，过去三年多到广州念大学，暑假往返广州与武汉，我俩都结伴而行，在学校也互相关照，感情较好。毕业分配后我俩一同坐火车回武汉，之后就再没有联系过。

因为曾经在情感上伤害过“小李子”，我总觉得对不起她。在我心里，“小李子”还是第一位的！我的确很想跟她联系，但又担心她不原谅我。而且我又不知道她的地址，只知道她是从四川成都江邮发电厂来的，我很想去四川赔罪，但又怕她有了对象，不会再理我。另外，我的钱也差不多都花光了，穷光蛋一个，没钱去四川找她。带着这样复杂的矛盾心理，我如果与小芳结合了，良心会一生不安。因为亏欠“小李子”太多太多了！

当时，原来在江门市一起实习的中山医学院同届同学于洪泉毕业后分在首都医院（协和医院）外科，还有中山医学院同届老乡刘克若分在日坛医院麻醉科，我们几个老朋友经常在于洪泉的集体宿舍聚会。每次去，我不是买鸡蛋就是买水果，加上来回车费，一个月几十元，很快就“报销”了。

于洪泉热情好客，每次到他那里去，我们都与他同宿舍的几位外科医生一起饮酒、唱歌、“侃大山”。每次到这里，旁边总有一位年轻漂亮的护士长，又听到舍友们总是在调侃于洪泉，才知道原来她是在追求于洪泉。小于性格比较腼腆拘束，他与我老乡刘克若关系融洽，又是同学，因此我觉得他们才是最般配的一对。

刘克若是湖北应城人，长得漂亮秀气，温文尔雅。我有时也去她那儿吃饭，她曾问我：“沈忠元，你有没有女朋友？如果没有，我把我妹妹介绍给你，她现在在部队里当医生，刚毕业下到连队当卫生员锻炼。”我看了看相片，穿着军装，英姿飒爽，长相与姐姐差不多，美人坯子！我没表态，只笑着说了声谢谢。1977 年国庆节，我们又在于洪泉宿舍里欢聚。吃过晚饭后，我们带着糖果、瓜子、水果到旁边的中国医学科学院大楼楼顶上去玩，隔壁（一墙之隔）就是天安门城楼。我们听到了华国锋主席在城楼上的讲话及会场的一片欢呼声。当晚还放了烟花，天安门广场灯火辉煌，热闹非常。我们玩得很尽兴，一直到夜深才散。这时，早已没了公交车，我们只好求助路上运东西的大爷，坐着他的马车回单位。

人生三大喜事其二是“他乡见故知”。我们这几人相识且投缘，珍惜相遇，庆幸能在首都相聚。时光静好，与君细语；逝水流年，与君共同走过；繁华落尽，与君一起老去！

在北京工作期间，我有时也去同学张丽君家。她分在北京航天总医院（711 医院），住在丰台区万源路一栋叫北京平的平房里，左右两间宽敞的房间，房前一个院子，种了一棵香椿树，自然景观不错。我第一次上她家，受到她全家的热情接待。张丽君的父亲风度翩翩，是典型的儒雅帅男，母亲身体虚弱，奶奶特别慈祥，妹妹也在，一家子温馨和睦。张奶奶中午亲手做了北京煎饼留我吃饭，煎饼很香，直到今天，偶一想起，依然觉得回味无穷，口水直流。听张丽君同学说，她母亲长期在打复方丹参注射液针剂，北京很不好买。我随即找了医务所药房司老师帮忙，买了两次，送了过去。

有一次，从张丽君家回单位，在王府井车站转车时，突然碰到了大学同学孟庆春。原来他毕业分配回了自己原来的部队，是正在给我们冶金地质会战指挥部建造房子的单位。他说是上街给部队医院卫校买教材，当时快到下午五时，我对小孟说："别赶路，到我们单位吃饭，晚上我们'孖铺（广东方言：两人睡一床）'，明天你再回单位去。"就这样，小孟同学在我们医务所搭的帐篷"体验"了一晚。早上起床，被子、放在桌子上的碗、盆上都可见到一层薄薄的灰尘，这就是我所在单位的生活状态。当时我笑着说，希望你们部队快马加鞭把房子盖起来，免得我们这样遭罪。北京的风沙太大，一吹北风，走在街上沙尘铺天盖地而来，打在脸上感觉有点刺疼，秋冬季节，唇和手脚还会干裂。

1977 年对我来说是艰难而充满挑战的一年。我所在的医务所没有中药房，所长尹桂林不仅不给添设，不支持我的工作，还有事没事找茬，幸亏我工作努力，成绩突出，受到职工们的肯定。

每天晚上，我重温带来的大学三年订的《新中医》杂志，将重点内容摘录在卡片上。按疾病分类，如消化系统疾病；按中医症候特点，从上至下进行归类，从口腔溃疡、食管炎、恶心、胸脘痞胀、呃逆、胃痛、胃癌、腹疼、便秘、泄泻、到便血等。我将杂志中报道的消化道疾病的例案验方中出现频率较高的中药摘录下来，然后进行归纳分析研究。我一共摘录了 200 多张卡片，学习一直抓得较紧，因为我马上要调去湖北中医学院，那可是要去当大学老师的啊！

可能是上级领导关心，让我避开尹所长，经常让我出差。有一次，我跟指挥部组干处赵处长出差山西大同，看望在那儿参加会战的职工。我是保健医生，背着红十字药箱，陪同看望参加会战的单位职工。赵处长，大个子，山东人，50 多岁，脸上总是严肃得寒气逼人。

其后，大概是五月份，有位炊事班班长患胃癌，在浙江大学医学院第一附属医院住院，要我去看看能否用中医治疗，领导嘱我在杭州待上半个月，这可算得上是个美差。

我从北京出发，途经上海下了车，去看望老同学孙秀贞。她本是从上海到广东去上大学的，毕业后分配回上海电业职工医院。孙秀贞见到我也很高兴，带我游览了上海滩，并留我在她医院值班室住宿了一晚，我们聊了许多往事。聊得最多的是她的闺蜜小芳同学，她骂我，说小芳还等着我呢！还说："你们之前关系那么好，你为何不联系她呀?"大学时，孙秀贞与小芳二人形影不离。1975年我在肇庆见习时，她俩还去看过我。我们在美丽的七星岩景区游玩留影，她安排我与小芳并排坐在前面，她在我俩后面中间站着，拍了一张三人照，非常温馨浪漫，可惜我没保存下来。毕业时，江门市的林宝卿送我的干货食品，有霸王花、豆棍等，我都分给她俩了。我在孙秀贞那里停留了一天，她带着相机陪我在上海滩玩，给我拍了许多张照片，遗憾的是，我们两人连一张合影都没有留下。这以后我们再没见过面，她也没有回母校参加过校庆同学聚会。

次日，我到了杭州，在湖滨旅社住下来后，随即找到浙江医科大学第一附属医院肿瘤科，看望了患胃癌的同事。病人说胃疼以夜间最为厉害，纳差，我与管床医生联系后提出加入中药，中西医结合治疗，医生同意了。我当时开了解毒祛瘀、健脾开胃的处方，内有：半枝莲、生黄芪、鸡内金、白术、茯苓、丹参、玄胡、莪术等。我每天上午去查一下房看看病人，然后就回旅社。

湖滨旅社就在西湖畔，推开窗户，西湖风景尽收眼底。杭州西湖汉代时称明圣湖，唐时因湖在城西，史称西湖，有"人间天堂"之美誉。湖心区有三潭印月、断桥残雪、平湖秋月等美景，还有湖心亭、白堤、苏堤等赏玩之地，南山区有花港观鱼、南屏晚钟、雷峰塔等美景。

我每天带上饼干、矿泉水和《实用内科学》一书，坐船到西湖第一胜境三潭印月，在那里看书学习。晚饭后沿着西湖边漫步，到花港观鱼喂鱼作乐，天天如此。现在回想起来，那半个月出差杭州，应是我一生中最美好的享受。

从杭州回来不久，我又接到一个类似的任务，在甘肃的白银市，本单位有位职工患癌，要我去看看能否治疗，也代表组织去表示关怀。在去甘肃途中，我在邯郸下了车，去了小芳的单位（邯郸钢铁厂职工医院）。那天她值中班，请我到旁边的餐馆吃饺子。小芳对我的到来大喜过望，给我受宠若惊之感。吃完中饭，她把我带到她住的房间说："沈忠元，我今天病房中班，要去值班。"又一边说话一边铺开她的棉被，叫我在她床上休息，并叫我今天别走，明天再去甘肃。我答应了。我睡在她的床上，挪动枕头时发现下面有已被拆开的一封信。我打开一看，立马吓蒙了，信是她男朋友刚寄过来的，满纸甜言蜜语，说明她近期回家二人有过接触。见此我瞬间头胀得厉害，冷静下来后穿好衣服就电话告知小芳我要走了。小芳赶到登车处，抓住我哭诉说："沈忠元，我爸快要死了，妹妹有心脏病，我不调回去不行啊！所以我找了个工人，近期回武汉把亲定了下来。多年同学情，给我个面子，今天别走!"没办法，晚上我在她的值班房休息，她找来一位武汉钢铁学院毕业的年轻女老乡照顾我。那女孩非常热情，又是泡茶端茶，又是倒洗脸水洗脚水。我与她无话可谈，只剩连声谢谢。我彻夜未眠，抽了两包恒大烟，咳嗽了一整个晚上。次日我带着遗憾上车，小芳满脸泪水与我告别。我当晚到达兰州，在车站旅社住了下来，次日赶往了目的地——白银市人民医院，看望单位的癌症病人。

回想起甘肃一行，令人难忘的是“水”！在旅社，用水是要收费的，连漱口洗脸水都得收钱，漱口水 5 分，洗脸水 3 角。坐车从兰州到白银市时，我看到窗外田地里都放着很多的小石头，问当地人，说：“我们湖北的农民最讨厌田地里有石头，为什么你们这里这样啊？”坐在一旁的人答话：“这个地方十年九旱，很少下雨，石头放在田地里，使土地留存水分久一些！”

除了以上三次出差，我还和设备处一位干部去过东北鞍山钢铁厂，途经秦皇岛时停留了一天，去北戴河游览。北戴河古称渝水，地处河北省东北部、秦皇岛市西南部，气候四季分明，风景优美；南临渤海，是观赏海上日出最佳之处，为避暑胜地。

我俩赤着脚漫步海滩，拾贝照相，尽兴后就取道往鞍山而去。那时候已经是“文化大革命”后期，全国人民开始“抓革命，促生产”，但物资非常缺乏，钢铁工人生活还很艰苦。工友们说：“每月发给我们的猪肉票，根本买不到肉。平时吃的都是素菜，诸如腌菜、萝卜干之类的佐菜。”我们在鞍山市餐馆吃的菜肉包子也根本见不到肉，包子塞到嘴里，还能吃出不少砂粒，把牙也弄伤了。

到了鞍山，我没忘抽空去探望同学潘连江。潘同学是从鞍山的部队去上大学的。找到潘连江以后，他热情地招待了我一顿午饭，吃的是部队食堂里的大众标准餐：馒头加大白菜汤。听潘连江说，他没有干部工资，仍在连队当卫生员。天下还有这样的事？大学都毕业了仍是战士待遇？我告诉他，现在全国都缺医生，应打报告向上级领导反映情况，纠正对你极不公平的待遇。潘同学是河南人，特别憨厚，老实本分，俗话说“人善被人欺”，我建议他申请复员。他听了我的建议，最后复员了，回老家县里的卫校当老师了。

1978 年春节回乡途中，我去了趟湖北中医学院。人事处彭副科长说：“沈医生，收到你单位寄来的档案材料了，你的调动手续正在办理，会很快下调令的！”我心情激动，终于希望成真，可以调回湖北了！

我在姐姐家过完春节后回到单位，听说在内蒙古的地球物理探矿队缺一位医生，我二话不说直接就找袁书记请缨去了。袁书记很高兴，马上批准了！那时在野外工作有补助费，比工资还高。我去的地方，是包头钢铁公司的白云鄂博矿山，也是草原姐妹龙梅、玉荣放牧的地方。二十世纪六十年代，动画片《草原英雄小姐妹》陪伴了中国的青少年茁壮成长，小姐妹俩在暴风雪中为保护公社羊群而不幸残疾的动人故事传遍了千家万户。

内蒙古白云鄂博，是一个神奇美丽的地方，它不但拥有丰富的稀土资源，还有一望无际的草原。那蔚蓝的天空、清澈的湖水，郁郁苍苍的草地、漫山遍野的牛羊，构成一幅极为壮观的画面，“天苍苍，野茫茫，风吹草低见牛羊。”草原风光极为绮丽，让人心情豁然开朗，耳边回荡着饱含深情的恋歌《呼伦贝尔大草原》，诉说着对大草原的向往：“我的心爱在天边，天边有一片辽阔的大草原，草原茫茫天地间，洁白的蒙古包散落在河边……”“白云朵朵飘在飘在我心间，我的心爱我的思恋！”我触景生情，思绪也被带回在学校的那段幸福美好的时光，师生情、同学情、老乡情，一桩桩，一件件，只能深藏于心中，随着岁月而去。

在大草原的怀抱中，我们不需隐藏什么，不需雕饰什么，一切都自由随意；远离城市的喧嚣，远离世俗的浮华，是心灵的遨游。而大草原，看似洒脱，然而风沙一起，也令人生畏。

我们探矿队也领教过狂风吹起的沙尘暴。一天下午，突然狂风骤起，漫天的黄沙袭来，看不见对面队友和人群。人站不稳，帐篷给吹走了，我和队员们只能趴在地上，动都不敢动，等狂风减弱后，才跑回矿区。听说有时还会看到沙山“搬家”，即北边风口的沙山，被整座“搬”到南边的草原上，人如果被压在里面，必死无疑。

这次出差，一待就是三个月。那里风沙较大，我背着药箱随探矿队每天去野外勘察，有时也帮助拉线测量，完工后回到矿区吃晚饭、休息。

陆游诗有句说：“少时狂走西复东，银鞍骏马驰如风。”在野外作业，一有闲暇，我就向牧羊人学习骑马，因为马不系鞍，很难坐得稳，摔了不少回，结果总算能走出40来米远，怕是很难像陆放翁一样“狂走西复东”“骏马驰如风”了。

1978年5月份，大队组干科打电话给我说调令来了，调到武汉的湖北中医学院工作。我把手上工作交付给接手的小郑姑娘后，回了北京单位。在组干科办完手续后，根据湖北中医学院的调职要求，我到北京通县人民医院做了身体健康检查。办完事后，我到同学张丽君家辞别，当然趁机又蹭了顿北京煎饼。记得当时张丽君围着一件漂亮的短围裙帮她奶奶做饭，乍一看就像《沙家浜》里的阿庆嫂，当然比阿庆嫂年轻漂亮得多。张丽君当时笑着对我说：“沈忠元，别回去，就在北京不好吗？”我说：“你若舍不得我，就跟我一起去武汉吧？”她的脸一下子红了，像个苹果一样，说：“沈忠元，我有男朋友啦！”我当然是开个玩笑，她是道地北京人，家在北京，单位也在北京，怎么会跟我走呢？我从来不敢有这个念想。张丽君和她的家人，这一年来给我留下了极其美好的印象。

离开单位的头天下午，我去宫主任家告别，他留我在家吃晚饭。看到他儿子生活已经能自理，我很欣慰，全家人为我能调到湖北中医学院当老师感到高兴。我发现小玉含着眼泪在笑，心里总有点不是滋味。前些时候我为她弟弟治病，她一直在旁边守着，久而久之产生想法，是人之常情。在酒桌上，我说：“欢迎你们有机会到武汉去，我一定尽地主之谊，将你们当贵宾款待。”接着，我去其他关心我的大队领导那里道了别，最后到李医生家去。李医生的老公是技术干部，夫妻俩对我这个小弟关爱有加。她说：“小沈，你很幸运！离开所里是对的，我也准备调走。老尹这个人当领导，谁的日子都不会好过。”

我离开单位的那天，宫主任全家，包括拄着拐杖的老奶奶都来送行。他的二女儿小玉将一块洁白的绣花桌布送到我的手上，说：“沈医生，这是我家姐妹三人，昨晚一块特意为你织的桌布，后半夜才织起来的，请收下！”我当时感动得差点眼泪都流出来了。所里所有的老职工及大队部里各科室与我熟悉的同事都过来送我，纷纷在说：“沈大夫，有机会回来呀！我们喜欢你！”当时那场景令我感动至极，终生难忘！

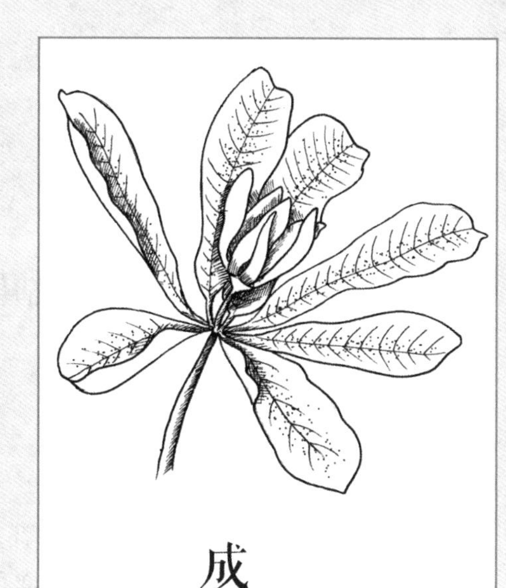

·第六章·

成为湖北中医学院教师

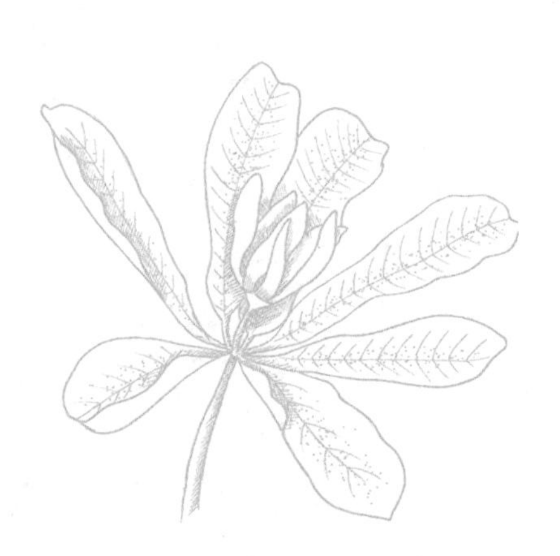

（一）注重临床　勇挑重担

1978 年“六一”儿童节，我怀着激动的心情迈进了湖北中医学院。该校久负盛名，尤其是对中医经典著作《伤寒论》《内经》的教学和研究，水平居全国中医药院校的前列。其附属医院，原为湖北医院，从 1961 年起改为湖北中医学院附属医院（简称湖北中医附院）。前身是英国传教士杨格非创办的仁济医院，始建于 1868 年（清同治七年）。医院基础设备完善，技术力量雄厚，内、儿、外、妇、皮肤、五官科等科室齐全，具有中医、西医、中西医三支力量，“三驾马车”同行。二十世纪七十年代之前，已有病床 500 余张。武汉市武昌区第一台心脏病手术，是该院外科靳明甫主任主刀的。在二十世纪八十年代前期，其综合实力在全国中医大专院校中已位列前茅。调来这里工作，我既兴奋，亦感压力大。当时我在柯永忠老师的带领下，先到人事处报到。我要求将我安排在临床科室，人事处程国权科长说：“中药教研室缺人，先安排到那里去。你如果想去附院上班，没有教学任务，随时可去！”接着，柯老师又把我带到中药教研室，教研室刘爱芳副主任跟我介绍了基本情况后，柯老师提出：“能否照顾一下，小沈今年就在附院上班，不安排教学任务？”刘主任笑着说：“既然柯主任提出这个意见，那今年就这样安排了。”“谢谢！谢谢！”我弯腰敬了个礼，与各位老师道别后离开了。

1978 年 6 月 6 日，我在湖北省中医学院附属医院内科正式上班了。

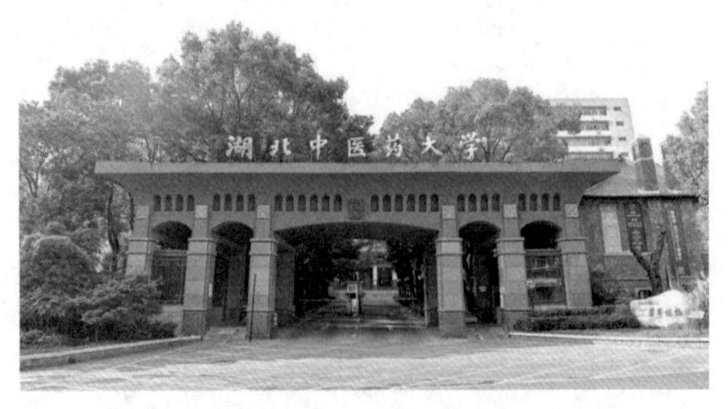

湖北中医药大学昙华林校区（原湖北中医学院）

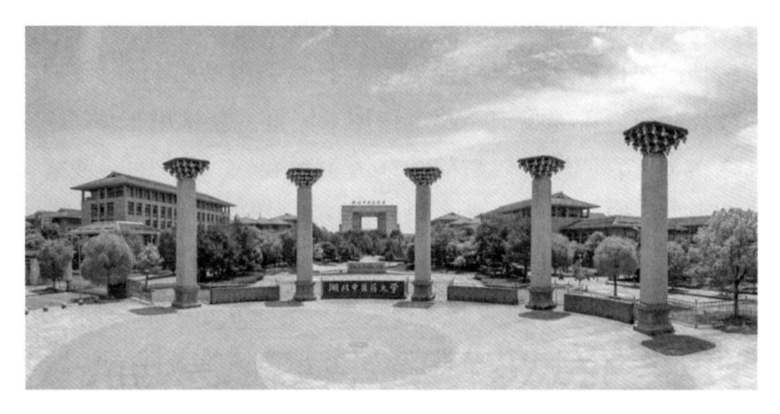

湖北中医药大学黄家湖校区（新校区）

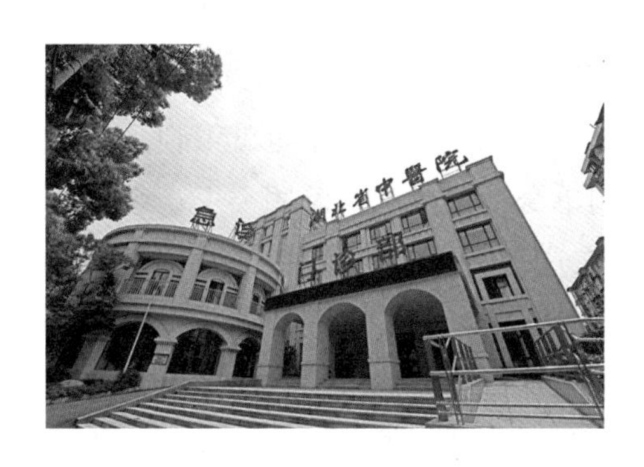

湖北省中医院（原湖北中医附院）花园山门诊部

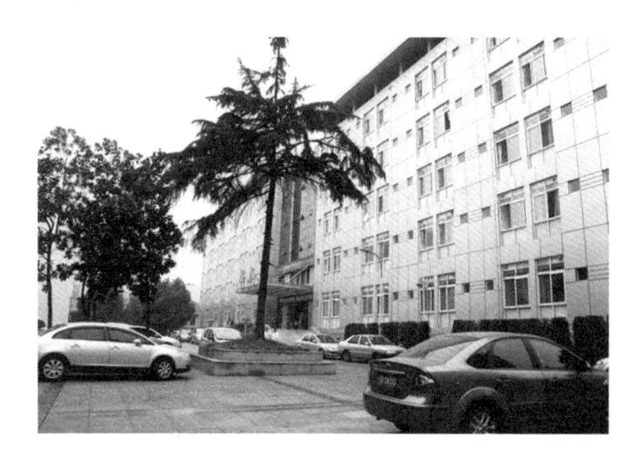

湖北中医附院住院部

常言道“六六大顺”，内科主任严天秀、党支书姜美君知道了我是广东中医学院毕业，刚从北京那边调过来的，安排我在急诊室上班。她们说目前内科有个课程，为刚毕业参加医务工作的年轻医生进行培训，每天下午上课，要我也去参加。所以在急诊室我主要是值上午班，偶尔也上夜班。因为有上级医生在一块，值班时遇到棘手的诊治问题，上级医生们会指导处理。我跟过刘耀先、林无生、张新明、胡光秀等老师，他们的业务水平都很高，经常对我说：“接诊病人的总原则：急病人之所急，痛病人之所痛，做到病人及家属满意，不出医疗事故，不‘扯皮’就OK!”我下午去培训班听课，讲课的都是西医高年资有水平的老师。如李熙明老师讲冠心病，对病因病机进行分析，诊治常规与抢救措施，条理清晰，语言简洁。工作了一段时间后，相处的同事、老师与内科领导对我的工作态度与能力是满意的。记得那年夏秋之交，湖北省卫生厅下达了“中药螃蜞菊治疗流感的临床观察”的科研任务，姜美君书记找到我说：“沈大夫，我和严天秀主任商量过了，这个任务由你沈大夫来牵头，张新民老师协助，一定得完成好上级布置的这个任务。”于是我按科研要求制订出“临床科研观察项目”表格，打印出来后分发到门诊内科各个诊室医生的手中。因为有科研任务，我也正式转来内科门诊上班。与各位医生之间的联系和统计工作由我一人做，碰到困难，就找张新民老师帮忙解决。

蟛蜞菊是一种中药，有清热解毒、辛凉透表的功效。制成250毫升瓶装合剂，一般开五日量，一日二次口服，用于治疗流感。我经手用蟛蜞菊合剂治疗的20余例患者，疗效较好，及时向内科姜书记、严主任做了汇报。在这里工作了三个月，我与内科各位老师都熟悉了，看“甲亢”病的孙莎大夫找我：“沈大夫，我看你很能干，转到我这儿来吧？咱们一起负责‘甲亢’专科门诊好吗？”我说：“孙老师，好啊！但要姜书记、严主任同意才行！”第二天，姜书记说：“孙大夫要与你一同开‘甲亢’门诊，你如果乐意就去吧！”于是，我与孙莎大夫一起，在重开的一间“甲亢专科门诊”的诊室上班，闲暇时去各诊室收集蟛蜞菊治疗流感病例的资料，晚上回家整理总结。我住在中医学院单身宿舍，与院办黄科长同住一寝室。黄科长，湖南人，50多岁，热情开朗，爱开玩笑。隔壁的章老师家有时半夜吵架，有时老婆穿着短裤跑出来了，黄科长笑着说：“肯定是性生活不和谐，所以经常这样。”黄科长喜欢吃辣椒，在宿舍用电炉炒菜，弄得满宿舍辣椒呛味，起初我真受不了，时间长了也就习惯了。有时我从食堂打饭回来，还陪他喝上两口白酒。我们单身宿舍热闹，院团委书记余松波、人事处彭副科长，还有推拿科闻庆汉主任都住在这里。周末有时我们买几个菜，买点白酒，大家一起热闹，生活过得比较开心。

孙莎大夫原来是西医学习中医班的，中医不算专业。我去后，将“甲亢”病归属中医的病名、病因、病机、治则、选择特异性药物等进行了规范和整理，方便科室医生应用。“甲亢”病人越来越多，门诊压力大增，我俩经常加班，所以科室后来又增加了曹瑞华、刘俊起两位大夫。

与此同时，内科老中医钱远铭也找到“甲亢”门诊对我说：“沈大夫，省卫生厅下达的‘雷公藤治疗甲状腺机能亢进病的临床观察’科研课题，临床观察任务需要由你负责完成！”他将该项目的内容详细交代给了我。三天后，钱老先生还请我在武昌电影院看了场电影，片名好像是《李双双》。电影票是由在内科进修的南漳县中医院张道成院长递到我手上的。当时张院长说：“沈大夫，我请您看电影！”但到了电影院，我旁边坐的竟是钱老先生。过了几天，湖北中医学院李远和老师跟我说：“沈老师，钱远铭老中医想你做他家的女婿！”我笑了一笑，婉言谢绝了。

（二）推波助澜的婚恋

那段时间，医院办的《杏林医苑》刊物，经常表扬我和孙莎大夫的“甲亢”门诊就诊病人多，疗效好，所以不少老师想给我介绍对象。有刘耀先、张新明、胡光秀、许菊秀、向贤德老师，还有学院这边图书馆的凡炳义馆长，政治教研室程林主任等，我都以工作忙为托词谢绝了！只与内科郭银珍老师介绍的湖北中医学院老院长的千金见过面。老院长的女儿是宜昌医学高等专科学校（现已并入三峡大学）毕业的，当时正在武汉市第三医院进修。老院长夫妻俩都是老革命。老院长据说曾经是九级干部，海南人，与郭银珍老师同住武昌区烈士街。记得那是1978年8月初一个夜晚，月儿当空照，郭老师把我带到她隔壁的老院长家，并告诉我他们家女儿还不知情。一踏进老院长家，老院长与夫人非常热情地接待了我。老院长亲自给我泡茶，其夫人搬了张老式红木靠椅，让我坐在二位长辈的斜对面。我进屋后，发现了一个清瘦、留短发、穿短袖白衬衫的漂亮女孩，两手叉腰对着九英寸的电视机在看电视剧。那时，只有高干家才有电视机。说实话，她那气势令我惴惴不安，甚至有点望而生畏。我坐下后，老院长说："听说小沈老师你是广州中医学院毕业的？广州中医学院李福海院长以前跟我同在一个部队，是我的下属，关系挺好！如果将来你想调回广州那边工作，绝对不成问题。"其夫人接着问我家庭情况，我说父母早已过世，姐姐在宜昌葛洲坝，家里仅剩一个妹妹在农村砖瓦厂干活。院长夫人说："到时调到我们卫生局食堂工作不是问题。"老院长的千金正坐在三米外我斜对面处看她的电视节目，我时而瞅一瞅，她完全一动不动，始终叉着腰，的确令我感到可怕。我心想："如果将来结婚了，她家权势大，还不把我给吃了！"坐了一个多小时后，郭老师在自己家煮了米酒蛋花汤拿来，每人一碗，我没有喝，只想开溜。我向他们表示感谢后说："我明天要去附院上班，得回去了。"路上，郭老师拉着我问："怎么样？"我说："请让我考虑一下。"次日在医院，郭老师又笑着问我考虑好了没有。我说不想谈了，彼此家庭条件天壤之别，门不当户不对，我怕结婚后不幸福，就谢绝了。二十一世纪初，盛国光主任与我一起到大连开学术会议，同住一室聊起此事，他说道："沈教授啊沈教授，老院长女儿是我中学同班同学，是我们同学公认的'班花'，其实性格也不错。"还有如果？如果那天没有见到该女孩长时间叉着腰不屑旁顾、目中无人的样子，我可能成为高干的女婿了！

往事如烟，不无遗憾！回首错过的两位优秀同学，尤其是"小李子"，对她的愧疚，是我心底永远的痛！如果没有伤害"小李子"，我跟她结合的可能性很大。即使不与她在一起，毕业后我若及时地与小芳联系，小芳也不至于匆匆找个工人定亲成家。她的闺蜜孙秀贞同学对我说："沈忠元你混蛋！"孙秀贞责备我毕业后不与小芳联系。但话又说回来，假若我毕业后与小芳联系，生活在一起了，我觉得对不起有恩于我的"小李子"啊！有谁知道我的苦衷？姐姐知道我与小芳同学的关系，因为上学往返于武汉与广州，她每次不是准备土鸡蛋，就是小麻油，给我带去送给小芳同学家。每次回乡，一碰面就说："兄弟，个人问题不要久拖！你不是跟小芳同学很好吗？带她回家，我和叔婶们看看好不？"我只有搪塞，说她单位在邯郸，不方便。我把心思都放在学习工作之中，想忘却那段曾经的情感记忆。

这个时候，在我们附院进修的葛洲坝集团中心医院的张启林医生，又来推荐她的同事，即我现在的老婆小谢。张医生来中医附院核医学化验室进修，我搞“甲亢”专科要查核医学碘 131、T3、T4，工作中经常有接触。张医生是位端庄温柔的大姐，笑着跟我说：“沈大夫，小谢是你院刚毕业的医生，现在是我院中医科负责人，而且也是医院党总支组织委员，家在武汉。你姐姐家现在在宜昌，我认为你俩很合适！小谢现在武汉同济医院（现华中科技大学同济医学院附属同济医院）住院部看护我们医院一位领导，约个时间见面好不好？小谢人的确不错，听我老大姐的话试着谈谈吧？”在热心的张医生的极力推崇和张罗下，定于周日中午在我宿舍里一块进餐，算是相亲。

那天，同宿舍的黄继元科长主动当起了厨师，做了荤素搭配一桌好菜，宾客有宜昌三位女士，包括医系 76 级在读的姜从英，加上我们二位舍主共五人，搞得像模像样，简单而不失隆重。因为我们筒子楼宿舍都是木板房不隔音，送走三位客人，左邻右舍的同事马上跑过来表示祝贺。我笑着说：“仅见面而已，还没定呢！”

这时，学院政治课李老师突然将我拉到隔壁他的房间里，关起门说：“沈忠源，我侄女小李，医系 76 级，明年毕业，咱们都是新洲老乡，你是不是也考虑一下？”李老师的侄女有时从我门前经过，跟我打过招呼，女孩长得不错，也活泼可爱。我问：“你侄女姊妹几人？”他说：“六个。”我的妈呀！家在农村，这么多小伢，我将来怎么负担得过来呀？我笑了笑，说：“不能考虑。”我可能是穷怕了，一口就拒绝了李老师。

大约一周后，我突然收到小谢一封来信，信中夹了 10 来张粮票，有国票也有省票。那年头粮食是要有粮票才能买的。信中字句温柔而坚定，结尾是这么说的：“我的心灵完全被你占据了，若不同意，我决定走独身主义道路！”小谢写一手好字，说话还斩钉截铁！两天后，姜从英和一个黄冈籍的女同学来我宿舍玩，说：“沈老师别犹豫了，我要是个男的，一定会找小谢这样的人！”我犯愁了，将小谢的来信给了黄科长、柯永忠老师，还有院团委书记余松波他们看了，请他们帮我拿个主意。黄科长笑着说：“小沈，同情一回这么爱你的姑娘吧！不然又要祸害一个女孩去走独身主义道路啦！”余松波书记说：“小沈，小谢人不错，是宣传队的，舞跳得也挺好！他们 75 级军训是我带的队，就定她行了！”次日，我在内科门诊上班，崔世高老师也关心着我的个人问题，我说昨天见了个女孩。他说：“小谢实习是我带的，人聪明能干，她上大学前是医院化验员。听我的，就她，赶快确定了吧！”我周围的人一边倒地几乎都投了小谢的票，瞬间我的心窍好像也开了，心眼也大了，仔细琢磨，老婆嘛，是娶来过日子的，她是武汉人，在宜昌工作，平时也可以帮忙照顾姐姐家里，具备这样条件的人可不好找！就这样，我稀里糊涂地就敲定了这门亲事。我这个人性子急，小谢更急，不久我们就拿了结婚证。其实我们连一天恋爱都没谈，是张启林医生使劲，周围的同事们助力把我给推进了“围城”内——婚姻牢笼。

（三）临床科研　重担压身

1978年下半年，是我工作最忙碌之时，在内科我承担了两个省卫生厅的课题：其一，“中药螃蜞菊治疗流感的临床观察”；其二，“雷公藤治疗甲状腺机能亢进病的临床观察”。这两个科研课题我都是牵头人。此外，我还是中医治疗“甲亢”病科研小组的负责人。工作已展开了数月，我准备写一篇有参考价值的中医诊疗“甲亢”病的论文。我每天上午在内科“甲亢”门诊上班，抽空向门诊内科医生收集有关螃蜞菊治疗流感临床观察的资料，下午与刘俊起大夫一起，骑自行车走访经过了2—3个月中医治疗的“甲亢”病患者。武汉锅炉厂有位因“甲亢”导致肝衰竭死亡的病人，我们在该厂调查时，一位工会干部说“江泽民主席曾经在这里工作过”，一种自豪感油然而生。

该厂这名死亡的患者是孙莎大夫经手的，她说：“这名患者来的时候病情很重，心率特别快，面色不好，肝功能严重异常。我是用中西医结合方式治疗的，他的死亡是因病情太重而出现的意外。”中医治疗‘甲亢’，疗效不容置疑。我院政治课赖钦显老师的爱人，即武汉市第十四中学语文老师张润德患‘甲亢’，原来吃西药病情稳定不下来，后来转到我手上，经中医中药治疗，两个月彻底痊愈了，症状完全消失，核医学检查碘131、T3、T4正常。夫妻俩后来调往深圳大学，我们也成了挚友。省中医附院中医治疗“甲亢”闻名遐迩，院刊《杏林医苑》经常登载院长和科室领导表扬我和孙莎大夫业绩的文章。

我白天门诊看病与外出走访病号，夜晚挑灯夜战，经常熬到午夜才睡觉。同房的黄继元科长对我的工作表示理解与支持，因为我必须在1978年12月31日前完成三大任务，即完成两个科研课题总结报告和一篇中医治疗“甲亢”病的论文。我将叶剑英元帅诗句“攻城不怕坚，攻书莫畏难。科学有险阻，苦战能过关”的条幅贴在桌面墙壁上，时刻鞭策自己努力完成任务。为何给自己揽上这么多的工作任务？因为明年我要到广州母校参加“青年教师学习班”。

这是我幸运获得的深造机会。母校的邓铁涛老师和副院长刘汝琛老师出差来湖北中医学院，邀请李今庸老师去广州讲《内经》《金匮》课，从刘正杰副院长那里听到消息后，我马上去拜见二位母校领导。邓老说：“沈忠元，听说你调来这里，我很高兴！湖北中医学院中医基础力量很强，你一定要加强学习，才能当好中医老师！建议你明年参加母校的‘青教班’，即‘回炉班’，我会派中西医水平最高的老师给你们上课。”邓老当时是广州中医学院业务院长，也是当年给我们73级上过中医内科学课的教师。我回答说：“一定不辜负邓老的期望，加强业务学习，争取参加明年‘回炉班’进修课程，谢谢您老人家的关怀，请帮我联系妥当。”随后我找刘正杰副院长提出想进修一事，他一口答应了！母校邓、刘两位领导这次来邀请李今庸老师讲课，李老对我说邓老对经典著作的研究根基扎实，他婉言谢绝了。

1978 年年底，我的两篇科研总结报告完成了，一份呈送姜美君书记，一份请孙莎大夫转交有关部门。此外还有一篇中医中药诊疗甲状腺机能亢进病 76 例临床观察的文章，我亲手交给湖北中医学院科研处负责《新医药通讯》杂志的刘克忠科长，该文在《新医药通讯》1979 年第 2 期登载。《新医药通讯》后来改名为《湖北中医杂志》。湖北中医附院应用中医中药治疗“甲亢”病，是我开创的先河！该科后来在陈如泉教授的主持下发展壮大，享誉省内外，给医院创造了较好的社会经济效益。

（四）重返广中医“青教班”深造

1979 年 2 月，我在广州中医学院副院长邓铁涛老师的关怀、帮助下，参加了广州中医学院青年教师学习班，实际上是工农兵学员的“回炉班”。

又回到了亲爱的母校的怀抱，第二次上学，我进入校园，思绪万千！在大门口一站，玉柱金瓦的牌坊就在眼前，高高耸立；办公教学大楼前，鲜艳的五星红旗在旗杆上迎风飘扬；镌刻着校训“厚德博学、精诚济世”的基石两侧飘散着阵阵花香的校园小道，是我们当年晨起背汤头的地方；图书馆、球场、药圃、饭堂、宿舍，一草一木依旧！

睹物思人，往事又一幕一幕像放电影一样在脑中闪过。我想起了当年在球场和小李子坐在一起观看电影《老李大李小李》，我在原地站了 10 来分钟。想起“小李子”，我就自责、愧疚，特别伤感。

故地重游，我也回想起过去与同学们一块学习、打球的欢乐时光。同学情、师生情，是人世间一种最为朴实、真挚的情感。若干年前，我们肩负着崇高的使命走到一起，相聚在这无数人心驰神往的祖国医学殿堂。我们在校园里留下足迹，度过青葱年华，编织梦想，收获宝贵的知识财富。

参加“青教班”的学员都是我的同学、师兄师姐、师弟师妹们。我们 73 级有不少的同学分别两三年后，又走到一起学习，这种缘分可遇不可求，大家特别珍惜，当然也特别高兴。

我们学习的内容，是中西医基础课，中医教授的内容有《内经》《伤寒论》《金匮要略》《温病条辨》。西医全方位的教学内容包括生理、病理、免疫、解剖学和药理学等。临床课放在最后，主要以常见病、多发病及疑难杂症专题讲座为主。中西医课都是资深老师主讲，基本上母校是全力以赴出动各个学科的学术带头人来给我们讲课。中医名师有：邓铁涛、罗元凯、黄耀燊、林建德、沈炎南、司徒玲、梅岭昌、刘仕昌、彭胜权、熊曼琪、何柏苍、欧永欣等；西医则是欧明、陈洁文、王建华、梁雯若及其他教研室的主任等老师。科研课是科研处处长赖世隆主讲。中西医基础课及科研课每门课程结束后，都要进行严格的考试。老师抓得很严，学习十分紧张。因授课老师都是学校重量级教师，所以同学们都很重视，学习热情高涨。

我也非常珍惜这次学习机会，因在湖北中医学院已经全程听过梅国强老师《伤寒论》的课，所以上这课时，我就借故开溜，跑去邓铁涛、罗元凯、关汝耀老师门诊，坐在旁边学习临床知识，有时帮老师抄方。邓老治重症肌无力病最有办法，此病为先天性疾患，患者眼睑下垂，周身肌肉萎缩，重度乏力，常用益气健脾方药（重用黄芪）。我问："这是根据什么这么用药？"邓老说："脾主肌肉、四肢和运化，所以要益气健脾，重用黄芪。"罗元凯老师治月经不调，强调从治肝脾肾三脏着手。痛经疏肝祛瘀；月经提前舌淡苔白，注重健脾；月经延迟必补肾。罗老师说："头胎胎盘具有较好的强肾益精之功效。"

学习期间，周末我有时会去白云机场飞行大队探望老乡，知道他们都已成了家。冯一肆中队长是我们新洲县人，刘明礼机长是武汉汉阳人，我经常在他们家里吃饭喝酒。

温病教研室主任梅岭昌老师，是湖北天门人。这次我来广州，抵达当日的晚餐是在他家吃的。席间他的夫人黄老师说："我准备启程去香港探亲。"我笑着问："不回来了吧，黄老师？"她笑了笑说："看吧！"接着她又埋怨起丈夫说，"你梅老师有点苕（湖北方言：傻），倔强得很，我美国、中国香港的亲戚要他过去，他就是无动于衷，不想去！"

黄老师去香港探亲了，当时梅岭昌老师正在给我们上温病课，我看他不修边幅，衣着随意，领子内卷，内衬衣比外套长，完全不像原来广中医公认的帅气才子了！下课后我到他家去，看到满屋都是换下来的衣服，保姆正在收拾准备拿去洗。他的儿子梅强、女儿梅俊见到我哭着说："沈叔叔，我妈妈走了，不回来了！"于是我说："周末叔叔带你们去黄浦江远洋公司大轮船上玩，好不好？"两小孩破涕为笑！那周星期六，我就带着两个小孩乘车坐船去了黄浦江远洋公司员工、老乡彭新炎的船上聚会。老彭也是新洲人，上大学时，我们在广州市九十七中缪训清老师那里相聚过。当时他曾邀我到黄浦江远洋公司玩，因路途较远，我没赴约。这次带着小孩去了，彭新炎盛情地招待我们吃海鲜大餐，临走还送了不少罐头和小食，足够两个小天使享用。

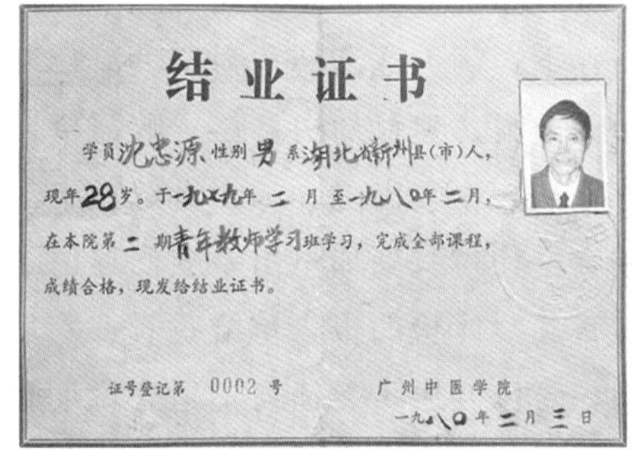
结业证书

学员沈忠源性别男系湖北新州县(市)人，现年28岁。于一九七九年二月至一九八〇年二月，在本院第二期青年教师学习班学习，完成全部课程，成绩合格，现发给结业证书。

证号登记第 0002 号

广州中医学院
一九八〇年二月三日

青年教师学习班结业证书

那年进修期间，凡是传统节日，何柏苍老师都是亲自过来找我，邀请我过去他家一起过节吃饭。湖北中医学院附院陈友梅老师那时也在母校附属医院针灸科进修，她就住在何凤娟同学家隔壁，我们俩几乎每天都在一起用电炉子做菜，开一餐“小灶”。陈老师厨艺高，菜式餐餐换花样，我吃得很开心。在我进修的这一年，陈友梅老师就像我的亲姐姐一样，无微不至地照顾我。当年的朋友、老乡、恩师的情谊，我真的是难以忘怀！

（五）转科传染病房

1980 年 2 月，我返回了湖北中医学院附院内科门诊上班。不久，内科新任主任黄知之分派我去传染病房当住院医生。

传染病房主要收治肝病病人。由于本院是全省唯一的中西医结合治疗肝病的医院，所以慢性重症肝炎与肝癌患者较多。床位很少，才 40 余张，供不应求，走廊上经常加床。住院部医生有李树祥、王清华、熊家平和我四位，白班、中班、夜班，我们四人三班倒。我分管 13 张病床，重病患者较多。临床工作特别忙，因为住院部病历强调质量，要求中西医结合。黄主任要求严格，我目睹黄主任将熊家平大夫写好的病历从病历夹中撕掉，指责他没有中医理法方药，其实熊家平大夫的病历写得很认真，我觉得比我好。由于领导要求高书写病历忙不过来，我只好请 76 级留院学习的邵企红助一臂之力，她经常帮我写病历。我治疗病人注重中西医结合，疗效较好。因此，所管的床位病人周转率较高。有位患慢性重症肝炎的乙肝患者，是保康县刘书记，他是在中央党校学习结束时发病的。当时肝功能异常，深度黄染，总胆红素从 100 μmol/L 进行性加重至 400 μmol/L 以上，有肝硬化腹水，已经出现肝衰竭。舌质暗淡，苔黄腻，脉弦滑数。中医辨证：湿热互结、肝郁脾虚、气滞血瘀；治法：解毒理肝，健脾祛湿利水。方用柴胡、枳实、郁金、半边莲、黄连、乌贼骨、白术、苡仁、大腹皮、猪苓、茵陈等药，配用电针足三里、太冲等穴位健脾泻肝。他说腰痛，每天我给他做一次推拿按摩辅助治疗。终于，在我的精心治疗下，病人逐渐转危为安。治疗期间，我曾请教过吴绍基老中医，吴老认同我的中医方案，建议加白蔻仁、败酱草，说加强清热解毒祛湿作用。经过一个多月的治疗，病人康复出院。二十世纪九十年代，刘书记后来任襄樊市（今襄阳市）人大常委会主任，我到那里出差顺便拜访了他，他将当时在襄樊市中心医院（今襄阳市中心医院）体检的报告单给我看：乙肝 HBsAg（－），抗－HBs（＋），肝功能全部正常，身体健康，无任何不适，说明他的肝病已经治愈。他动情地说：“是沈医生您给了我第二次生命。”

在传染病房里，肝癌病人的疼痛有时杜冷丁也起不了作用。我采用电针疗法，针刺关元、气海、中脘、足三里、太冲等穴位，患者疼痛得到缓解。经常有同事找我针疗止痛，所以我那时的工作就特别的忙。当年我在病房里还承担77级学生实习、78级学生见习的带教任务。另外，毕业留校的76级学生陈克进刚分来病房，主任指派我带教。小陈刚参加工作，难免出错，记得他将单位药量CO-A 100u写成10u，被陈护士长发现，不依不饶一顿训斥。陈克进人老实，胆小怕事，不断双手作揖向陈护士长检讨："我错了，对不起！请陈护士长原谅！"刚好我路过听到了，马上给小陈解围说："陈护士长，要怪怪我，责任在我，他是我带教的，怪我检查不仔细！"这样陈护士长才罢休！

（六）成家立室　婚礼从简

1980年5月1日，我和小谢结婚了，在湖北中医学院单身楼租了一间17平方米的单间作为婚房。那天下着小雨，在岳父家办了几桌酒席，我的三叔、四叔、五叔、姐姐、妹妹都来了。妹妹与四叔将老家我父母留下的房屋拆成材料卖了400元钱后，由在家具厂当厂长的幺成叔岳父帮忙置办了桌椅床柜。招待宾客的"红双喜"香烟及南方驰名的糖果，都是大学师弟、老乡张安平从广州替我买来的。所以夫人后来多次调侃我说："沈忠源，以四百元钱娶我，太便宜了吧！"

我国传统的婚礼，讲究"三书六礼"。"三书"是聘书（定亲文书）、礼书（过大礼文书）、迎书（迎亲文书）；"六礼"即纳采（提亲）、问名（请庚）、纳吉（订盟）、纳征（完聘）、请期（择日）、迎亲（迎娶）。中华人民共和国成立后，革除了陈规陋习，婚礼简朴，男女青年结婚，买几斤糖果，请来领导证婚，一对新人向毛主席像及来宾鞠躬，再互相鞠躬，然后将两床被子合到一张床上，这婚就算结成了。

反正，过了"洞房花烛夜"，我的人生三大喜事也算凑全了。

结婚那天，天公不作美，下着蒙蒙细雨。我们没有任何仪式，将家具、衣被搬进新房，布置妥当，在岳父家与男女两家亲友共进午餐后，我与小谢一人一把伞，坐上从汉阳区至武昌区的61路公交车，在武昌阅马场站下车，步行回到武昌区昙华林湖北中医学院单身宿舍婚房里。晚上，小谢的几个同学来道贺，湖北中医学院团委书记余松波画了一幅"爱情坚如磐石、白头到老"的水墨画送过来贴在门口墙上。当时我在张安平那里花了三百多元钱买了部"三洋"牌录放机，可以用来播放邓丽君歌曲，这也给我们的新婚带来了不少欢乐！这可是用我调来湖北工作后所有的存款买的。

我在北京工资39元，调到武汉，按地区差算低三级，一级1元钱，所以为每月

36元。新婚第四天，我们去了庐山旅游，住在蒋介石曾办公过的官邸。在那里的几个旅游景点玩了三天，婚假结束了，我们各自回单位科室上班。

新婚妻子回宜昌了，我又恢复了原来的单身生活——病房、食堂、宿舍三点一线，独守空房，休息时间看看书，听听录音机里的歌曲。

1980年8月中旬，学校中药教研室通知我回去教学，我利用暑假去了夫人那里——宜昌。那时的宜昌市，因在修建葛洲坝水利枢纽，市里的楼房墙壁上满是黄泥巴印迹。路面上汽车，尤其是货运车一过，尘土飞扬，真是一个“光灰”的城市。当时，我姐姐全家都在宜昌，外甥女周爱兰到了上学的年龄，我作为家长送她到安装分局综合厂小学读书。假期结束，我返回了武汉。如今的宜昌，堪称湖北最美的城市之一，像一颗明珠，屹立在华中西南，为旅游胜地。

（七）中药助教　热衷临床

9月1日开学后，我被安排到教研室与徐传富、胡爱萍老师一组，负责80级一班中药学的教学。按照惯例，刚接触这门课的教师先当辅导老师。那时湖北在计划开办高等中医函授课程，我参与编写中药学函授讲义，工作也挺繁重。教研室主任熊魁梧老师临床经验很丰富，闲暇时，我经常跑去跟着他看病，抄抄方。

有一次回新洲，县副食品公司温经理找我，说邱主任疯了，病得厉害。邱主任是新四军有名的“双枪老太婆”，老革命。她因丈夫外面有女人而致精神崩溃。我带着她和她女儿、女婿及温经理，坐着吉普车到武汉，找熊魁梧老师诊治。车行到长江大桥，邱主任突然发疯似的要下车跳江自尽！我们几个人一起按住她，我说：“邱主任，要想开点，干了一辈子革命工作，为了出轨的老公自尽不值！没有迈不过去的门槛，女儿女婿都对你好，你应好好安度晚年！”我的一番劝说，她听进去了，总算平静下来！到学院中药教研室后，熊魁梧主任问她哪儿最不舒服，她讲烦躁胸闷，夜晚睡不着觉。观其舌质暗、舌边舌尖红，苔黄厚，脉弦滑数，熊主任说：“这是湿热郁火交遏，蒙蔽清窍，必须泄热祛湿、清热化痰开窍。”以大陷胸汤加减，方用枳实、郁金、胆南星、黄连、瓜蒌皮、酸枣仁、生龙牡、丹皮、白术、厚朴、合欢皮、泽泻，开了柒剂。病人服后，症状大有改善。接着再服原方拾剂，诸症消失。这是后来她女婿打电话告诉我的。熊老用药如鼓应桴、药到病除。熊老治便秘常用大黄配广木香。他说：“大黄易引起小腹痛，加用广木香通调大肠滞气，可消除大黄的副作用。”

（八）妻子调汉　矛盾不断

我当时是 80 级中药学辅导老师，有时听听课，有时在期末考试时串讲，帮学生全面复习。1981 年春节后开学，我顺利通过了严格的试讲课，正准备接手正式的中药学授课时，学院成立了函授部与函授教研室。函授教研室是从各教研室抽调的有一定教学经验的老师组成的教学团队，负责函授教学工作。与我一个教学小组的徐传富老师任函授教研室主任，他没跟我商量就指定我跟他一起到函授部。可一个月后，徐传富老师突然“坐直升飞机”当上了湖北中医学院副院长。当时我夫人怀着女儿，挺着大肚子，从宜昌调来中医学院。我夫人来报到前，我已和省中医附院控制论科包一万主任说好调她去从事临床业务工作，但人事处李处长不同意，要她做今年招进来的 81 级学生的辅导员。我强烈反对！但李处长讲：“那你沈忠源来做学生辅导员，我可以让她去控制论科。”胳膊拧不过大腿，没办法！只能让她在中医系搞行政去了。到了 5 月底，女儿出生了，这就急坏了我俩。当时岳母尚未退休，女儿 3 个月的时候只好送到幼儿园里的托幼班，早上送去，下午下班接回。可怜的女儿在襁褓时期得不到应有的照料，我的心疼死了。这个时候基础部汤副主任通知我：“科室分派你到函授部，请前往报到。”

我找到熊魁梧主任和刘爱芳副主任，说出家庭的难处，认为对我目前的工作安排不太合适，因为小孩太小。并说之前徐传富老师当函授教研室主任时并没有与我商量就指定的我，但徐传富现在是院级领导，不去函授部了，而我没变，毫无道理！二位主任叫我找基础部领导谈，说换人没有意见。一天晚上，我找到了汤副主任家里，当时学院教数学课的张老师在她家帮助辅导小孩学习。我对汤主任说：“目前我小孩太小，函授老师要在基层教学，要出差！我的小孩怎么办？”汤副主任坚持说不能变，我与她吵了起来。我说：“汤主任，你如果非要我去，我把小孩送来你家里！”汤恶狠狠地说：“你敢把小孩送到我家里来，我就从窗户处扔出去！”我气不打一处来，责骂她说：“你怎么说出这种丧尽天良的话来，你说的是人话吗？”我站起来想揍她，她的丈夫跑过来扯劝，我气愤地跑出了她家。次日，我在教研室门外碰到她与宋书记一起。宋书记看到我，指责说：“沈老师，你昨晚上去汤主任家大闹了，这是违反纪律的。”我气愤地说：“宋书记，请你思想解放点，不要老以权势压人！”这下子可把宋主任气得暴跳如雷，她斥责我：“你们工农兵学员老师素质就是差！”第二天下午，基础部宋书记、谭银章主任、汤副主任召集教研室老师开会。我一看那阵势就知道是要批斗我的。会议上，宋书记仍指责我态度恶劣。熊魁梧主任说：“小沈老师跟我反映过了，确实有家庭问题需要考虑，小孩太小，情有可原，请领导原谅！”谭银章主任也帮我说话："如果确有困难就换一个老师去吧!"但宋、汤二人反对，说："定了的不能变。"教研室所有老师没有一个人附和宋、汤，因为我在大家印象里不坏。最后我说："天大的困难我克服去吧！算了！胳膊拧不过大腿，算你俩狠!"

（九）在高等中医函授教学的日子里

1981年湖北中医学院增设了函授部，主任贺有琰、副主任余华山都是老中医。贺主任当过省中医附院副院长，是湖北省中医药学会秘书长。他是教《伤寒论》的知名教师，对于我的到来，他像是特别的开心。因为他在附院工作过，也知道我在业务上小有名气，又有广州毕业、北京工作的经历，所以他出差总喜欢带上我。我因家中小孩问题，有时会推托，他虽不高兴但还是会依我。跟贺主任出差，生活条件很好！因为他是我院知名人物，到了下面各县里的函授站，一般是各县卫生局主管中医的副局长接待，经常有县长作陪。有一次在谷城县，桌上出现了一盘酸菜。县长过意不去说："我们这里山区穷，贺主任这样的大教授莅临，没有好菜招待，很是失礼，的确对不住啊!"襄樊市（今襄阳市）是历史名城，我与贺主任到这里的函授站出差，他带我到"三顾茅庐"故事的茅庐游览，贺主任说："跟着我，保你游山玩水，吃好玩好。"工作方面，具体由我来操作，检查函授站，看看工作细则有没有与我们的要求出现偏离。有时也给下面函授班的学员讲课，当地对我们的到来是非常欢迎的。

记得出差到三国时期的古镇江陵县的函授站，由县卫生局局长牵头，中医股长闵国斌组织全县所有的中医中药人员，来听我的中药学串讲课。本来需两天完成的教学任务，因为我想早点回家，特意安排了一天9个学时。上午、下午、晚上一整天，除吃饭休息1个小时外，我一鼓作气将商定好的中药学课程一天讲授完。讲完课，回到招待所床上，我身子骨像散了架似的。好在我那时年轻，身体好，能吃得消。

在两年多的函授部工作期间，我几乎跑遍了湖北各个地区。去远的函授站，我们可以坐飞机出差，享受高干待遇。如去恩施，坐的V2小飞机，一到机场，耳朵全聋了，听不到声音。到了下榻宾馆，服务员对话都听不到，只有靠写字交流办住宿手续。所到之地的函授站领导都把我们当作贵宾接待，但我这人做人有原则，无功不受禄。记得在李时珍故乡蕲春县的函授站出差时，我没讲课，该县卫生局工会程主席送我一斤绿茶，我递给他五元钱，非要他收下，否则我不要！没办法，程主席只好笑着摇头收下。

（十）欲改变命运考研　苦学日语

在从事函授班教学工作的同时，我也没忘记业务学习。湖北中医学院也有函授大专班，名师洪子云、梅国强老师的《伤寒论》课，张六通、周安芳老师的《内经》课，杨百福、陈国权老师的《金匮要略》课，张腊荣、吴定邦老师的《温病条辨》课，我几乎都认真旁听，收获颇丰。1983 年，我报考了梅国强老师《伤寒论》专业研究生，我中学学的是俄语，大学学了点英语，很多年过去了，外语基本上忘光了。当时我有录音机，便买了日语录音带自学。这一年试考，我知道自己考不上，主要是检验自己的业务掌握程度。当年考试成绩出来，外语仅得了 11.5 分，综合学科包括中药、方剂、中医基础、中医诊断、针灸等科目，合计满分是 100 分，我考了 89.5 分，据说该科成绩我是第一名。除去外语太差外，政治、医古文及格，中医基础扎实。

这一年考研还发生过一件趣事。我的邻居、《伤寒论》教研室小赵老师也报考了梅国强教授的研究生，分数尚未公布的某一天的中午，他的夫人胡老师在门口喊我说："小沈，《伤寒论》的分数出来了，你 49 分，小赵 79 分。"后来，可我拿到成绩单一看，《伤寒论》79 分，傻眼了！就喊："小胡，小赵在吗？"她说："在呀！"夫妻俩都走出来看着我。我说："《伤寒论》的分数是不是搞错了？怎么我的成绩单上是 79 分？"弄得夫妻俩面红耳赤，很尴尬！人呐，不能"以牙还牙"，什么事都要弄个一清二楚，我真后悔当时去道明真相。二十一世纪，小赵老师当了省中医院院长，可能对当年这件事还是耿耿于怀，见了我总是绕着走或低头装没看见。2002 年他上任后，各科室的主任由科室全体人员投票进行改选，所有科室都改选了，唯独我们肝病科没搞。原因是怕我当上了肝病科主任。当时科主任要求正高职。我正在学校跟 97 级中医系讲中西医结合传染病学，肝科副主任夏瑾瑜打电话叫我到附院 102 病房去。下课后我过去了，夏主任说："沈教授，医院要求各科室改选科主任，我要调去珠海了，您一定要报选！"当时 102 病区负责人罗欣拉副主任说："沈教授，肝病科只有您能镇得住大家！您来当老板，我和陈盛铎做副手，把肝病科发扬光大。"当天中午我们科室去三五醇酒店聚餐。当时我表示并不想当科主任，因为我与肝病研究所王所长已经有 20 多年没讲话，断交了！我想继续承包中医附院付家坡专家门诊部（参见后文），到赵院长家拜访过，请他关心支持，他答应过一定帮忙，可后来不了了之，原因我就不说了。我们两家本来关系挺好，他们夫妻俩是我女儿的干爹干妈，生活上经常互相照顾，错就错在之前自己赌那么一口气。

（十一）效力攻坚国家肝病课题

1983年春天的某天下午，湖北中医学院科研处徐木林处长问我："沈忠源，广州中医学院王建华教授你熟悉吗?"我说："熟悉呀！他是我大学还有'青教班'药理学主讲教师，爱人梁雯若也是我们免疫学主讲教师。"他说："王建华教授最近可能出差来汉，省中医附院李延福、王所长他们报的国家课题'中医药治疗慢性乙型肝炎的临床与实验研究'待批，王建华教授肯定是卫生部审批国家科研课题的主要人员之一，因为他挂了卫生部各个医学会的理事长和会长六个头衔。"后来，在中医附院内科碰到王所长说起此事，王所长知道我与王建华教授的关系后，建议我调来中医附院工作。说他们报的科研课题是国家科委"六五"重大课题，一旦批下来，会成立藏象肝病研究所。

王建华教授到汉，我们在武昌饭店相聚，我将省中医附院历史及医院综合实力向恩师作了汇报。王建华教授说："沈忠元，好好在这里干！这个课题我会尽力争取，批下来是很有希望的。"随后我找徐传富副院长，请他关心并帮助我调往科研处和到省中医附院上班，徐副院长答应了。科研处徐处长也希望我过去工作。我将情况告知了函授教研室主任郑祥银老师，最后又告知贺有琰主任。函授部两位领导迫于压力，无可奈何地答应了。

这样，我就去了附院门诊。不用每天上班，很多时间还都放在听函授班讲课学习上。一直到1984年初，我报考了母校《伤寒论》专业研究生后，随即调往科研处，到中医附院刚成立的藏象肝病研究所工作。此时国家科委"六五"攻关课题"中医药治疗慢性乙型肝炎的临床与实验研究"已经审批下来，我院作为牵头单位，北京302医院（现名中国人民解放军总医院第五医学中心）及北京、上海各大型中西医结合医院、中医学院的附属医院，都是我们的协作单位，科研经费50万元。单位名称是"湖北中医学院藏象肝病研究所"，牵头的是王所长，副所长李延福、吴寿善。研究所的建立，是因为承担国家"六五"重大肝病科研课题。当时，学院与省中医附院干部职工都非常高兴承担这个国家科委"六五"攻关课题项目，抽调了业务骨干，组成科研专班。学院派出了赵庆君、王启梁、李先荣、张赤志，还有基础部几位老师，与中医附院藏象肝病研究室的医师们一起，将两院图书馆所有与肝病相关的书籍、杂志借出来，大家仔细查阅资料，选定治疗肝病有效的中药拟方。负责人是赵庆君主任，她是原襄樊市颇有名气的内科医生，调进来后在科研处《湖北中医》杂志社工作，同时在学院办的门诊上班，门诊量很大，主要是看肝病，临床经验丰富，是个“实力派”。她的丈夫是很有才华的中医基础理论教师，我院1960年本科生，第一届研究生。

在两院领导及研究所同事同心协力下，乙肝6号方由赵庆君主任牵头拟出，用以开展治疗慢性乙型肝炎的临床与实验研究。市内161部队医院、武昌区第三门诊部都是我们的临床观察点。我有时也陪同王所长去观察点检查工作。我院乙肝病房临床工作有序开展，制定了肝穿刺、西药干扰素抗乙肝病毒的对照组。实验室是由优秀化验技师郁晓红负责，从乙肝五项到HBV-DNA各种生化检查，以及由张泰豪技师负责的电镜检查肝纤维化等，可以说我们藏象肝病研究所的设备齐全，技术手段完备，临床观察到位。综合科研实力、中西医结合方面领先全国，是当之无愧的“领头羊”。

（十二）准备考研　欲三进母校

1984年初，我决定报考母校的研究生，加强了日语的学习。我给自己定任务，一年365天，每天背10个单词，到年底就能掌握3650个，加上原来掌握的1000多个，年底考试应该可以过关。我往往将单词写在一张白纸上，上下班背记，同时复习前一天的10个单词，每天如此。到1984年12月考研前，我已掌握日语单词近5000个。语法方面，我边看日语课文书边听录音机，基本上能理解掌握。

1984年12月，我参加了全国研究生考试，报考的广州中医学院《伤寒论》专业，伤寒论397条我背得滚瓜烂熟。我曾系统地听过梅国强教授的课，基础理论知识较扎实，所以考试一点都不担心。考研次年的春天获得消息，广中医85级研究生《伤寒论》专业，我的考试成绩第一，外语44.5分，总分最高，录取不成问题。

1985年3月，我接到复试通知，4月份赴母校复试。复试时我忘记带钢笔，知道湖北中医学院刘实、李之清在广中医附院实习（中南五省交换实习）。刘实是80级1班学生，我是她班辅导老师，李之清是80级2班班长，人长得漂亮，我曾给她班上过一次中药学考试前辅导课（本来是陈荣辉老师的课，因他家里有事要我代课）我找她俩借笔，李之清借给我了，我用她的笔参加复试。还笔时，李之清向我求助，说希望到肝病研究所工作，我答应帮忙。回来后，我向王所长汇报了此事。王所长笑着说：“你沈大夫看中的肯定是人才，你可以当我的家，没问题，说话算数!”于是李之清顺利地来了藏象肝病研究所工作。

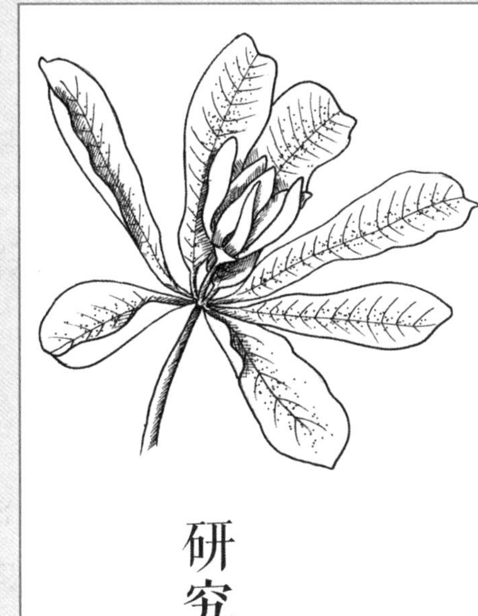

·第七章·

研究生的学习生活

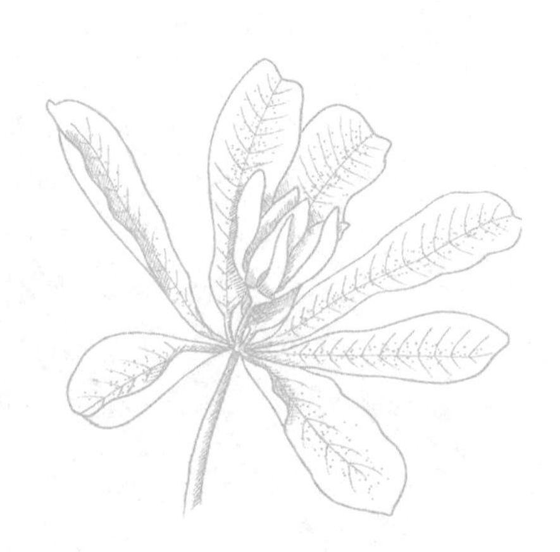

（一）学习生活　快乐滋润

1985 年的金秋时节，我第三次回到了母校广州中医学院，研究生专业是《伤寒论》，导师是熊曼琪教授。熊老师是广州中医学院首届（56 级）学生，毕业后留校任教，长期从事临床教学工作，业务过硬，曾是学校的首席专家。人长得很漂亮，胜过明星秦怡，是学院师生公认的老牌校花，所以，能拜师在她名下，我感到十分荣幸。

第一学年课程有外语、古汉语、自然辩证法、医用统计学、电子计算机、中医四大经典、临床科研设计（DME）等。外语是我的软肋，中学学的俄语，当时被社会慢慢冷落，大学学了些英语，因为不属主课，又不考试，都忘光了。此次考研是自学的日语，靠死记硬背 5000 来个单词与弄懂基本语法，考了 44.5 分，成绩尚可，但其实日语 50 个字母的发音都不准确。其他科目基础较好，我是以当年《伤寒论》专业考研成绩总分第一名进校的。

开学不久，学院研究生会改选，原来的领导班子 82 级研究生成员们建议，由我来挑起重新组建校研究生会的担子，我谢绝了大家的好意，说："我年龄大不说，外语基础太差，需要时间加强学习。让年轻同学担任才有活力!"后来，研究生集中开会进行投票，由我唱票，选定 84 级研究生徐俊、付杰英等人担任正副会长。

我们 85 级研究生专业班学生共 30 多人，工农兵学员 8 名，都是从全国几个中医学院教师岗位上来的，年龄都较大，比应届毕业 80 级同学大 10 多岁，整个广中医研究生在读人数不到 80 人。因我之前在这里读过大学及"青教班"，环境熟悉，留校任教的师哥师姐很多人都认识我，还有老师们都不陌生。研究生处处长高汉森，是当年教我们方剂学的老师，他曾到湖北中医学院出差，大家相聚过，对我也较为关心，有时请我到他家吃饭。

我念得较吃力的是日语课，上该课的顾也力老师，是广东外国语学院的骨干教师，教学水平一流，讲课声情并茂，对人和颜悦色，学员们倍感亲切。日语课代表潘莎莎同学，长相与宋祖英不相上下，聪明伶俐，经常帮我纠正日语单词发音及告诉我怎样掌握要点，她总是喊我"沈さん（沈先生之意）"，从不叫我名字。有了她的帮助，我的日语水平突飞猛进，很快就追了上去。当然跟同学们比还是存在差距。其他基础课及古汉语课程，是我的强项，所以我整个读研过程感到比较轻松。

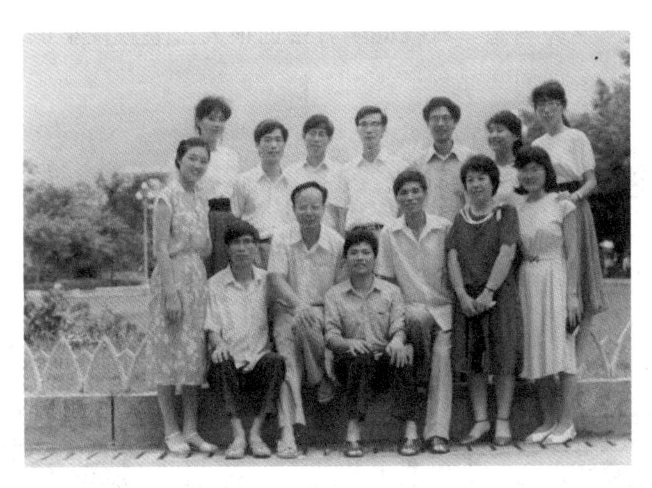

与研究生同学在一起。前排左一潘莎莎，右三沈忠源

周末或传统节日，我的业余生活过得比较有滋有味，不是去何柏苍老师家赴宴，就是去暨南大学附属医院颜克海教授家做客，或者去白云机场飞行大队的老乡刘明礼、冯一肆家里吃饭。何柏苍老师当时是学院党委副书记，地位变了，但我们的师生感情有增无减，他时不时打电话约我到家里吃饭。何老师的爱人郭淑珍老师是附属医院肺科主任，对我关怀备至，如同亲大姐。吃饭时，我经常向她请教肺部疾病的治疗难点，因为我的父母都患过慢性支气管炎、肺气肿病。通过数次的请教，我基本上掌握了治疗要点。郭老师善于将经典理论与临床经验结合起来论述。如："'老慢支'急性感染或肺炎的治疗"，"肺主气，司呼吸"，"肺不伤不咳"，"脾为生痰之源"，"肺为贮痰之器"，等等。她治疗强调解决肺部炎症与调理肺的气机方面。肺主宣降，所以治疗一般都须清肺解毒，宣降肺气。清肺黄芩、鱼腥草效果好，宣肺常用前胡，降气用苏子、杏仁。如病情持续了较久，"肾不伤不久咳"，就要注重调补脾肾。有一次我提到感冒咳嗽常伴随咽痒，一痒就咳，问如何解决。郭老师说："咽痒咳嗽一定要看舌苔，苔黄热性要用蝉蜕，苔白或白腻患者用僵蚕或防风，这个问题可以解决。"郭老师的肺部疾患治疗经验，让我在临床上受益一生。我接诊肺病患者无数，依照郭老师经验治疗，往往都是药到病除，从未失效。

颜克海教授原是湖北中医学院各家学说教研室主任，1982 年调往暨南大学附属医院，当时是暨南大学医学院中医教研室副主任及附属医院人事科科长。后来升为院党委副书记。在湖北中医学院工作时，我俩关系就很好。因为我 1979 年在广中医"青教班"进修时与暨南大学附属医院院长张大钊教授（原湖北中医附院内科主任，是我的业务领导）非常熟络，为颜教授调入广州也尽过绵力。颜教授是二十世纪五十年代中南政法学院（现并入中南财经政法大学）的法律专业高才生，毕业分配到湖北中医学院工作后在西学中班学习。他酷爱中医，对中医的学术研究造诣较高，我俩常常讨论学术问题，发现他善于从中医的宏观来谈辨证，强调人与自然的关系、天人合一、中医整体性等思想，对我的学习帮助很大。颜教授学识渊博，是大家公认的才子！他对我的关爱如同父兄。

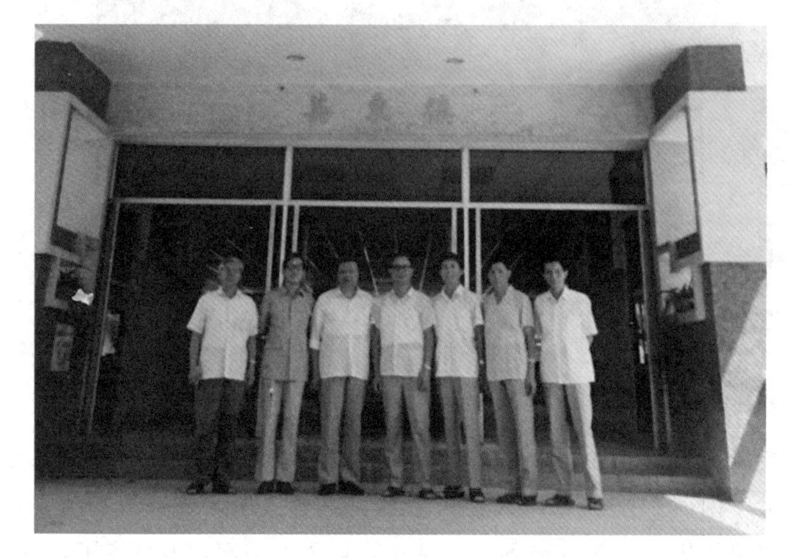

1985年于暨南大学附属医院留影

左二为暨南大学附属医院院长张大钊教授，中间为颜克海教授，右二为沈忠源

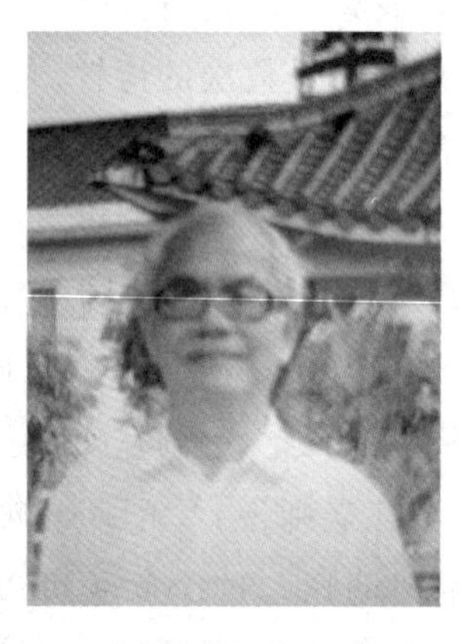

颜克海教授

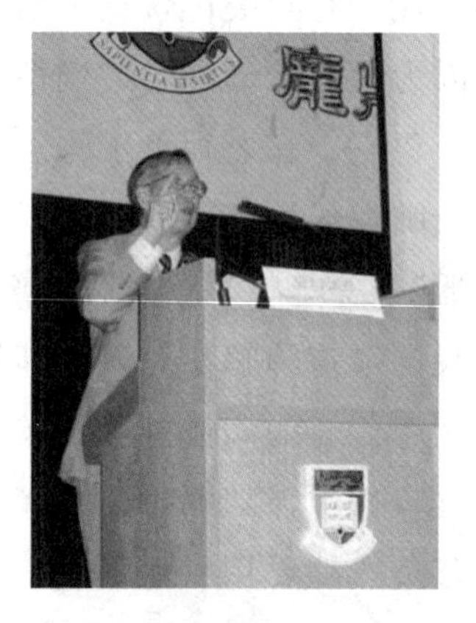

张大钊教授

白云机场两位飞行员老乡，早在我1973年上大学时期就经常相聚，分别近十年后兄弟情感有增无减，每次聚会后分别时，他们都少不了将胸花、钥匙扣等飞机上的赠品送给我。

上述三处可以随便蹭饭吃的地方，也是我在广州读研课余生活最难忘开心的地方。老朋友相聚，无话不谈，天南海北，高谈阔论。大鱼大肉、好酒好菜，只图一醉！朋友是一辈子的事，不管岁月流逝多久，我依然怀念、珍惜那些炽热的情谊。

（二）邓铁涛教授力挺《伤寒论》病势学说

1986年春节过后，我们研究生都各自从事专业课题的研究，研究生课题论文是重中之重。针灸药理专业的同学忙着买小白鼠、大白兔等动物准备实验。我是《伤寒论》专业，整本书397条我背得滚瓜烂熟，对条文理解得也较透彻，这主要受益于早年就听过湖北中医学院梅国强教授的课，加上自己从事了八年多的临床内科工作，《黄帝内经》《温病条辨》《金匮要略》等经典著作及中医学基础学得比较扎实，从理论到临床实践，多年的深挖剖析，我深刻认识到《伤寒论》不仅仅论述治疗外感热病，而且也治疗内伤杂病，从而推翻了一千多年来中医界认定的"《伤寒论》是一本治疗外感热病的专书，六经辨证是治疗中医外感热病的辨证纲领"。我创立了《伤寒论》"病势学说"，并以此作为毕业论文。

《伤寒论》成书于东汉末年，为医圣张仲景所著。据记载，东汉末年，天灾不断，战乱连年，疫病流行，加上统治阶级的残酷压迫，人们长期处于饥寒交迫、惊恐不安、流离失所的状态，生活极端痛苦。其先天不足，后天失养，是当时人们普遍的身体状态，客观上容易引起阳虚或阴阳两虚的问题。再者，当时医疗水平低劣，容易导致宿疾伏邪。因此我认为，鉴于特定条件下的阳虚或阴阳两虚体质，以及具有宿疾、伏邪、坏病，即现代医学所说的基础性疾病，感染上外感热病，以外感病为主要矛盾，其病势规律是由太阳病传向少阳，病情进一步发展，再传向阳明病，这就是六经病证中的"三阳经证"，与后世的中医理论，清代的温病"卫气营血"辨证思想是一脉相承的。

《伤寒论》三阳病势的演变及其证治具有外感病的特异性，即病邪侵入人体后的反应状态是由表及里，由轻至重，治法上以祛邪为本，"邪去则正安"。经证因势利导疏解或清解为法，腑证"当视其前后，随其所得而攻之"，因势利导排除病理产物，通利二便使邪有出路。随着外邪的祛除，病情即可告愈，根本不可能出现外邪已去而病情至危的三阴病状态。中医外感热病后期的恢复期阶段，大邪已去，病势规律则应是由重变轻至愈，一般不会出现太阴病的理中汤症，尤其不会出现少阴、厥阴病的厥逆证。

《伤寒论》三阴病的厥逆证肯定是"寒厥"，所以用"四逆辈"治之。而外感热病类似现代的感染性疾病，是病毒或细菌等病原微生物致病，且出现的厥逆证必然是"热深厥亦深"的热厥证，类似于西医的感染性休克样体征，一般多因感邪（西医称之为感染或中毒）较重而引起，且发生在病理过程的前期或中期阶段。其中医病机多表现为邪毒内陷、虚实夹杂、热深厥深。

寒厥与热厥都表现出四肢厥冷、脉微欲绝的特征，但必须看如下两点：① 热厥的舌质红绛，苔是黄色的，胸腹部是温热的；② 寒厥的舌质暗（紫）淡，苔是白滑或白腻的，胸腹部是冰凉的。再从《伤寒论》中98味中药所组成的133方与其加减药物来看，其中的炙甘草、大枣、人参、干姜、附子等温补脾肾之品，于六经辨证施治过程中使用较多，皆在10次以上。所有这一切说明当时张仲景治病，十分重视体质状况。而阴虚阳盛或正常体质之人，患外感病不会出现三阴证。若误治，重戕阳气，则另当别论。所以《伤寒论》六经证治中的三阴证治不属于外感热病，应归为内伤杂病。

1987年秋，《伤寒论》“病势学说”的论文在我的认真努力下完成了初稿。不仅从经典理论角度深刻剖析了张仲景的六经辨证体系，而且紧密结合临床实际。我查阅图书馆里收藏的杂志中大量诊治外感热病的经验报道，如北京友谊医院采用釜底抽薪法治疗感染性休克（不论亡阴亡阳证），有效率高达90%以上；重庆中医研究所报道，采用清热解毒、清营凉血或承气法，同时选用救阴、增液、开窍等注射剂治疗104例感染性休克，其中82.7%的病人在24小时内休克完全纠正。

若采用大辛大热的四逆辈（三阴病主方）治疗邪气亢盛、正气内虚、邪毒内陷的闭、厥、脱证，易使闭门留寇，邪气盛长而导致暴厥卒亡的结局。所以说三阴病证治不属外感热病的范畴。

导师熊曼琪看过论文初稿后，某日上午她与协助导师梁老师在教研室与我约谈。熊老师说：“小沈，你这篇论文推翻了一千多年来中医界普遍的认识，《伤寒论》是一本治疗外感热病的专著、六经辨证是外感热病的辨证纲领。砍掉三阴经证治却归属杂病，这是离经叛道啊！”接着梁老师讥讽道：“中医哪有什么‘病势学’？就是‘辨证论治’。”对于梁老师的说法，我反驳说：“梁老师，照你这样讲，中医只要学了中药与中医学基础，就可辨证施治，其他什么内儿外妇各科都不用学，更不用从事学术研究了？”我当时自认为有理，肯定不服气，心里感觉特别的难受和委屈。最后熊老师用商量的口吻问：“改写或换一个题目？”我没作声，谈话结束了。

出门后，我拿着初稿跑到邓铁涛教授家里去了。邓老家在校园北边一条马路旁边，两层楼独栋，平时就仅见他老人家与夫人在屋里。邓老看到我气冲冲地找他，问什么事。我将论文初稿递到他手上，汇报了刚才熊老师对这篇论文所持的观点——她认为是“离经叛道”。邓老翻开论文看了约五分钟后说：“沈忠元，先放在我这里，等我看完。过几天电话约你再来拿去！”三天后，邓老约见我，笑着说：“这篇论文构思很好，写得挺好啊！中医不能食古不化，不守正创新，中医不发展就没有出路！我就喜欢你这样有创新思想的学生。”听到邓老赞赏，我心里很是激动，老人家说：“离经叛道对中医发展有利，当然‘叛’啊！熊老师的工作我来做，没事的。”接着又说，“你对《伤寒论》的原文剖析精准，三阳证治属外感热病，三阴证治为内伤杂病，有理有据，我支持你写下去！但要多收集一些外感热病的急症、重症资料来印证你的观点。据说东北最近两年因土地开发，鼠疫病很严重，建议你去临床收集病例。鼠疫就是西医说的流行性出血热病，应属中医的外感热病。”次日，我将邓老看了我的论文后的意见电话告知导师熊曼琪老师，她说：“邓老已跟我讲了，既然邓老支持你写，那你就写吧！”我说想去东北临床收集流行性出血热病例。熊老师说：“没问题！你带上两封我写的手信去沈阳市传染病院和大连军医学校找信上二人，会有帮助的。另外，你不是说想读北京中医药大学刘渡舟教授的博士吗？我也给你准备了两份小礼品，你去沈阳途中，在京下车去拜访一下刘渡舟教授和《伤寒论》教研室聂惠民主任。”

1987 年 12 月，我把我要北上“抗疫”的事情告知了同宿舍弟兄，针灸专业的王少白说：“老沈，你北京有关系吗？我毕业后想去北京工作，我叔叔是北大教授。”我说：“中秋节在何柏苍老师家吃饭，他建议我去北京广安门医院看看，说该医院闫院长是他大学最要好的同学。”王少白同学求助说：“能否请何柏苍书记写封推荐信？”我回复说：“没问题！反正我在北京要停留两天。”当天晚上我就去了何老师家，说明来意后，何柏苍书记随即提笔给中国中医研究院广安门医院闫院长写了一封信，交给了我。何老师是我的协助导师，我的论文初稿一个月前交给他审阅。他这时回复说：“小沈，你的论文构思很好，文笔流畅。我赞同邓老和熊老师让你去东北收集流行性出血热病病例资料的意见。”

（三）沈阳市传染病院抗击鼠疫

1987 年 12 月上旬，我乘列车从广州站出发，到北京站下车，住在卫生部招待所，然后奔赴北京中医学院分别拜访了刘渡舟、聂惠民教授，二位教授对我想报读那里的博士生表示关心与支持，指导性地介绍了学院招考博士生的要求与规划。而后在师弟吴泽生原女友小赵美女的引荐下，拜会了他的父母——卫生部预防医学部领导，还有辞书编辑部薛主任。薛主任是当年到广州中医学院出差，高汉森老师引荐我认识的。我在北京的住宿都是小赵帮忙安排的。小赵的妈妈听说我要去沈阳市传染病院，建议我住在辽宁省卫生厅招待所，那里离沈阳市传染病院不远，她给那里一位朋友写了封信，让我带着。次日上午，我去了中国中医研究院的广安门医院，在院长办公室拜会闫院长。闫院长看了何柏苍书记的手信后亲切地说：“小沈，我是湖北宜昌的，欢迎你来我院工作！”当时我笑着连声说“谢谢”，就将同学王少白的简历递给了他，说：“王少白同学业务很优秀，希望您能支持他过来工作！”这时院办主任在催促，闫院长就启程开会去了。

在北京停留的第三天，我上了去沈阳的列车。到达沈阳市后，找到辽宁省卫生厅招待所，办好住宿后，步行10分钟到沈阳市传染病院病房面见王迎春主任，她接过导师熊老师的介绍信后把我安排在病房，笑着说："欢迎小沈医生来参加抗疫。"

当晚就有一位患流行性出血热病的18岁年轻漂亮的女孩住院，因夜班医生少，病人多忙不过来，入院体检和病历都是我一个人完成。该女孩体温40度，气促，精神疲惫，神志清醒，双肺可听见湿性啰音（水泡破碎声），舌质红绛，苔黄，脉弦滑数。体检完毕，我就去值班室写病历，然后回招待所休息去了。

第二天上午病房交班，值班医生说该女孩早晨已经病逝，当即我的眼泪情不自禁地流了出来！流行性出血热病怎么这么凶险啊？王迎春主任说："这病来势凶猛，高烧、肺炎一出现后，很快进入低血压休克期，如果能熬得过去进入多尿期，病人就有救了，很多病人就是在高烧过后吐血去世的。"我建议用三黄泻心汤加阿胶、白芨配伍治疗。王迎春是科主任，在她的支持下，我诊治了数例患者，休克出血的采用鼻饲疗法，但中医对此病止血效果不佳。

第三天下午，我从外面进来，见到病房里来了一群身穿警服的人，闹哄哄的，管床医生在跟他们做解释。听病房护士说，某派出所所长患流行性出血热病，今天入院，因为病房住满了无床位，就在走廊里加床安置，这些警察要求医生给予照顾安排住进病房。医生说："同样都是病人，总不能将别人赶出去吧？"他们听不进去，对医生大声吼道："让所长去中国医科大学附属医院住院！不住加床走道，要转院，赶快办手续！"医生劝告无效，只好按他们意思办了转院。可是第三天，这个患者又要求转回来这里，但很不幸，当天就去世了。

沈阳市传染病院王迎春主任等人是传染病界"大咖"，享誉全国。中国医科大学附属医院治这类传染病肯定不如王主任她们，要我说这位派出所所长如果不转院折腾，病情或许不致恶化，还是有希望救回来的。由于改革开放大量造房，土地开发而致鼠疫肆虐人群。流行性出血热病正是一种野外黑线鼠引起的，年轻力壮者病情危重，死亡率高；年老体弱有基础病的，反而症状不重，病情轻而活了下来。我收集了数十例病例，其中有一位年过60岁患有冠心病和胃病的女患者，进院时发热不高，38度左右，未出现低血压休克及出血症。我在病房中与这位患者聊过她的病情。

12月份的东北，冰天雪地，门外寒气逼人。我年轻时不爱穿棉袄，只穿毛衣，因为屋里有暖气；出门就不行，得穿上军大衣。这样时热时冷，加上自己爱抽烟，经常感冒咳嗽。病房里医护老师们对我特别关照，吃药打点滴，都不让我掏腰包。我在沈阳市传染病院待了整整一个月，收集病例完成任务后就跟王迎春主任及医护老师们告别了，她们的爱岗敬业精神，对我的学习给予的无私帮助与大力支持，令我感动，至今难忘。

随后我乘列车去大连拜访蓝克信老师。蓝老师在南阳《中医》杂志上发表过数篇有关《伤寒论》方证治疗流行性出血热病疗效较好的文章。

蓝老师不但在医学上赫赫有名，而且还是个成功的企业家。他在大连海边酒店面朝大海的厅房里招待我，说："沈大夫，尽量吃好！咱们边吃边聊。"我谈到在沈阳市传染病院看到用中医诊治流行性出血热病疗效欠佳的问题，说特地前来请教蓝老师。蓝老师同意出血及低血压休克时中药治疗效果不佳的看法，说早期发烧不高、病情不重的病人，用他在杂志上说的疗法可能有效。

酒足饭饱之后，蓝老师派人带我在大连市走了一趟，那时的大连市仅南北一条道通向海边，而且路况很差，不是柏油马路和全水泥路。可如今的大连，堪称北方的深圳，美丽无比，繁花似锦。我其后去过五次，每次都有变化，这也是国家进步发展的象征。

1987 年严冬，我冒着严寒赴沈阳市传染病院临床收集了数十例流行性出血热病病例，结合《伤寒论》"病势学说"，求证其隶属中医的外感热病范畴，其病势传变存在太阳病（温病・卫分证）——少阳病——阳明病（气分证、血分证）的病理过程，也存在基础病（原发病）感染外感热病出现的合病、并病，从而佐证了《伤寒论》"病势学说"的正确性，确定了三阳证治是治疗外感热病，而三阴证治是治疗内伤杂病。我回母校后到邓铁涛教授那里汇报情况，邓老笑着说："不枉此行吧！好好地把论点论据结合经典理论整理成文。"

（四）与王所长家交往　堂弟的婚事

1988 年春节回汉过年，我参加了科室的年会，往年那种团结和睦热闹的气氛不再，大家对于我的到来还是高兴的，美女同事李之清递给我一杯茶水，为了活跃气氛，我笑着说："今天气氛怎么有点庄严肃穆呀?"大家都笑了起来，坐在一起聊天。其后我得知国家"六五"攻关课题仍在继续完善，肝病研究所新近准备上报的"七五"国家攻关课题，李副所长要求当课题牵头人，但王所长不同意，说仍应由他来当。原来王、李二位领导是"穿一条裤子（湖北方言，形容关系特好）"的兄弟，后来产生了矛盾。我与王所长走得比较近一些，因为"六五"攻关课题获批，我恩师王建华教授起了很大作用。我每次去广州上学，王所长都托我带些礼品，不是信阳毛尖就是木耳、香菇或小麻油之类，而王建华老师也礼尚往来，总是托我捎 2 包广东糖果给王所长作为回礼。

王所长夫妇的女儿在省税务局工作，他们二人托我关心其女儿的个人问题。我当即提出我堂弟在湖北大学体育系读书，他们年龄相仿。王所长当时笑着说："好哇，我可以帮忙，到时分配到省体委工作没有问题。"我和夫人小谢都表示感谢。当时王所长夫人管主任还笑着说："与你沈大夫家攀亲，我们感到荣幸！"小谢笑着说："是我们感到荣幸，高攀了二位大教授家里千金。"

堂弟沈顺元报读湖北大学体育系，当年曾经是轰动湖北教育界的一个重大新闻。1984 年高考后，在东湖宾馆的大专院校招生工作现场，湖北大学体育专业在新洲县仅一个名额，就读新洲一中的堂弟沈顺元与其同学尹春姣（与湖北大学招生办尹科长同村）都报考了，沈顺元高考成绩总分比尹春姣高出 10 多分，而且报的第一志愿。

招生期间，我曾通过关系提前拜访过湖北大学相关人员，了解当时的录取情况。可后来知道录取的是另一位尹姓学生，已发出录取通知书，我的肺都要气炸了。堂弟打电话告诉我，我随即致电林道纯主任，他听了很生气，骂学校招生办搞的什么名堂。再致电尹科长，尹说："沈老师，因名额有限，我将您弟弟招入华东师大体育系怎样？"我回复说："那不行！南京那么远，其费用开销大。"当时省里第一批录取通知书已全部发到考生手中，我堂弟与五叔都急得不得了。没办法，只好求助于我校领导，让我能去东湖宾馆找负责招生的教务处张处长帮助。接着，在张处长的帮助下，我进去东湖宾馆找到了省招办纪检组组长（河运学校的一位领导）反映情况，上交材料举报。当天，省教委主要领导在全省招生工作大会上通报了湖北大学体育专业招生违规违纪事件，严厉地批评了湖北大学校长及招生办负责人，责令湖北大学增补沈顺元录入体育系。

1988 年 5 月，堂弟湖北大学毕业后分回了原籍新洲中学，和他高中语文老师的女儿定了亲，其语文老师的女儿是小学老师。当年 6 月底，我从广州研究生毕业回来，王所长询问我堂弟之事，我说他已分配回新洲了。王所长说："可以调过来嘛！"我回复说："算了吧，王主任，堂弟在新洲安家也不错。"

（五）错结缘　与王所长夫妇南下之旅

这几年春节，我都有去王所长家拜年，他与夫人管主任也常来寒舍坐坐。我们两人与其说是良师益友，不如说情同父子，交情匪浅！

1988 年春节，王所长携夫人来我家时，我关心地问："二位想不想去深圳那边散散心？如想去，我陪你们一块去！"他们说："好啊！我们近来闷得很，也想出去走走！"

之前，深圳市红十字会医院院长助理孟庆春同学得知我院肝病研究所承担国家科委“六五”攻关乙肝课题，想跟我们肝病研究所合作办中西医结合肝病诊疗中心，我一想，这不正好吗？于是，我打电话给小孟同学：“孟庆春你好，过完春节，我带肝病研究所所长王教授过来商谈合作事宜。我建议他夫人也一起过来！”孟庆春同学高兴地答应了，说欢迎我们的到来。

春节一过完，我陪同王所长、管主任二位一同坐火车到达广州。在我们聊天时，王所长要求我回科室工作。他说：“我们所是全国中西医结合治疗肝病的一面旗帜，在全国具有一定影响，我们已经老了，需要你这样年轻有为的青年医生来接班，回来好好干，会干出一番事业来的。”我说：“广中医校党委副书记何柏苍是我的良师挚友，他早就跟我夫人说了，要求我留校。我的导师熊曼琪教授的丈夫是这里的院长，还有教务处彭胜权老师对我不错，我在广州上了三次学，有点怀念母校。暨南大学附属医院张大钊院长，是您二位的老同事，他和人事科科长颜克海老师建议我去他院！还有中国中医研究院广安门医院闫院长也希望我到北京去工作。鉴于这些情况，请让我考虑一下！”王所长说：“今晚想请你陪我们一同拜访下学院这几位领导。”我答应了他的要求，当晚先后去了李任先院长、何柏苍书记、邓铁涛副院长、彭胜权教务长及王建华教授家里。王所长与他们谈的就是肝病研究所承担国家重大课题，需要人才，想沈忠源大夫回原单位工作。到李任先院长家时，李院长不在，是他夫人、我的导师熊教授接待的。熊老师说：“小沈，王教授想你回去我同意！不要在一棵树上吊死。湖北肝病搞得不错，回去发展亦行。”其他恩师除何副书记外，意见相同，都是一边倒支持王所长。

次日，我们三人一同到深圳市红十字会医院去，和谭中全院长、孟庆春院长助理等人在办公室座谈合作事宜。一共谈过数次，因深圳市对合作办肝病医疗点意见不统一，合作合同没有签署下来。孟庆春同学对我们的招待的确很周到，一连5天，吃住都安排在医院招待所里。在深圳期间，我还带王所长夫妻俩游览了当地一些著名景点，去了沙头角中英一条街。当天中午，在沙头角人民医院工作的大学同学王和琴下班后，请我们三人在酒店吃了一顿海鲜大餐。

这次邀请王所长夫妇南下散心，顺便谈了事。虽然与深圳市红十字医院未达成合作协议，但二位还是十分愉悦的，他们挺感谢我的！我跟王所长说，接下来我会与小孟同学继续联系。如果能够在特区办“点”，我保证回肝病研究所工作。王所长与管主任都开心地笑了！我这人太单纯，重情惜缘，所以研究生毕业分配，很无奈地选择回去了原单位工作，这也是性格使然。命也！

王所长回武汉后，李延福主任与其夫人汤瑞云主任一同来广州中医学院找我，我把他俩安排住进学院招待所。汤瑞云主任年轻漂亮，打扮得时髦靓丽，而我们的李延福主任老气横秋，像个老头，招待所负责人找到我说：“沈忠源啊，你安排的这一男一女同住单间，我们都觉得他俩不像是一对夫妻，出了问题你得负责啊！”我笑着说："我写保证书，如果不是夫妻由你们处置我好了！肯定是一对呀！一个是我原单位研究所领导，一个是我院'B超'室主任。"我这样一说，大家当时都笑出了眼泪。李延福夫妻俩来广州是为了筹办长子李峰的结婚用品，买了音响、电器等一大堆东西，最后还是靠我发动在穗读研的湖北籍师弟一大帮人帮忙给搬上返汉的火车里，夫妻俩对我很感激。

当时李延福主任拿着一叠厚厚的稿件与批文，说："我撰写的《非甲非乙型肝炎诊治指南》一书马上就要出版，写上你沈大夫大名，挂个副主编好不好？"他一边拿着笔一边说："你同意我就写上去。"我婉言谢绝了，说："这本书稿我一点都没沾边，无功不受禄，谢谢李主任的好意！"李延福又说："王所长要你回去，我建议你回科室，我们一起努力，把肝病研究所的国家课题任务完成好。"

（六）研究生毕业在即，何去何从？

1988年5月，我面临毕业分配，是留在广州母校还是去北京广安门医院？还是暨南大学附属医院？

我暗地里揣摩，如果留校任教只能住单间或一室一厅，肯定不能考虑，而北京不在考虑之列。决定留广州的话，暨南大学附属医院当然是首选。该院院长张大钊、内科主任汤泰秦、人事科科长颜克海，马上成立的中医针灸系的主任魏风波，都是原单位的同事。但如果去暨大，妹妹一人在湖北新洲怎么办？她虽然成家了，当教师的妹夫钱济南对她也不错，但作为亲哥哥，我不忍心不管她！妹妹玉香，生不逢时，应该上学时碰到"文化大革命"，1968年我回乡务农，要她上学读六年级，她笑着说："哥，你从省重点中学毕业，还不是回乡务农？"妹妹在校成绩很好，我劝说她："知识改变命运！"她倔强，硬是不读，休学在家务农。那些年父母身体不好，主要是妹妹在家照料。武汉离新洲近一些，如果我回武汉工作，也方便照顾她。

夫人小谢也不同意南下到广州工作。她说："妈病了，在我们家住着……"又说："王所长对你那么好，就回来吧！"那段时间我心里十分矛盾，我在广州上过三次学，师生情、同学情、朋友情实在难以割舍。

我曾给夫人去一封信，信中说："你不愿意来，我们离婚。本来我们结婚后性格不合，经常吵架，分开对你对我都是一种解脱。"夫人回信狠狠地批评了我，最后说："我是一支蜡烛，照亮了你，毁了自己！"

紧接着，湖北中医学院药系书记唐德才来广州出差，夫人托他带来些我平时喜欢吃的菜，特别是那油煎小鲫鱼，我心软了，想起她平时生活上对我好的一面，我妥协了！

我是个知道感恩之人，别人对我一分好，我会加倍报答。记得上大学时，年级书记陈汉波曾对我很关心，临近研究生毕业，他老人家找我帮忙给他的两个儿子介绍对象。他的大儿子陈峰是《广州日报》广州站站长、记者，幺儿子是附院的儿科医生，我将此事告诉同学卞慧敏，在热心的卞慧敏帮助下，我自掏腰包买了瓜子、糖果、花生，找了个周末晚上，在一个办公室里，把没有男朋友的师妹们都请来，博士、硕士都有。那天陈书记的长子陈峰来了，是个典型的帅哥，有点像中央电视台主持人程前，但他的要求太高了，一个都没看上。过后，我跟陈书记开玩笑说："你儿子谈对象应在影视圈里找，那里美女多。"

（七）"病势学说"论点论据在理　答辩完胜收场

研究生毕业前夕，论文答辩开始了，我的论文是《〈伤寒论〉'病势学说'》。很多同学都知道，导师说我"离经叛道"，若不是邓铁涛老教授鼎力支持，这篇论文早就被"枪毙"了。答辩前，邱鸿钟等同学关心地说："老沈，答辩时肯定会有疑难问题，我们帮你解疑过关。"我知道邱同学的专业水平，尤其分析能力挺强的，有他现场帮忙，我信心十足。

论文答辩的那天上午，很多同学都来了，是王清海同学跟我放的幻灯片，30分钟的演讲顺利完成。出席答辩的老师除我的导师熊曼琪教授外，还有名老中医沈炎南教授、《金匮》教研室主任陈纪藩教授，还有伤寒教研室几位协助导师等。当我演讲结束，名老中医沈炎南教授就发难提问，他举了一个病案："某男，30岁，于某月某日下河摸鱼，下午回家时发热、畏寒、鼻塞，次日出现高热、咳嗽、气促。紧接着，病人出现四肢厥冷，脉微欲绝。请你解答病机，分析是何病证?"熊老师说休息10分钟后答题。休息期间邱鸿钟同学一针见血地说道："这是一个发难的提问!"意即这个病例是太阳病转阳明病后转少厥阴病的厥逆证，其意就是想推翻《伤寒论》"病势学说"，三阳经病证不能代表外感热病，而是六经辨证。在旁的几位同学都同意邱鸿钟的分析，建议从临床实际出发，以肺炎中医治疗的导向来破解沈炎南教授的病案，证明这个病案为三阳证治的范畴。我的心中已有答案。休息完后开始答疑，我分析说："这个病例并不复杂，病人因为下水受凉伤于风寒出现伤风感冒，病情发展至高烧、咳嗽，可能出现支气管肺炎，其后出现感染性休克，这是从西医临床角度分析。"沈炎南教授插话："这是不是属于三阳病逆传于三阴病?"我说："不是。从中医病势分析：开始是太阳病或太阳少阳合并证，后转阳明病里证，出现高热、咳嗽、气喘，为邪热壅肺；紧接着的四肢厥冷，脉微欲绝，为邪热转入营血'热深厥深'的热厥证。如果看舌质肯定是红绛的，胸腹部是温热的，绝对不是四逆辈的寒厥症。再从临床处理来说，西医抗感染用抗生素是必须的，如果肺炎病用中医温通的四逆汤治疗则是大错特错，会导致助阳风火相煽暴毙卒亡的结果。”此时，导师熊教授插话：“沈老提的仅是个案，‘个案无奇’，沈忠源分析得有道理。”同学们给予热烈的掌声，而后没有哪位老师再提问，所以答辩算是通过了。紧接着是师弟吴清和论文《核桃承气汤治疗糖尿病的临床观察》的答辩。这个课题是导师熊教授拟定的，很快顺利过关了。

答辩完后，导师熊教授取出一份论文评议表找我签字，我看到成都中医学院（现成都中医药大学）郭子光教授（伤寒大家、首届国医大师）、广州中医学院何柏苍教授和暨南大学医学院颜克海教授给我打的都是 90 来分，郭子光教授在评分栏里写的评语是：“基础理论扎实，论点、论据有理。”我感到很欣慰！而导师熊曼琪教授与《金匮》教研室的陈纪藩教授都只打了 60 分。凝视了许久，我的眼泪情不自禁地流了出来，导师熊教授劝说：“小沈，60 分与 90 分其实没啥区别，只要论文过关了就行！”这时，做课题过程中的一幕又一幕在脑海里涌现，其中的酸甜苦辣咸五味俱全，只有自己能够感受得到。读研期间，导师熊曼琪老师对我不薄，只是观点原则不同罢了。郭子光教授是全国《伤寒论》的“大咖”、首届国医大师，对我论文评价之高，说明我创立的《伤寒论》“病势学说”成立。我研究生学业的完成，非常感谢敬爱的邓铁涛教授的关心与鼎力帮助，也谢谢导师与亲爱的同学们！

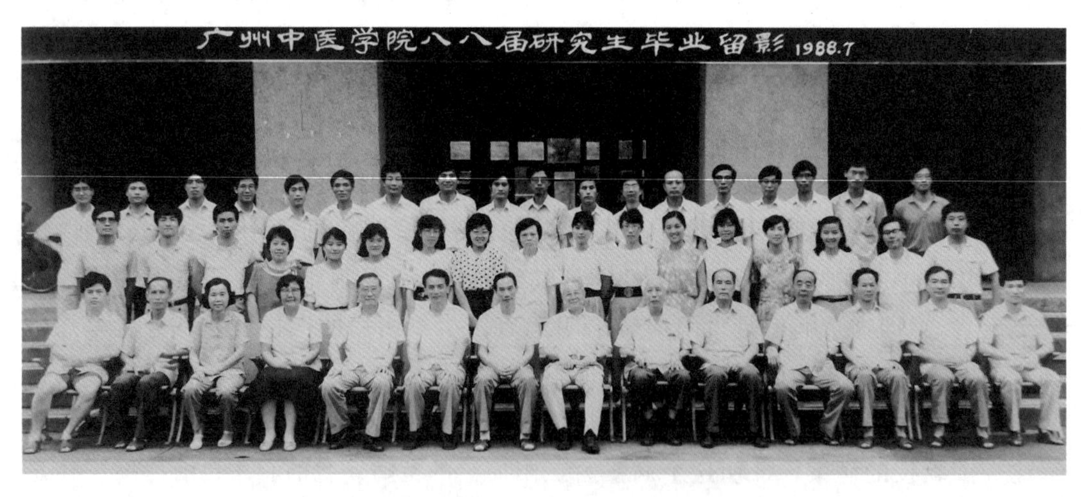

广州中医学院 88 届研究生毕业合影

前排左六为何柏苍党委副书记，左八为邓铁涛副院长，后排左六为沈忠源

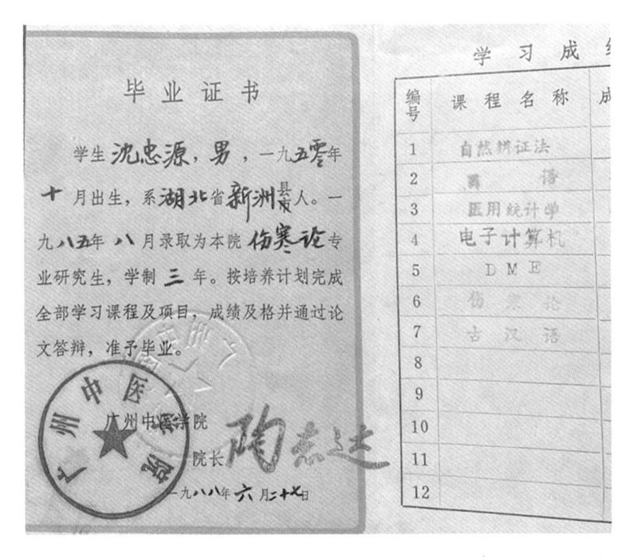

毕业证书

学生沈忠源，男，一九五零年十月出生，系湖北省新洲县人。一九八五年八月录取为本院伤寒论专业研究生，学制三年。按培养计划完成全部学习课程及项目，成绩及格并通过论文答辩，准予毕业。

广州中医学院
院长 陶志达
一九八八年六月二十七日

学习成

编号	课程名称	成
1	自然辩证法	
2	[illegible]语	
3	医用统计学	
4	电子计算机	
5	DME	
6	伤寒论	
7	古汉语	
8		
9		
10		
11		
12		

研究生毕业证书

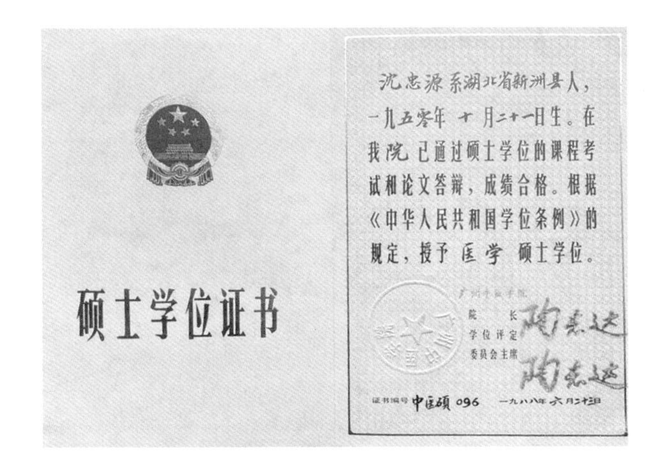

硕士学位证书

沈忠源系湖北省新洲县人，一九五零年十月二十一日生。在我院已通过硕士学位的课程考试和论文答辩，成绩合格。根据《中华人民共和国学位条例》的规定，授予医学硕士学位。

广州中医学院
院长 陶志达
学位评定委员会主席 陶志达

证书编号 中医硕096 一九八八年六月二十日

硕士学位证书

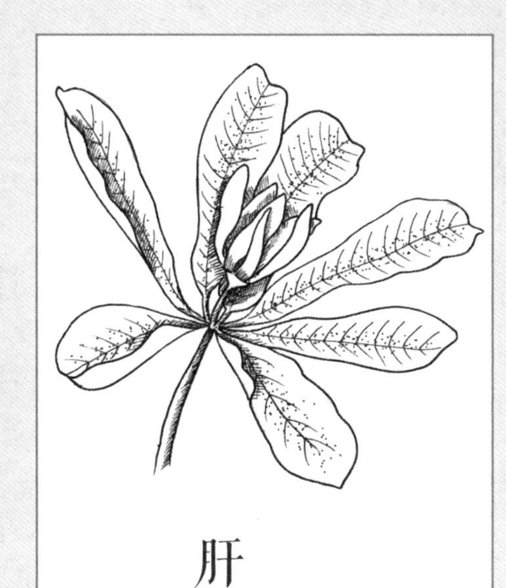

·第八章·

肝病研究所『恩仇记』

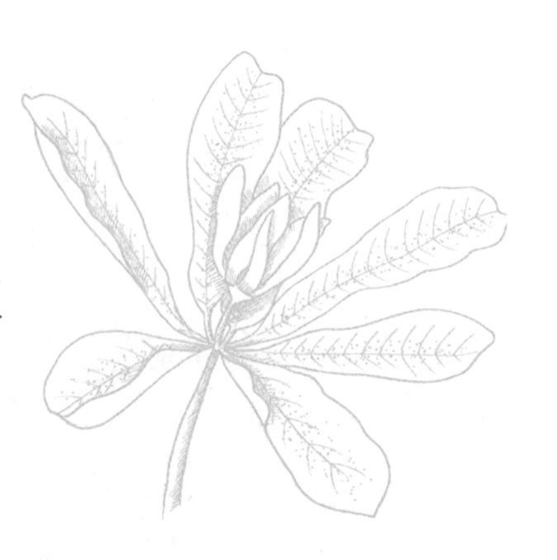

（一）辜负恩师关怀　违背意愿回汉

一个人的命运，往往天注定，自己很难把握。研究生毕业分配，我或去暨南大学附属医院，或去中国中医研究院广安门医院，或听从导师广中医党委副书记何柏苍教授建议留校。早在 1987 年暑假，我夫人来广州何老师家，何老师就说："小谢，小沈在这里上过三次学，对母校感情很深，留下来，你跟着调过来好不好?"夫人说："何老师，我不喜欢广州的气候，晚上下雨，白天晴，潮湿闷热得受不了!"毕业时，暨南大学附属医院院长张大钊、人事科科长颜克海二位教授，建议我去他们医院工作。可是，当年春节后，我院王所长夫妇一同拜访过母校主要领导，在广中医李任先院长家，李夫人，即我的导师熊曼琪说："小沈，湖北中医肝病研究在全国影响较大，王所长要你回去，我赞成！何必要在一棵树上吊死呢?"邓铁涛、彭胜权、王建华老师也建议我回汉工作，我于是就回了原单位。离开广州时，何柏苍、颜克海二位良师益友对我的选择均表示遗憾，这二位也是在广州对我最好的恩师。

回到武汉时，王所长说："沈大夫，好好干，相信我会重视你的作用！单位与珠海市防疫站合作，正在筹备'鄂珠肝病医疗中心'，这是我院内科张护士长与她先生黄站长（珠海市防疫站）促成的，也是你沈大夫的愿望。"由于中医学院、中医附院领导关心，当年 8 月份，单位给我解决了中级职称。

刚回肝病诊室工作的两个多月里，我与王所长同在省中医附院内科门诊第十诊室看肝病，或陪王所长到国家科研课题"中医药治疗慢性乙型肝炎的临床与实验研究"协作医疗点市 161 医院，或去武昌区医院第三门诊部了解中医药治疗观察病例情况。王所长让我结合门诊、病房情况进行阶段小结，写出报告，这算是鞍前马后跟着领导跑。同时，我申报了省科委"'乙肝净糖浆''乙肝清合剂'治疗慢性乙肝的临床研究"课题。牵头人是我，药理病理负责人选的蔡大勇老师，还有张赤志、罗欣拉二位医生负责临床观察。这一课题标书送去审批，在省科委审批专家讨论会上，据与会的我校梅家俊老师讲，参会专家对我的课题设计很感兴趣，认为比较全面而合理。由于上面有文件，同一内容的课题，承担了国家项目的，省里按照规定不能批准，与会专家建议在国家级大课题经费里兼做这一课题。最后，这一课题是作为湖北省中医附院科研科自选课题做的。

（二）祸起萧墙　鄂珠肝病医疗中心

1988 年 9 月，藏象肝病研究所派我和王副主任到珠海市鄂珠肝病医疗中心工作。该治疗中心是从当年 6 月开始运营的，第一批前往的是李主任和罗欣拉医生。我去了后，才得知中心病人不多，效益不好。

湖北省中医附院“B 超”室李主任、药剂科邹京华夫妻俩调到珠海后，一个任市人大常委会副主任，一个任市卫生局药剂科科长。武汉东湖医院刘松青也调到了珠海任市卫生局局长。我充分发挥人脉关系的优势，利用新闻媒体进行宣传报道，让人知晓鄂珠肝病医疗中心承担了国家科委“六五”攻关课题，有临床验证治疗乙肝的有效药物“乙肝 6 号”“乙肝 1 号”。

我与珠海市防疫站的医务工作者一道，书写了中医药治疗乙肝临床疗效显著可靠的大字报，广泛张贴于珠海市闹市区显眼的报刊栏中，并以鄂珠肝病医疗中心的名义告知就诊地点与其时间。

临床治疗中，一般单纯乙肝病人，我们用“乙肝 6 号”糖浆或“乙肝 1 号”片剂，如果合并其他疾病，就改用中草药治疗。接着，医疗中心又增设了中药房，吸引了更多病人。与我们一起工作的珠海市防疫站蔡福臻医生竖起大拇指夸我说：“沈大夫来了，就是不一样！您真行啊！”那时，每个月病人数量及经济效益都是原来的数倍，因此我们开始有奖金，收入比以前多多了。

我去后不久，李主任在深圳市宝安县人民医院又开办了一个合作医疗肝病点，门诊带病房一起收治病人。病房负责管床的医生是科室李萍、陆定波等大夫。李主任说：“沈大夫，珠海的一切工作交由你负责，我的精力主要在深圳那边，每个月我会来珠海一次看看，有事请电话联系，我们商量解决。”

在珠海市鄂珠肝病医疗中心上班时，我的工作特别的忙，白天在门诊上班，下班后要统计当天的业务量及毛收入记账。除此之外，深圳宝安县人民医院肝病治疗点所用的我院“乙肝 6 号”糖浆、“肝炎 1 号”中成药，也是由我去找司机和卡车，从珠海市防疫站装车，开至九州港货运码头，我再押车坐船过海，运往深圳宝安县人民医院，通常是一天来回。

为了提升鄂珠肝病医疗中心的社会经济效益，我平时在门诊遇到有腰腿疼的肝病病人，就用针灸配合按摩治疗。这样一来，病人在肝病获得治疗的同时，其他病痛也得以缓解或痊愈。找我看病的患者愈来愈多，其中不乏从澳门来的病人。记得有一位王姓肝病患者，要求我每天晚上到家里给他岳父针灸治疗中风偏瘫，我欣然接受了。每天晚上去治疗，扎头皮针运动区、四肢穴位，每次扎完针后进行肢体推拿按摩，同时用补阳还五汤加减中药煎服。长期卧床不起、六十开外的偏瘫老汉，经过2个月的治疗后，自己能拄拐杖下地行走了！

在珠海市那段日子里，我与王副主任生活在一起。他年长我十岁，每天中午我俩在防疫站食堂吃饭，晚餐都是我买菜做饭二人一起吃。一天，他跟我说："小沈，我想调来珠海，听说你跟管文教卫生的副市长雷玉兰有点熟，希望你帮我这个忙！"我说："我与雷玉兰并不熟，中南五省中医院校交换实习生时，我在我们医院认识了她内弟陈峰而已。"

陈峰建议我调去珠海，说他嫂子是副市长，可以帮忙。可就在此时，大概是10月的某一天上午，我们省中医附院管后勤的肖复初副院长、陈洪年处长一行来珠海找我，说："沈大夫，我们医院的门诊大楼要改建，想去中山市中医院参观取经。"

中山市中医院院长翁贵阳是卫生部"五一劳动奖章"获得者，年届六十，与颜教授长子熟识。我与颜教授父子是好朋友，无话不说，是有一次在颜家吃饭时他们告诉我的。珠海离中山很近，一个多小时车程就到了，我们参观了中山市中医院和中山市人民医院，午饭后返回珠海市。

1980至1981年，深圳、珠海、汕头先后设立经济特区，众多寻梦者涌入这片热土。为了给特区良好的发展环境，人们进入特区必须办理边防证（中华人民共和国边境管理区通行证）。1985年设立了"二线关"，"关内关外"的概念就此形成。2003年开始，"二线关"的检查逐步放松。2008年后，深圳的"边防证"完成了它的历史使命，成为永久的记忆。

在返回珠海途中，我因为没带边防证被边防人员扣留了，与其他同样情况的人关在一个屋子里。于是我打电话给王副主任，要他找防疫站其他人把我的边防证送过来。他说："我现在病人多，很忙，没时间过来。"然后就挂断了！一次、两次、三次打通电话，他就是不接，我又不知道防疫站其他的电话，那时真是一筹莫展，心情非常沮丧！

下午5时，我观窗外有一片甘蔗地，急中生智，对一个较为老实的看管人员说："同志，我要小便。"我便趁这个看管人员与其他人在拉扯之时，跑出屋外溜进了甘蔗地，朝着珠海方向走去。出门时艳阳高照，而此时天下着毛毛雨，我没带伞，全身湿透，淋成落汤鸡，衣服鞋子上全是黄泥巴，与逃难无异。就这样，我兜兜转转，徒步绕行20多里路回到宿舍时，已是夜晚8点多钟。

我一进宿舍门就破口大骂：“王××，你不是个东西！老子对你那么好，你为何见死不救？”但无论我怎么骂，他总是不作声，还在用我的录音机播放太极拳音乐打太极拳。我气不过，把录音机关了拿走，不再理他。王某“修养”特别好，无论我怎样不理他，他还是死缠着跟我说话，而且嬉皮笑脸的，说：“小沈啊小沈，屁大点事，我向你认错还不行吗？”王某是有求于我的，他每天早晚要借用我的录音机打太极拳，要我帮他调来珠海，还要我做饭给他吃。

次日，我将发生的事向李主任讲了，李主任当天下午从深圳来了珠海。晚饭后，他邀我出去走走，沿着临山的一条小道边走边笑着说：“沈大夫啊，王××就是那个德性，‘文革’时吃过不少亏，被人打过……你来珠海后，做了很多工作，门诊量大增，经济效益非常好。”接着又说，“深圳宝安县人民医院肝病病房开启了，我看你工作能力很强，以后特区的两个医疗点就交给你负责了！原来说的三个月换班，不必了！你留在这里，我已跟王所长商量好了。原来我们所里国家科研课题实验方面是我负责，李延福主任要我回去，现在先这样了。”既然所里安排我常驻这里，没办法，我只有迁就王某，不让我们的内部矛盾暴露在珠海防疫站，一切从鄂珠肝病医疗中心的利益出发。我们一起散步了一个多小时，边走边聊，有时也谈及所里一些矛盾。

当年年底，一天下午，李主任从深圳过来，我按照惯例做饭给他们吃。饭后，李主任就召集我和王××一起开会，说：“珠海市防疫站发年终奖了，我们也该发。我的意见是有高级职称的每人200元，沈大夫中级职称，发100元。”我当即表示反对，理由是我们湖北省中医附院每年的年终奖不论职称、职务高低，不论职务是医生还是护士，都是一样的，去年都是50元。凭什么他们俩比我多拿？我到鄂珠肝病医疗中心后，病人量大增，经济效益上涨数倍，谁比我贡献大？我不同意！王某嬉皮笑脸地说：“小沈，听李主任的，就这样办算了。”

第二天，负责财务的我给他俩各发了200元年终奖，还有当月的奖金。但我从李主任的奖金中扣除了100元，补我的年终奖。李主任在珠海与我大吵大闹，说我拿了他的100元奖金，要我还给他。当晚我到邮局打长途电话给王所长，没想到李主任已经恶人先告状。王所长说：“沈大夫，李主任把所有事情都告诉我了，他是那儿的负责人，一切都得听他的。”并说，“等我明天来珠海再说。”王所长次日到珠海后请我吃西餐，边吃边聊，说：“李主任原来对你工作很赞赏的，就为个奖金闹得这么僵？”又说，“你是我要回来的人，现在肝病研究所的李延福说‘没有谁跟你王所长’，我就不相信！难道你沈大夫现在也跟他跑？肝病药物我还想推广到海南岛，办肝病医疗点，到时南方办医疗点之事都交给你来搞好不？从现在起，我就要培养跟我的人，让李延福刮目相看。你不要让我失望！”之后，王所长就去深圳了。

临近春节，我打电话给王所长说："我不想在这里干了！"同时我电话通知了李主任，他过来了，我把所有账目都向他交代后，找防疫站给我派了辆车，将行李（包括两部彩电）装上，去了广州白云机场。这两部彩电是我用自己的奖金及每天晚上针灸推拿赚来的钱买的，托飞行员明振荣和刘明礼带回武汉。此外，还有李善道、邹京华夫妇给我的30多份年挂历，托我送给我院同事及好友。

（三）与王所长分道扬镳　厄运不断

我们肝病研究所，是国家"六五"攻关课题"中医药治疗慢性乙型肝炎的临床与实验研究"的牵头单位，北京302医院与北京上海一些大型中医院都是我们的协作单位。1984至1986年间，由于所里领导团结，全体医务人员同心协力，劲往一处使，依照科研要求进行着认真的临床观察、各项生化物理检查以及肝穿刺病理情况研究等，科研成绩有目共睹，在国内中医界声名大噪。不久，我院成立了第一家国家肝病中医治疗中心。

由于国家"七五"攻关课题牵头人之争，王所长与常务副所长李延福的矛盾激化，所里往日的团结气氛不再。李延福负责所里一切具体工作，他的中西医业务都很过硬，性格谦和，与医护人员打成一片，病房、检验等负责人也都听从李延福的。而王所长主要负责外联攻关，即与上级和全国的各协作单位联系科研信息情况，此情境下，王所长显然被孤立，他能用的只有李副所长。李副所长被委派担任鄂珠肝病医疗中心负责人，可我在珠海因为奖金分配不公与他闹翻了。所以接下来我的日子难过是必然的。

1989年春节过后，李延福、崔世高主任告诉我说："王所长要把你从医院赶回中医学院去！"李延福主任说："不要怕，我们不同意你走！"第二天，王所长在肝病二楼最西边的办公室打着笑脸和我单独谈话。我问他："听说您要把我赶回中医学院？"王所长说："没那回事！肯定是李延福挑拨咱俩的关系。"我沉默了一会。王所长的脸阴沉了下来，说："沈大夫，我把你从广州要回来是帮我！现在郁晓红（化验室负责人）、范主任（病房负责人）都跟李延福跑。毛教授在控制论，包一万（控制论主任）不要他，我要了他，现在都跟我翻脸了！我看你沈大夫跟他们都是一丘之貉！你是学院三结合编制，不属附院编制，回学院是应该的。"

他的一番话彻底激怒了我。我说："王大主任，所长大人！您已经变态了，所以大家都远离你！"我话一出口，他拍起桌子跟我说："滚回中医学院去，我不要你了！"说完就拂袖走了。我吼叫着跑出去，说："王所长，肝病研究所是你私有财产吗？你想留人就留，想撵人走就走？没那回事！我就不走，看你能把我怎么样？"看我怒不可遏的样子，毛教授当即冲出来把我抱住，崔世高主任、郁晓红老师都出来了，说：“公道自在人心，王所长太不像话！”而后，我照常在门诊看病。没多久，李主任来找我要那 100 元钱，说：“沈大夫，我调来病房当负责人了，先安排伍春蓉暂时代我处理具体工作。科室要你到病房熟悉一段时间后，然后把病房交由你来管理。”我当即拒绝，说：“钱是我应该拿的，凭什么还给你？病房我是不去的。”

过了两天，肝病研究所办公室主任张泰豪来门诊说：“沈大夫，李主任的 100 元钱，他反映到了科室，你不如还给他算了！”并说，“如果你不去病房，你上月的奖金就没了。”没办法，我次日就去了肝病病房，伍春蓉安排我管病床，我说：“我不会当一线医生。我在传染病房当住院一线医生时，你在哪儿，还没毕业吧？伍春蓉！论资历、学历我都比你高。我与你没有矛盾，是李主任在给我挖坑，他现在是病房负责人，弄出一个医疗事故，让我吃不了兜着走，‘欲加之罪，何患无辞’，我不会上当的！除非换其他人来当病房负责人，那样的话我管病床没问题。”我就这样在病房待着，门诊的病人来病房找我，病照看。过了几天，李延福主任带我找章如虹业务院长反映情况，我对章院长说：“我跟王所长分道扬镳了！现在李主任负责肝病病房，他会坑我。”章如虹院长说：“你与李主任的问题我知道，那你还是去肝病门诊上班吧！据说你的病人很多，王所长的工作我来做！”就这样，我又返回门诊上班了。此时我着手中医附院科研自选课题“乙肝净糖浆”“乙肝净合剂”的临床研究工作。医院药剂科姚主任也挺支持我，派刘振华药师具体操办研制。我的两种中药制剂投入治疗后，供不应求，广大病人反映疗效不错，而且用药方便，用后病人的乏力、肝区不适症状好转，“大三阳”转换成“小三阳”的特别多，因此我的门诊量大增。与此同时，李延福主任负责的国家中医药管理局课题“肝郁本质的基础与实验研究”，让我牵头在肝病研究所展开研究，因此工作较忙。

1989 年春夏之交，一天下午，召开全院职工大会，主持人是院办主任王绍熏。由院党委副书记熊登善作 1988 年的工作总结发言。我坐在会场的最后一排。熊登善说：“我们医院去年在珠海办的鄂珠肝病医疗中心很有起色，搞得不错，遗憾的是藏象肝病研究所在那里工作的同志，每人拿三份工资不说，还为‘分赃不均’而扯皮！”我听后气愤难当，马上写了张纸条，上面写道：“在那里工作的三人，仅李主任一人拿了医院、珠海、深圳的三份工资，我和王副主任仅拿了一份奖金。请当众辟谣！”写好后，我急匆匆地送到主席台发言人的桌子上面，并在纸上使劲拍了一下，满堂与会人员都诧异地盯着我。等到最后，都不见熊副书记辟谣，我便坐到了第一排去。他讲完话后，我冲上台，与他评理，院办王主任把我给拉开了。这就是先前医院说我大闹会场的真实情况。

没多久，院领导都换人了，艾院长、熊登善都下台了，副院长方乘轼调去了珠海市中医院。

常言道“身正不怕影子斜”，有理走遍天下。这也是我为人处世奉行的准则。那个时候，我的病人多，业务能力有目共睹。从人脉关系上来说，我在广州上过三次学，前后近八年时间，湖北中医学院与附属医院大多数领导都去过，而且往往一去就到广中医找我帮忙。就算是熊副书记也曾去找过我。

1988 年 3 月份，熊副书记同李厚根等人一同去海南出差，途经广州，来广中医找我。他们一行人听说广州的桂花岗小商品市场东西便宜，想买雨伞。我带他们去了桂花岗我的一个熟人开的阎家货店。该店是阎家三个女儿在经营，价格便宜没有假货。我经常带着学院、附院的医护朋友、同学去买东西。我跟她们是这样熟络起来的：有一次我带人去买东西时，店主听到有人喊我“沈大夫”，就问我是哪个医院的，我说是三元里中医学院的研究生。之后，阎家的二姑娘对我说：“我大姐结婚好多年了一直没小孩，能否介绍一位妇科医生帮我姐姐看一下病？”我笑着说：“小菜一碟！找最有名的罗元凯教授吧！”于是我就将她姐引荐到罗教授的门诊诊治，但吃了一个多月中药，仍无动静。其后，我自告奋勇地说：“我开个方子试试！”我给她开了菟丝子、淫羊藿、黄精、白术、茯苓、丹参等健脾补肾化瘀中药，连服二十多副后怀孕了，最后生产了一个健康女婴。所以他们对我很感谢。那次我带熊副书记他们买完东西后，熊副书记说：“阎氏三个妹子中，幺妹长得最漂亮，你看那腰啊，屁股啊，像舞蹈演员一样。”我笑着回复说：“熊书记，您这是什么意思？好像说我在这里交了桃花运？”

1992 年，我申报晋升为副研究员、副主任医师。我的编制属中医学院科研处，当年该处有五个副高职称的指标。我填了申请表格，需藏象肝病研究所王所长签字。王所长是这样签批的：“沈忠源业务能力虽说不错，但不服从领导。”当时政治思想表现是最重要的，本来我已在预选的五个名额里面，由于王所长阻挠，最后落选了。次年评职称时，在相关的院领导科主任会上，王所长放话：“不能让沈忠源评上高级职称，他跑到省纪委那里告我的刁状。”后来包一万主任跟我讲，当时章院长还拍了王所长的肩膀说：“王教授，‘冤家宜解不宜结’呀！”陈如泉副院长接着说：“王主任，沈忠源是您从广州要回来的吧？”王所长驳斥说：“那谈恋爱谈到结婚阶段，还有散伙的呢！”这番话引起了哄堂大笑。过后没几天，陈如泉院长跟我说：“沈忠源，王所长的夫人管主任在住院，你买点东西去病房看看她，缓和一下关系，对晋升有利。”我听从建议，吃过晚饭后，跑到胭脂路水果店买了两扇最好的香蕉、两瓶 500 毫升的可乐，去了综合病区管主任病房探望。管主任连声说：“谢谢沈大夫！”我坐了几分钟就离开了。一周后，省中医附院院办主任黄主任打电话让我到院办去一趟。去之后，黄主任说：“桌上的东西是王所长送过来的，据说是你送去他家的，想收买人心，好评上职称。”我一看桌子上的东西，香蕉已腐烂发黑。我气愤地说：“是陈如泉院长建议我去病房探望管主任，这是我探病所买的东西！她不收，为什么一周后才拿来？说我行贿，当即退给我不行吗？”当时陈如泉院长正在对面教务处与科主任开会，听到我的骂声，跑过来说：“沈忠源，是我叫你去的。公道自在人心，你没有错!”办公室的人都感到不解。次年我晋升时，是医院领导支走王所长后开职评会才通过的。

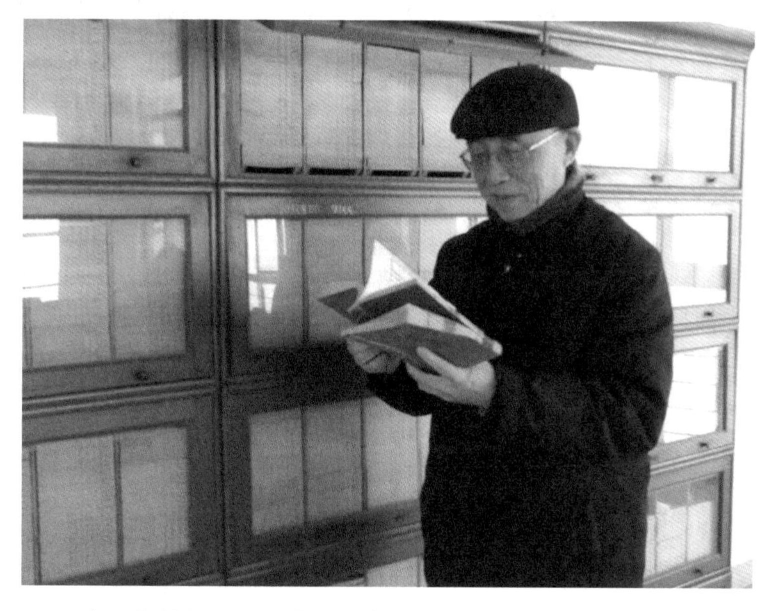

陈如泉教授，全国首届名中医，原湖北中医附院副院长

（四）病人为本　出诊肇庆

从珠海鄂珠肝病医疗中心回院，是我人生经受的最大一次挫折。我的门诊病人一直较多，全院职工耳闻目睹，院领导与各科主任对我的工作十分认可。1990年初，甲型病毒性肝炎流行武汉，湖北电视台专题部陈志远主任派人来我家，做中医药治疗乙肝的采访，在电视台做成节目连续播放，并请我在电视台讲座，讲“甲型病毒性肝炎的防治”。接着，湖北中医学院宣传部黄克衍科长采访我后，以题为《换个脑筋“看乙肝”》的报道发表在《中国中医药报》上，被《健康文摘报》《中国商报》等转载，在国内医疗界影响较大。随即，全国各地来的电话、信件不断，向湖北中医附院求治乙肝的患者特别多。当时院办黄朝干主任叫我拟写统一回复的函件，由院办毕老师打印后寄给求诊患者。信件很多，除西藏外，各地都有。很多患者请我去外地诊治，最远的是在新疆乌鲁木齐的一位病人，强烈恳求我去。因旅途遥远，我只好说明情况去不了。

广东省肇庆市有个患者，是个初中男生，钢琴弹得特别的好，数次参加广东省举行的少儿钢琴大赛，都获得第一名。他父亲来过数封信求我前去，说患者的叔叔是武汉音乐学院有名的钢琴教授，姓甚名谁都告诉了我。我核实后，决定去一趟肇庆出诊。

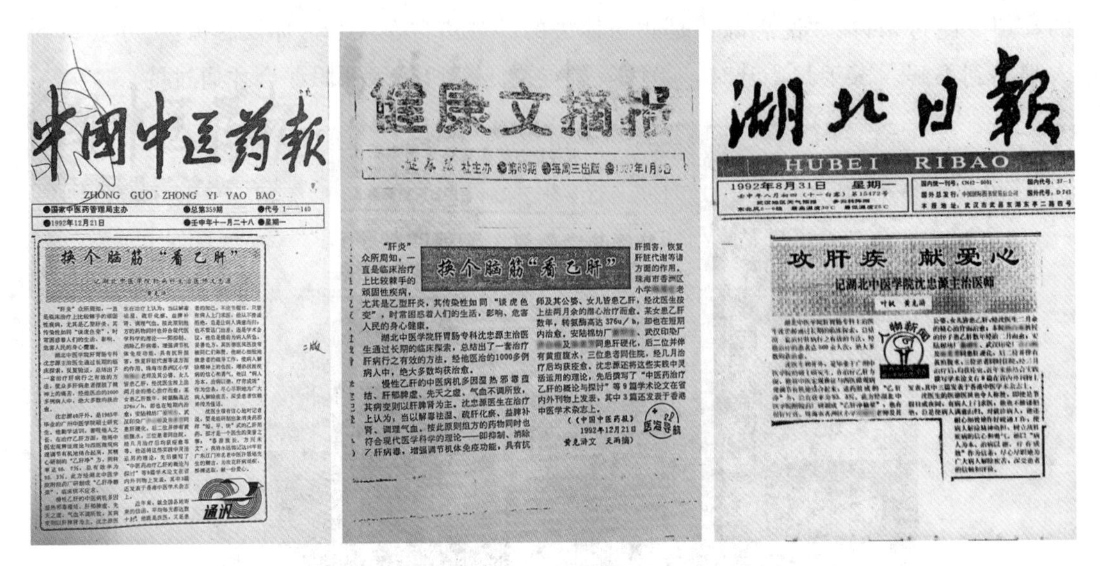
中国中医药报
ZHONG GUO ZHONG YI YAO BAO
●国家中医药管理局主办 ●总第359期 ●代号 1—140
●1992年12月21日 ●壬申年十一月二十八 ●星期一

换个脑筋"看乙肝"

健康文摘报
健康报社主办 第69期 每周三出版

换个脑筋"看乙肝"

"肝炎"众所周知，一直是临床治疗上比较棘手的顽固性疾病，尤其是乙型肝炎，其传染性如同"谈虎色变"，时常困惑着人们的生活，影响、危害人民的身心健康。

湖北中医学院肝胃肠专科沈忠源主治医生通过长期的临床探索，总结出了一套治疗肝病行之有效的方法。经他医治的1000多例病人中，绝大多数均获治愈。

慢性乙肝的中医病机多因湿热邪毒蕴结、肝郁脾虚、先天之虚、气血不调所致，其病变则以肝脾肾为主。沈忠源医生在治疗上认为，当以解毒祛湿、疏肝化瘀、益脾补肾、调理气血。按此原则组方的药物同时也符合现代医学科学的理论——即抑制、消除乙肝病毒，增强调节机体免疫功能，具有抗肝损害，恢复肝脏代谢等诸方面的作用。珠海市香洲区小学老师及其公婆、女儿皆患乙肝，经沈医生按上法两月余的悉心治疗而愈。某女患乙肝数年，转氨酶高达376u/h，却也在短期内治愈。安陆棉纺厂、武汉印染厂及同患肝硬化，后二位并伴有黄疸腹水，三位患者同住院，经几月治疗后均获痊愈。沈忠源还将这些实践中灵活运用的理论，先后撰写了"中医药治疗乙肝的概论与探讨"等9篇学术论文在省内外刊物上发表，其中3篇还发表于香港中医学术杂志上。

（《中国中医药报》1992年12月21日 黄克汴文 天雨摘）

湖北日報
HUBEI RIBAO
1992年8月31日 星期一

攻肝疾 献爱心
——记湖北中医学院沈忠源主治医师

发表、转载《换个脑筋"看乙肝"》一文的报纸

我到肇庆后，去病人家里跟小孩看病。他是乙肝"大三阳"，肝功能轻度异常，气色不太好。舌淡苔黄腻，脉滑数，采用清热祛湿、健脾化瘀之法，基本上是我的乙肝净方加减治疗。

看完病后，我联系上肇庆的校友邓献生、冯树根、丁桂兰，还有研究生师兄张公安等人。晚餐席上，大家见面都很高兴，尤其是邓献生同学，她毕业支边去了新疆中医学校（现新疆医科大学中医学院），刚调回肇庆不久。

肇庆是个美丽的地方，也是我当年见习了四个月的地方。我本来想去拜访肇庆市第一人民医院（原地区医院）内外科带教过我的老师，但由于次日早饭后要回武汉，时间来不及，只能作罢。至于那个患儿，我走后一直与他父亲有电话联系，他吃了一年多的药，疗效较好。肝功能恢复正常，"大三阳"转成"小三阳"，HBV-DNA也转阴了。小孩的父亲后来给湖北省中医附院写了封感谢信，夸我的医术医风，记得似乎是院办黄主任还是陈如泉院长跟我讲的，这大概是1990年的事情。

（五）怀念南方　调动工作受挫

我三进广中医读书，在鄂珠肝病医疗中心工作了近5个月。其后，学院借用我去深圳、珠海联系办点，在那里待了差不多半年。前后九年在南方学习和工作，那里有许多关心我的恩师们！南方各个医院，尤其是中医院，有许多我的校友，所以我产生了调到南方工作的念头。考虑到脱岗，提出到广医二院进修半年。于是，我与原科室同事陈丽英老师（后调至广州医科大学附属第二医院任消化内科主任）联系，她一口

答应了，说：“小沈，欢迎你来！没问题。”我将此情况告诉了学院张院长与附院主管医教的陈副院长。二位都是我的良师挚友，二话没说，同意、支持我去进修。他们理解我与王所长关系僵持，想出去散散心。我进修的介绍信，时间是1991年2—8月，单位为广州医学院第二附属医院消化内科。

1991年春节一过，我提前出发了，先去了深圳。一到那里，首先找到了在深圳某三甲医院办公室当主任的郑君勇同学，并在他家留宿了一晚。当时黄瓦炎同学也在他家，我把想法跟郑君勇说了。他说：“好啊！欢迎你过来！你来了，我们深圳又多了个同学。”当时，郑君勇引见了该院院长，他们都住在医院家属区一个大院内。该院长说：“你沈大夫来，别后悔呀！我觉得深圳这个地方文化历史底蕴不深，虽然宣传深圳怎么怎么的好，但我在广州待惯了，在此还是不习惯。”

到深圳的第一天，我打了电话给香港的梅岭昌老师，告诉他我想调到深圳，请他帮忙。梅岭昌老师支持我调往深圳，之前他给我寄来一封信，说：“深圳某三甲医院院长是我的同学，你找他，调动不成问题。”并说，“小沈，你曾去过我姐姐姐夫家，我姐早已从武汉调到深圳，深圳比武汉强多了！”梅岭昌老师与该院长是大学同学，有这层关系，我调到深圳该医院基本上没有问题了。在深圳与郑君勇、黄瓦炎二位老同学相聚一天后，我次日去了院长室向该院长辞行，感谢他的关心帮助，并说进修完后我一定会来该院工作。

其后，我返回广州，去恩师何柏苍老师家里拜访。中午吃饭时，何柏苍老师和夫人郭淑珍老师谈到了该院长。两位老师说：“他原来是广州骨伤科医院的院长，他夫人是我们的同学，谁知他几十年的夫妻情不顾，看上了个18岁刚毕业的小护士！因为这，他在广州没法待了，所以通过关系，调往深圳某三甲医院当院长。”

听了两位老师一说，我打消了调去该医院的念头。何柏苍是广州中医学院党委副书记，在学校人缘特别的好，该三甲医院是广中医的附属医院之一，何书记与深圳市的附属医院院长是上下级关系，也都是我们母校的老师。在向深圳市某医院院长辞行的时候，我把与何柏苍书记的关系也跟他说了。我将此事在席间告知了何、郭老师。郭淑珍老师说：“小沈，你说了跟何柏苍的师生情，他不会收你的！因为他现在特别恨我们58级他原配夫人的同学，我们都在骂他！”难怪，我辞行时院长也没有送我出门！这教训让我明白，谈事情不要牵扯太广，“言多必失”。

二位老师建议我去广东省卫生厅找张孝娟，想办法调到广东省第二中医院去。

当天吃完午饭后，我马不停蹄地先去了广州白云机场飞行大队找好友倪纪荣。他的夫人原是武汉汉口六渡桥商场的营业员，刚调来广州。见到我，倪纪荣很高兴，听说我亦想调来广州，非常高兴。于是将他们飞行员平时收集的飞机上的纪念品，如胸花、钥匙扣等给了我一大包。次日，我去广东省卫生厅副厅长办公室，拜访张局长。她原是广中医的办公室主任，湖南人，与何柏苍书记、熊曼琪导师都是老乡。我读研究生时，她对我情况比较熟悉，我找她谈了想调到广州的想法，张局长说："沈忠源，我建议你去广东省第二中医院！这个医院刚刚建成，你的师弟涂瑶胜在那儿负责，应该不成问题！"当晚我顺便去看望了导师熊曼琪教授，说准备调往广东省第二中医院。导师说："小沈，那个医院效益很差，是个鸟不拉屎的地方，劝你不要去！你如想来南方，就去深圳。"为了调动工作，我进修前在深圳、广州跑了三四天，毫无收获。

最后一天，我到暨南大学拜访了敬爱的颜克海老师，颜克海老师建议我去中山市中医院。他说："翁院长快要退休了，你们也互相认识！你如果去了，翁院长会推荐你做院长，接他的班。"中山市繁华，原来珠海市属这里管辖，俗称"小香港"，经济效益比广州还高。我说："等进修完了再说吧！"次年，湖北中医学院人事处收到了广东中山市中医院关于我的商调函，但因夫人不同意，只能作罢。

（六）难以忘怀的广医二院消化内科进修岁月

1991年2月1日，我来到了广州医学院附属第二医院消化内科八西病房进修，由该科在职研究生林医师带教，分管十多张床位。当时林医生正在搞毕业论文课题"消化性溃疡临床治疗观察"的总结。林医生主要用抗溃疡三联药：法莫替丁、阿莫西林与丽珠得乐，以其止酸、消炎（抗幽门螺旋杆菌），保护胃黏膜，来治胃及十二指肠球部溃疡。住院病人中不少人患此病。凡是有消化性溃疡的住院病人，基本上都收到了林医生的课题病床留医，我在此病房半年多，所有病人的治疗疗效均较好而可靠。

该院消化内科业务学习抓得较紧，每周至少两次科内学术讲座，由科主任及经验丰富的主任主讲。

每周陈丽英主任查房两次，我都紧跟在旁学习。凡是消化道大出血病人，用内窥镜下栓塞疗法治疗的，我都有参与。科室安排了一个月时间让我去胃镜室学习，胃镜老师手把手教我做胃镜检查，最后让我独立完成胃镜操作。我曾给一个15岁的少年做过胃镜，术前先往喉咙喷点麻药，插管时嘱咐病人吸气呼气，只要插管经过了贲门就到胃了。若胃黏膜泛红，一般是充血性胃炎，淡白则是萎缩性胃炎。溃疡病镜下，很容易看清有没有溃疡伤口存在。我还把胃镜室主任的教学讲稿全部抄了下来。

在进修期间，以广东省人民医院黄院长为首举办的消化性溃疡治疗高级研讨会，连续三天在广东省科技馆举行，陈丽英主任让我去参加。在陈丽英主任的关照下，我的学习大有收获。我在这里工作也很卖力，还单独值夜班，管理消化科八西病区。对于合并病种多的复杂患者，我加用中药，中西医结合治疗，效果更好一些。以前遇到这种情况，该院八西病区经常请本院中医科会诊。我到病区后没有再请中医科会诊，而是由我来会诊治疗。曾经有位46岁的何姓女患者，因左腹隐痛，皮肤瘀斑，第二次在此住院。8个月后，突然出现原因不明的阴道大出血，妇产科、外科、消化内科权威主任皆到场会诊，一连两天止不住血，病人极度虚弱。于是我毛遂自荐，自告奋勇地向业务院长易教授请战，试试用中医救治，因有陈丽英主任极力举荐，最终获得允许。证见面色皖白，阴道出血，暗红色，量多伴有瘀块，舌暗淡苔白，脉弦细数，治以益气健脾，活血止血。我方用黄芪、炒白术、炮姜炭、阿胶、茜草炭、三七、柴胡、益母草等药，处方三剂，每日一剂，水煎煮，饭后温服，每日2次。服药一剂后病人出血量明显减少，服药三剂后阴道未见明显出血而愈（参见《新中医》杂志1991年第10期《难治性阴道大出血治验一则》一文）。这一炮打响，消化内科医护老师们对我刮目相看。陈丽英主任透露了我有调回广州的想法，业务院长易淑倩教授说："好啊，就来我院消化内科。"她去跟医院其他领导商量，后因学院给医院进人的年度指标用完了，解决不了，她告诉了我实情，我表示了感谢。

陈丽英主任原来是湖北省中医附院藏象肝病研究所消化病专家，八十年代初调往广州。她丈夫胡一则原是湖北省中医附院的骨科医生，也是同济医学院（现华中科技大学同济医学院）裴发祖教授的首届研究生，我在此进修时他在英国留学，回国后任广医二院的业务院长，夫妻俩是大学同学，极其恩爱。胡一则院长的母亲胡奶奶视我如自己的子女一样，我经常在她家吃饭。胡奶奶的面条做得特别好吃！老人家的做法是先用沸水将生面条煮得半熟，捞起来后，将配料肉丝或鸡蛋弄好，加榨菜切丝混合倒进锅里，搅拌均匀后放开水。锅里沸腾了，才将半熟面放入其中，约两分钟后起锅。这样做出的面条特别爽口，百吃不厌。

陈丽英主任不仅业务棒，人缘也特别好，整个八西病区所有的医护人员都很佩服她。从小事就可以看出来。1991年5月28日，是我女儿10岁生日。前一天病房交班会前，我向陈主任请假，说女儿生日，想回家一趟，陈主任说没问题。当日交班会结束，她马上跟站在身后带我的林医生交代说："沈医生的夜班你安排人顶替，这两天他要回家！"并随即从身上掏出50元钱给我做路费。在场的医护人员都给我塞钱，10元、20元……非要我拿上！一股暖流涌上心头，当时我感动得眼泪都出来了，含着笑说："谢谢各位医护老师们！"

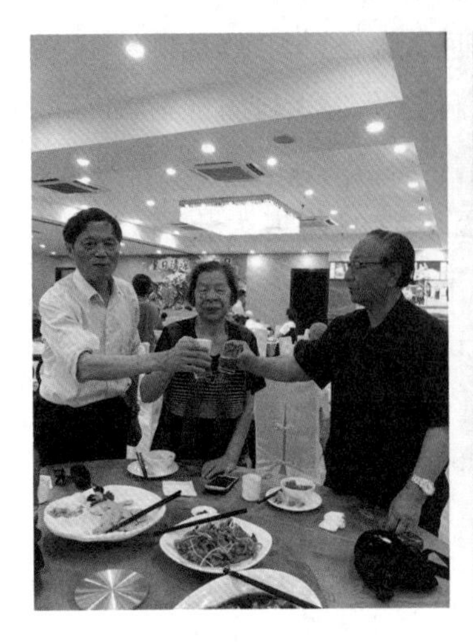

与陈丽英夫妇合影
中间为陈丽英教授，
右一为胡一则业务院长

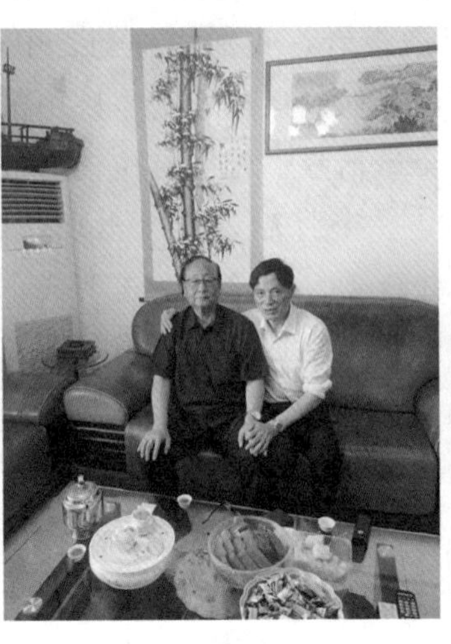

与广医二院业务院长
胡一则教授合影

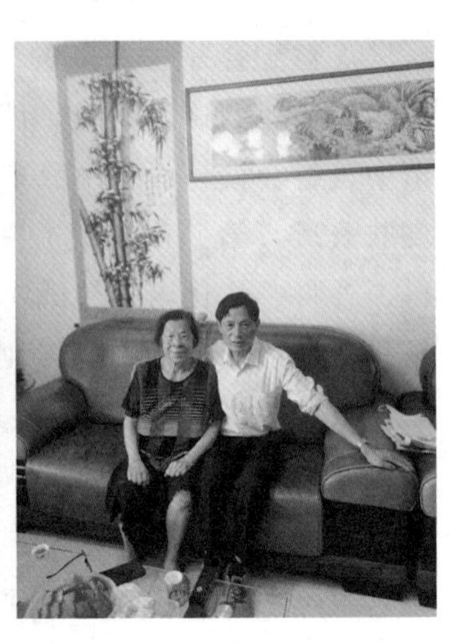

与陈丽英教授合影

（七）忘不掉杜军政同学的深情厚谊

1991年春天的一天下午，我正在广医二院八西病区查房，护士站说门口有人找我。走出病房一看，是多年未见的老同学杜军政！我俩是同班、同组，住同宿舍，亲如兄弟。见面后我们分外激动，抱在一起笑得非常开心。我说："老杜，中午我请你，叫上你们罗定县人民医院在这里进修的麻醉医生，一起吃饭！"杜军政说："你现在正忙着，不耽误你工作，我今天上午还有要事等着办，不能一起吃饭。见到你老沈就行了！"说完从怀里取出一对玉镯送给我。我婉言谢绝，他坚持地说："老沈，这是搞土地开发时我们家祖坟里挖掘出来的货真价实的古玉。"只见玉镯上布满血色裂纹，透亮清晰。他将两个玉镯轻轻一碰，响声清脆，确是珍品。他说："听同事说你在这里进修，特地来送件礼物给老同学你作为纪念，所以别辜负我的真心真意，一定得收下。"这次会面时我在工作，他连口水都没喝上就走了！没想到，这一见面之后，竟成了永别！

在广医进修的罗定县人民医院麻醉科医生说："你的老同学杜军政是我们罗定县人民医院副院长，临床业务很棒，求诊病人多，在罗定县很有声望。去年是罗定县副县长候选人，但因为人太老实，没有背景也没有关系，落选了。"

老杜同学的确是好样的，是我们同学中的佼佼者。1985 年我读研时，他将祖传秘方“滴鼻剂”（专门治疗过敏性鼻炎）送了数瓶给我，并附上使用说明书。他说仅滴 2—3 次就能见效，希望我找人开发为科研成果。我将滴鼻剂送给了几个校友，包括教务处长彭胜权、科研处长赖世隆。他们用过后，都说疗效好，药物可靠。于是我将一瓶滴鼻剂送交到时任广东省卫生厅副厅长、第一任中医药管理局的张局长手中，附上疗效确切的证据，希望科研单位开发出来，解决广大过敏性鼻炎患者的疾苦。张局长当时答应了，但之后就没有下文了。

2006 年，母校 50 年校庆同学聚会，我得知杜军政同学早已因肝癌去世，情不自禁地哭了！老杜啊，我沈忠源从不愿欠别人的人情，你的人情我怎么还啊？

杜军政送我的那对玉镯，我曾经给广医二院消化内科陈丽英主任看过，陈主任说：“小沈，想不想卖掉？估计每只可卖 500 元以上，我可帮你卖掉。”我说：“陈老师，再多钱我也不会卖的，这是老同学特地送给我做纪念的！”直到得知老同学死讯，夫人劝我：何必留着，徒增伤感？她将这对宝贝玉镯送给了两位婶娘，一人一个。杜军政同学这份深情厚谊永远留在我心中，希望他一路走好，在天堂里无忧无虑！如果有来世，我一定会还这份人情的。

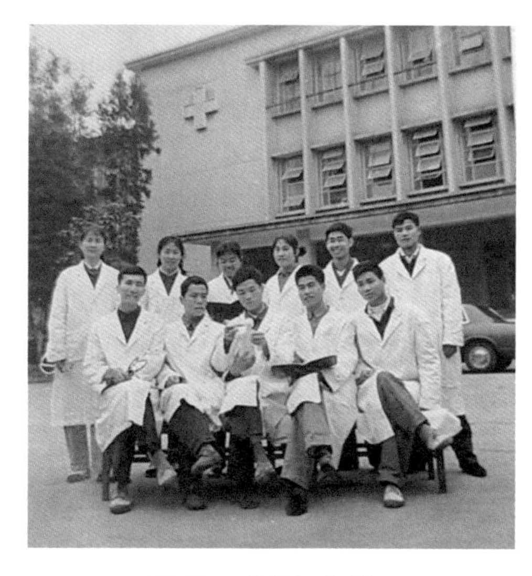

73 级一班 7 组合影
前排左二杜军政，后排左二李玉琴，
前排中间沈忠源

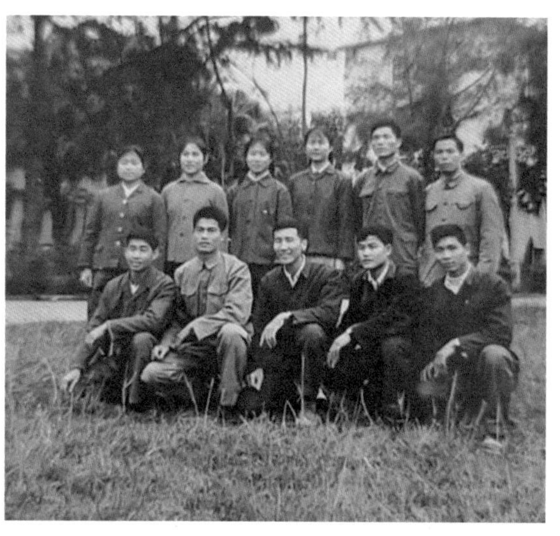

73 级一班 7 组合影
后排右一为杜军政

热烈庆祝广州中医药大学建校四十五周年！
廣州中醫藥大學
七三級

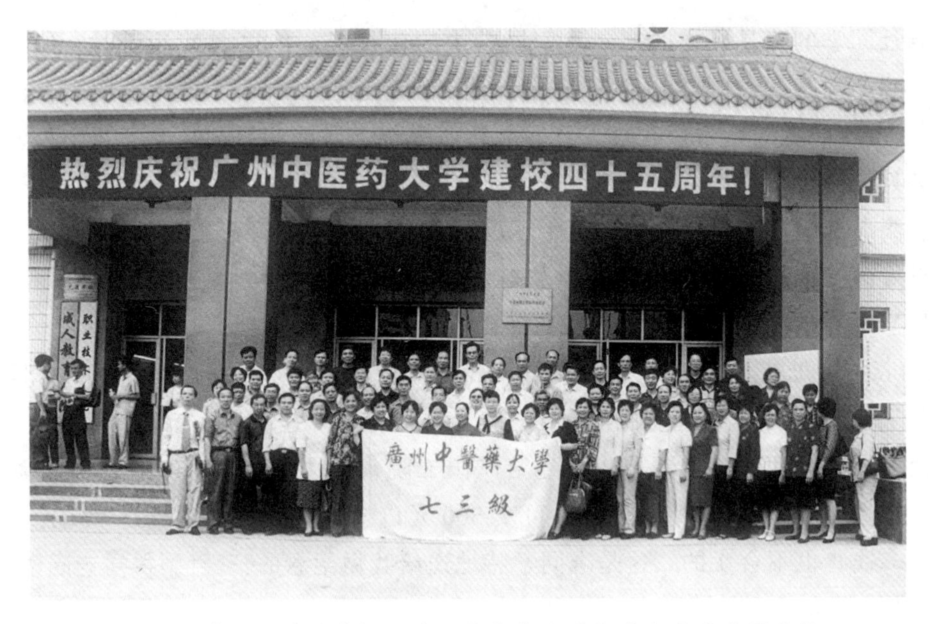

前排左一戴大红花的为杜军政，是广东省罗定县人民医院副院长，
他作为特邀嘉宾参加广中医校庆

（八）王所长打压异己，剥夺科研成果

在广医二院进修期间，我5月底回汉了一趟，给女儿过了10岁生日。返回进修单位时，我收到科室研究生周大桥给我寄来的一封求助信。信中说："由于导师李主任与王所长的矛盾，我今年毕业后没法留在科室，王所长不要我！希望你能帮我调去深圳市中医院。"周大桥是我院78级的学生，毕业后留校在藏象肝病研究所工作，1988年考上了本所的研究生，很优秀，头脑聪明。我研究生毕业回科室时，他的导师李主任跟我说："沈大夫，我负责的'肝郁本质的基础与实验研究'国家课题，打算让你牵头来做。"因我当时考虑到他与王所长的关系较为紧张，说："让大桥跟我一块做，他很精明。"李主任说："可以，大桥今年报考了我的研究生。"所以从1989年开始，我不仅在肝病门诊上班，还一直在与周大桥紧锣密鼓地进行这一国家课题科研工作，所有肝郁用逍遥散加减方的病例，全部是我门诊的病人，并亲手送检，做皮肤胃电膜检测试验及抽血检查。检查数据，由周大桥与实验室对接统计。因为这也是周大桥的研究生论文课题，所以我们合作得非常愉快顺畅，在郁晓红主任、晏雪生、肖琳老师的帮助下，我们顺利地完成了这个课题。

后来，周大桥如愿调往深圳市中医院，其后成为深圳市杰出的肝病专家。这么优秀的人才竟然为王所长所不容，被撵出了研究所，实在荒唐！

1993年上半年，国家"六五"攻关课题"中医药治疗慢性乙型肝炎的临床与实

验研究”专家验收，评定为“国内领先水平”，课题组中唯独没有我的名字。紧接着，国家课题“肝郁本质的基础与实验研究”，专家验收后获湖北省“科技进步三等奖”。公告的课题牵头人换成了吴主任，参加人员中没有我的名字，而实际上吴主任根本没沾这项科研项目的边。于是我找李主任问是怎么回事，他说：“王所长多次在会上强调，凡是肝病课题，不管沈忠源做了多大贡献，课题荣誉都不能写沈忠源的名字。沈大夫，请你不要怪我！不信你去问其他几位科室领导！”

1994 年，陈家春牵头的湖北省科委（现湖北省科学技术厅）课题“樟牙菜（研制为紫金肝泰胶囊）治疗慢性肝炎的实验与临床研究”，其临床设计部分及临床用药观察，都是我一手操办的，蔡大勇老师负责实验部分。可到了鉴定的时候，陈家春跟我说：“沈教授，王所长看到您的名字在课题组内，很恼火，要我把您的名字删除，加聂广（跟王所长关系较好，当时在传染病房上班，接触过课题用药病例），不然王所长不让我们课题的鉴定过关。”我听后愤怒地斥责陈家春：“那你把我名字删除吧！这是什么狗屁鉴定?”大概过了 3 年后，陈家春在湖北中医学院南门口碰到我，递给我一个信封说：“沈教授，课题鉴定完成了！成果转让费 55 万元，这是给您的报酬，请您拿上！”我一甩手，将其丢在地上说：“陈家春，我不要了！”

2021 年 3 月，我和在北京中国科学院工作的蔡大勇通电话时，他聊到陈家春和“樟牙菜课题”之事，说：“沈教授，陈家春给了您 1 万元是吗?”我又说：“他是给了我一个信封，里面多少钱我不知道，他当时给我，我扔在地上没要。”蔡大勇打趣地说：“您不要，给我嘛！”

自研究生毕业回院工作后，王所长肆无忌惮地打压我，想将我置于死地，常言道“兔子急了也会咬人”，1993 年春节过后，我登门拜访王所长，直接问他为什么要这样对我。他说，我在省里告了他的状，省纪委丁书记和韩副省长都过问了，要湖北中医学院处理我举报的问题。当时，我是写了举报函，新华社“内参”也登载了王所长打击报复我的函件。情况是通过找我看病的挚友、新华社湖北分社社长李永长（后调任香港分社任副社长）帮忙反映上去的。当时派了任锡中、彭如发到省中医附院处理此事。

那天晚上在王所长家，我骂了王所长，闹得很僵，当时把他夫人管主任气得大哭。

次日，我到学院向党委书记王抗生汇报了这件事。王抗生说：“沈忠源，我们也算是朋友了！我要是你，换个科室不好吗？你已与老王水火不容了。”其后，我去请教内科主任张晓星教授和陈如泉副院长，这二位都是我信得过的老师。内科张主任欢迎我到她的科室去工作，但陈院长极力反对，说：“沈忠源，你不能换科室！因为你的业务长期在肝病领域，这方面的影响已经显现出来了。医院领导层和各科的科主任都清楚你目前的工作处境，不要惧怕挫折，认真干好自己的工作就行了！”

“人间自有公道在”，但公道在哪里？说实话，是我找广州中医学院恩师王建华教授帮忙，帮助我院拿到了国家“六五”攻关课题“中医药治疗慢性乙型肝炎的临床与实验研究”。没有此项课题，藏象肝病研究所也就不会成立。就是因为我院拿到并实施了这一课题，第一个国家中医肝病治疗中心才在我院挂牌，并拿到了《中西医结合肝病杂志》的主办权——我没有功劳，也有苦劳吧？

人生在世，多个朋友多条路，多个朋友多种福气。友谊是无垠的天地，坦诚是友谊的桥梁。真正的友谊从来不会平静无波澜，但凡事千万不要做绝，要留有余地。不知王所长是否能领悟其中的真谛？

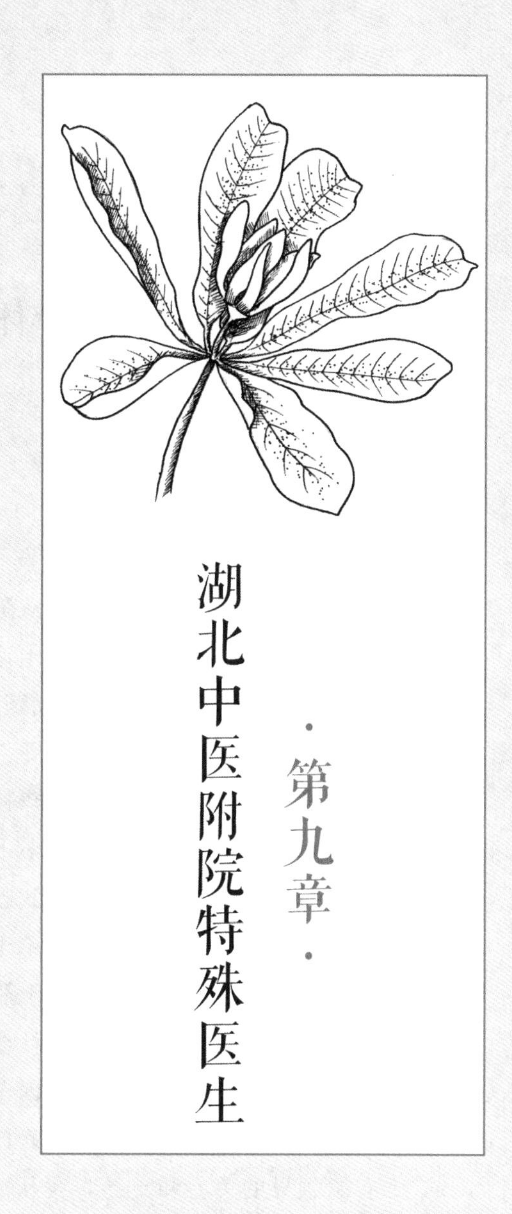

第九章 湖北中医附院特殊医生

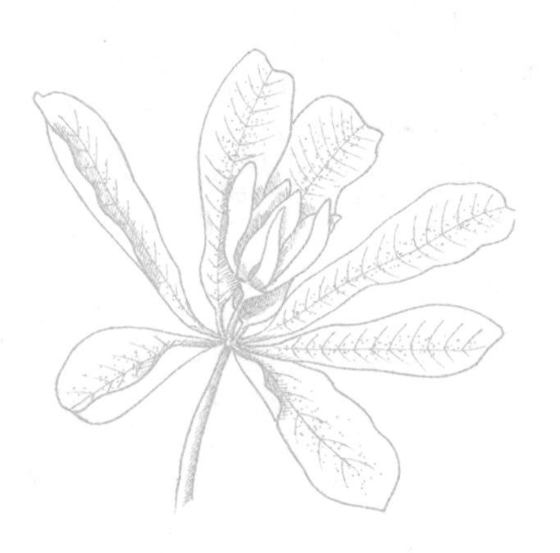

（一）院长领导下的个体肝病门诊

陈如泉副院长是我的良师挚友，自从我调入湖北中医学院以来，一直对我的工作较为关心和支持。因此，我听从陈院长的高见，没有放弃肝病专业。于是，内科门诊挂有“藏象肝病研究所”的第十诊室，从此成了我个人的专诊室。有我的自拟方院内制剂“乙肝净”“乙肝清”中成药，病人服后普遍症状改善，乙肝病毒转阴效果较好。我上午的门诊病人特别多，下午的工作主要是整理病历（用制剂药的患者病历都要留存下来）。而李主任的国家科研课题“肝郁本质的基础与实验研究”我是牵头人，所有使用逍遥散加减方纳入科研观察的患者，都是由我提供的病例样本在实验室作皮肤胃电膜及其生化检查。我找到业务院长章院长，说：“章院长，我跟不上王所长，不跟了！想脱离他的领导单干！”章院长笑着说：“沈大夫，你的情况，我们院领导班子都知道。有人说你‘头上长角，身上长刺’，具有不服领导的个性，我倒有点佩服你。你的病人那么多，在社会上有一定影响，用事实说话嘛！好好干，我支持你！”接着又说，“你们肝病科室因王所长与李主任不和，同事间的关系闹得很僵，实在令人担心！那你就搞好你的肝病门诊吧！”

有了领导的关心和支持，我从 1989 年 7 月起单干肝病门诊，成了无科室、无人管的肝病专科医生。此后，我每月的奖金都是由湖北中医附院经管会按科室同类人员最高标准单独发放。我的自律性较强，每天都按时上下班，从不迟到早退，以“病人为本，医人以德，疗有成效”为座右铭，全心全意地为广大病人服务。

由于我门诊病人较多，《中国中医药报》、《湖北日报》、湖北电视台都对我进行了专题报道，社会影响较大，连我在老家当知青时的公社党委老书记也惊动了。

（二）家乡程金阶老书记的探望

二十世纪九十年代初，金秋时节的一天上午 10 点钟，我正在肝病门诊紧张地工作，突然发现一个高个子、老态龙钟、挺面熟的老人，与我堂妹夫陈庆成一起站在肝病门诊的门口。我惊讶地急忙起身迎接说："程书记，您来了！"老人家招手对我说："忠元，看到你很高兴！别起身，还有这么多病人在等候，我们不打扰你看病，在外面等你看完病人再聊。我是昨晚在电视节目中看到你，介绍你的医疗成绩，特地来看望你！"

那天上午的专家门诊，看完60多名患者已是中午一点钟，我随堂妹夫陈庆成（专职司机）跑去隔壁的湖北中医学院停车处，看到可敬可怜的程金阶书记，70多岁的老人，坐在球场边的石条上干等了足足三小时。当时吹着北风，天气有点凉，我忙糊涂了，忘记将离此近200米的宿舍的钥匙给陈庆成，请他们到屋里休息，我十分后悔。我跑过去紧握着老人家的手说："对不起呀，程书记，让您久等了！"程书记紧紧握住我的双手说："忠元，见着你就行了。看到你出来后取得那么好的成绩，真为你高兴！我们送你去上大学，书没白念！你没有辜负刘集人民的期望，有出息！"我拉着老书记的手说："今天中午就在学院的招待所餐厅吃个便饭。"他说："我不在这儿吃饭，主要想见你！"就又喊着，"庆成，开车！走了。"这就是湖北省最有名的大寨陈永贵式劳模、新洲县刘集公社原党委书记、新洲县原人大主任程金阶的精神风貌。

我当时心里很不是滋味，感觉非常对不起专程来看望我的家乡老书记。突然间，脑海里又浮现二十年前上大学前的一幕：本来我已被录取到华中农学院上大学，因公社夏副书记使坏被换成了别人，气得我狠狠地把他骂了一顿。其后，因广东中医学院新洲籍学员身体问题，蔡友恒县长推荐我去顶替。当我拿到了录取通知书，在公社办手续时，碰到老书记程金阶，他批评了我，说我不该骂人，还说他不放我走，我休想离开刘集。当然，后来程书记听了我的解释，还是给我办了手续。

我永远忘不了当年离别时，程书记在刘集机械站路边对我的深情叮嘱："忠元呀，别辜负刘集贫下中农对你的殷切希望，好好学习，将来努力当一名好医生。"虽然二十年过去了，我还是要再次拍着胸脯向他保证："一定不会辜负家乡人民对我的期望。"一句承诺，一份责任！

（三）医治误诊误治的"丙型病毒性肝炎"

1993年，湖北中医附院内科门诊十诊室的肝病门诊，迁到住院部南门口的一栋平房里，门牌挂的是"肝病专家门诊"，这是医院领导给我新安排的专科室。

该门诊完全暴露在院内职工的视线中，上下班都要从门口经过。每天上午门诊病人都爆满。在求诊队伍中，不少是当地头面人物和国家高级干部，他们大都是湖北中医学院与湖北中医附院领导介绍过来的。欧阳忠兴院长介绍的最多，其中有一位是《楚天都市报》王总编，他在省人民医院被查出患有“丙肝”。体检化验单上，谷丙转氨酶300多，丙肝抗体及HCV-RNA皆阳性。我问他输过血没有，他说没有。问他哪儿不舒服，他说感觉比较疲劳乏力，睡眠不太好，其他尚可。我建议他住院诊治。他说最近工作较忙，若要住院，须先把报社工作安顿好，下周才能过来。我当即给他开了理肝健脾、宁心安神的中药7剂及护肝降酶的西药配服。

一周后，王总编在湖北中医附院高干病房住院，欧阳忠兴院长指定我负责诊治。进院后王总编再做肝功能及丙肝病毒系列检查，结果令人诧异：其肝功能全部正常，转氨酶不高，丙肝抗体与其HCV-RNA都是阴性，病人自我感觉尚好。

难道仅服7天中药就把他的“丙肝”治愈了？这种情况根本不可能出现！我建议王总编到武汉同济医院复查。同济医院检查的结果与我院基本相同：肝功能正常，丙肝病毒阴性。于是我告诉王总编：“你的‘丙肝’属误诊，可能是抽血标本标号‘张冠李戴’了，或抽血标本被污染了。”

有位韩副省长的“丙肝”也是误治造成的。他说自己颈部长了一个小纤维瘤，动手术摘除时，部下劝说他输血而得的病。这实际上是“抬轿子”惹来之祸。我当时笑着责备说：“韩省长啊，动员您输血的人是好心办坏事啊！本来纤维瘤摘除是个小手术，流不了多少血，根本用不着输血。”二十世纪八九十年代，丙肝检测试剂存在问题，“丙肝”患者献血情况普遍，所以容易出现问题。我门诊就碰到过一位6岁男童，因注射丙种球蛋白导致“丙肝”，肝功能严重异常。

韩省长总是晚上在其夫人的陪同下到我家里来就诊。他服用中药很守规矩，总是自己煎药。他对我说：“我出差时总带着中药与电炉，每日一剂，疗效不错，服后身体状态好多了。”韩省长后来退休了，据说要他到省人大当副主任，他不干，仅负责湖北省老年工作委员会的工作。韩省长是典型的儒雅帅男，风度翩翩。他曾开玩笑说：“沈大夫，如果有下辈子，我就做一名像你这样的医生。当医生好啊！”

（四）新华社湖北分社李永长社长就医“启示录”

李永长，北京大学才子。1973年工农兵学员高考，轰动全国的张铁生交白卷给领导的信，也是《人民日报》自他所在的《辽宁日报》转载的，当时他在新华社辽宁分社当记者，后来调回新华社湖北分社当社长。1995年，他调往香港，任新华社亚太总分社副社长。

李永长社长也是湖北中医附院欧阳忠兴院长介绍给我的患者。1993年春夏之交，他正在武汉同济医院综合病区住院治疗，患的是“乙肝”肝硬化。我赴同济医院会诊时，他的病情是乙肝“小三阳”，HBV-DNA阳性，白细胞和血小板偏低，肝功能异常伴有黄疸，“B超”提示门静脉内径增宽，脾大，为肝硬化。当时症状：烦躁不安，睡眠不好，精神疲乏，食欲不佳，便溏。舌质暗淡，苔微黄腻，脉弦滑数。我观察到他性子特别的急，便开导他说：“李社长，您要注意保持心态平静，我们用中西医结合治疗，是有希望治好的。”

根据他的中医症候特征，其病机为湿热邪毒久蕴，肝郁脾虚，气滞血瘀，虚火扰心。治以疏肝化瘀，健脾去湿，宁心安神。处方以柴胡、枳壳、郁金、半边莲、黄连、乌贼骨、苍术、生黄芪、白术、鸡内金、丹参、酸枣仁、柏子仁、合欢皮、茵陈等药，5剂，每日1剂，水煎服2次，饭后温服。看完病后，我建议他转到东湖医院住院，按我的方案治疗。西医用支链氨基酸、阿拓莫兰及护肝药；中医服我的中药方每日1剂。

他问为何要转院，我说：“因您老兄性子特别急，中医治肝强调情志因素，修心养性跟治疗预后都有密切关系。东湖医院在东湖湖畔，环境优美，您在医院每天打完解毒护肝的点滴之后，坐在湖边钓钓鱼，彻底放松心情，保持精神舒畅，有利于治疗和身体康复。”

李永长社长听从了我的意见，并且按我的医嘱认真地执行。他在东湖医院住院半月余后，肝功能恢复正常，自我感觉尚好。他出院后，一直服我开的中药，一年余，乙肝肝硬化达到临床治愈标准。血象正常，肝纤指标正常，“B超”显示门静脉内径正常，脾脏不大，乙肝“小三阳”，HBV-DNA呈阴性，没有不适。我建议停药观察。1994年秋天停药，直至1995年李社长调到香港前，每3个月全面复查一次，未见复发。

2002年金秋时节，我受邀去香港做访问学者，在香港与他相聚时，他夫人汪大夫说：“沈大夫，多亏您救了李永长，他来香港这么多年，连感冒都未患过，身体状况很好。”李永长笑着说：“是的，谢谢你呀！”但其后他夫人又苦笑着说：“沈大夫啊，李永长现在又抽烟又喝酒，我说他不听。”我笑着说：“最好不抽烟不喝酒，但我自己也是烟酒不断啊！建议老兄少抽烟，最好不饮白酒、啤酒，饮点葡萄酒问题不大！”

2006年6月的一天上午，我女儿于武汉大学新闻系研究生毕业时，我去新华社湖北分社为她找工作，在院内意外碰到数年未见的挚友李永长社长。他与原先判若两人，原来体型较胖，现在形体消瘦、十分憔悴。记得当时是他从背后喊我：“沈大夫！”我转过身一看，感觉特别面熟，就是记不起名字。我吃惊地、呆呆地看着他。他说：“我是李永长！”他拉着我的手走进他的办公室后，将衣服松开，右腹部一条长长的刀痕呈现在我眼前。我当时眼泪情不自禁流出来了。他说：“我刚回汉，因肝癌在上海东方肝胆医院做了手术。”他将所有的病历资料给我看了：HBV-DNA阳性，肝功能异常，黄疸，腹水，医院给予贺维力抗病毒及西药护肝治疗。我根据他当时的情况，给他开了中药处方，建议他在同济医院住院治疗，并告诉他："有什么需要我帮忙的，请与我联系，我会尽力而为的！"但令人遗憾的是，没过多久，这位北京大学63级高才生、副部级领导，就痛苦地离开了人世！我想，如果他没有离开湖北，我可一直关照治疗，他可能不至于这样快就因病去世了。他病情复发，与他喝酒、抽烟、工作忙碌经常熬夜有密切关系。

（五）独来独往的个体门诊，收获颇丰

我在湖北中医附院一个人一个专诊室，当时有不少实习学生主动来抄方。我的门诊求诊病人多，全院职工有目共睹。当时，我保证每天上午门诊不空，下午关门，有时出诊。主要是因为我当时还兼任武汉市武昌区中医院肝病病房的指导专家，保证每周查房2次。因为在本院我离开了科室，无法参与肝病病房工作，所以门诊收治的重病人都在武昌区中医院治疗。而住院病人的特殊理化检查，一般都在省中医附院进行。

我院消化病专家崔世高主任介绍给我治疗的钟祥县（现钟祥市）患者患药物性重症肝炎，收于武昌中医院治疗。他是一位20来岁的年轻小伙子，来时如同黄土里拔出来一样，面黄肌瘦，周身无力，不欲饮食，大便一日20余次。当天在我院进行生化检查，结果显示肝功能严重异常，总胆红素400μmol/L，白蛋白减少，凝血酶原时间延长。查甲、乙、丙、丁、戊肝炎病毒标志物皆为阴性。问其病史，发病2月，刚开始发热畏寒，当地医生当成疟疾治疗，并找了"土医生"中医治疗。他把药方拿给我看，数十味中药一个处方，杂乱无章，毫无规则地滥治。他是因误治失治，药物中毒引起的重症肝炎，并同时患有胃肠炎。中医诊断为黄疸，泄泻。在武昌中医院，他按我的中西医方案治疗月余，痊愈出院。

我在武昌区中医院肝病病房收治的病人，大多数都是慕名找我求治的患者，经治患者的疗效大都是满意的。所以那时该中医院经济效益也较好，当然我也从中受益。逢年过节，院护士长都登门看望我。

我个人的肝病门诊，自行安排好工作，仅上午开诊，下午关门整理病历资料及其他工作，每天很忙。我主要有如下三方面工作：（1）撰写论文：对院自选课题进行临床总结，《乙肝净糖浆、乙肝清合剂治疗150例乙型肝炎临床观察》《肝炎后肝硬化治验》等文刊登在《新中医》《湖北中医杂志》上。（2）编书：由徐木林主编、中国中医药出版社出版的《农村医师临床必读》大型工具书中《医源性疾病》整章数万字都是由我编写的。我在湖北省图书馆、学院与中医附院图书馆翻了好多的相关书籍、杂志，认真收集了不少信息，在此基础上编写而成。（3）在线回复患者问题，举行学

术讲座等：在湖北电视台主讲“甲型病毒性肝炎的防治”；在湖北电台《健康》栏目，作为“空中医院”特邀咨询专家，回答慢性乙型肝炎、肝硬化、肝癌患者线上咨询的问题。我有时也去湖北电台的现场解答咨询，有时咨询电话会连线到我手机，我直接进行解答；还应邀进行湖北中医学院卫生科组织的“肝炎防治”相关讲座，以及湖北中医附院教务科组织的肝病系列讲座等，其中在中医附院业务学习时间开展讲座最多。

世纪之交，中成药“速立特”大显神威，传言治疗“乙肝”疗效显著，中国红十字会也经常在《中国中医药报》打广告兜售“速立特”，夸其疗效好，“乙肝”“大三阳”转“小三阳”快。

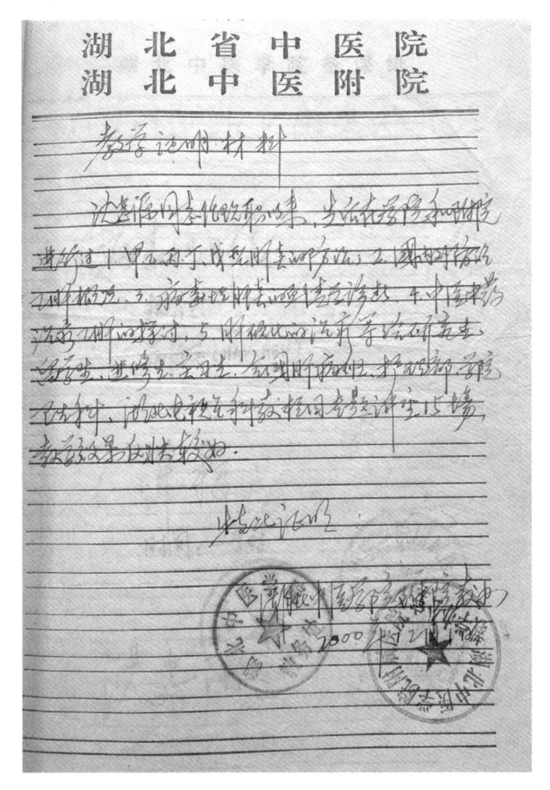
湖北省中医院
湖北中医附院

教学证明材料

特此证明

湖北中医学院与其附院讲座证明材料

二十世纪九十年代初秋的一天下午，我受“速立特”湖北公司经理的邀请，在武汉市武昌区昙华林一学术会议大厅里，进行了一场令我“触目惊心”的“乙肝”学术讲座。其公司是通过湖北中医学院刘书敏老师找我主讲的。说它令我“触目惊心”是会场阵势震撼，整个学术厅座无虚席，都是湖北地区销售团队的精英，清一色的制服，整齐端正就座。负责人介绍“今天请肝病专家沈忠源教授讲座‘乙肝’临床知识”后，一声令下：“起立，唱敬业歌！”所有人员迅速敏捷地整齐站起，雄壮激昂地唱起敬业歌，歌声在整个大厅里回荡。这支销售队伍的确威武，训练有素，如仪仗队一般气派，令人震撼。上课前，公司负责人跟我说：“沈教授，我们销售的‘速立特’治疗‘乙肝’疗效好，“大三阳”转“小三阳”特别快，希望今天的讲座能兼顾提升‘速立特’的社会价值。”我明白其意，但仍直言不讳地说：“‘大三阳’转成‘小三阳’，若核酸 HBV-DNA 仍是阳性或滴度高并非好事，说明‘乙肝’病毒出现了变异，容易产生肝硬化甚至肝癌。”他们明白了我的意思，不愿按他们的套路讲，听讲者陆续到堂，我不想讲但也走不开，就提出讲“乙肝”发病机理与其中西医治疗概况，不讲“速立特”药效。他们也无可奈何地接受了我的讲座内容。一个多小时的讲座完后，我祝愿“速立特”中成药越做越好，造福广大“乙肝”患者，获得震耳欲聋的掌声。

我的工作成绩，院里干部职工有目共睹，这都是通过自己艰辛的努力取得的。我周末或节假日从未休息，不是在武昌区中医院就是去新洲红十字会医院或其他地方医院出诊，经济效益是可观的。“东方不亮西方亮”，得不到这头（名誉、权益）得那头（经济利益），心里也感到欣慰。

梁启超说：“患难困苦，是磨练人格的最高学校。”身处逆境的我，逆流而上，做自己喜欢做的事情，乐在其中。

（六）获奖论文被同行剽窃

1992年的一天周五下午，为医院业务学习时间，我受院教务科邀请，在湖北中医附院阶梯教室进行“中医药治疗慢性‘乙肝’概况与探讨”讲座。当时，讲座不到半小时，内科杨新中大夫突然举手说：“沈老师，您今天讲的内容，与我刚在《中国中医药报》上看到的广州中医学院第一附属医院一位医生写的《中医药治疗乙型肝炎概况与展望》一文完全相同。”杨大夫拿着这份报纸举起来，当时教室内一片哗然，大家都笑了起来。我感到很诧异，当即说明：“杨新中大夫手中报纸上刊登之文，纯粹是盗用、剽窃我的作品，因为我今天讲的内容，文章早在1990年《新中医》杂志第5期上发表了，刚获得1992年省自然科学优秀论文二等奖和省中医学会二等奖。”

课后，我仔细看了《中国中医药报》登载的剽窃本人作品的内容，除了将我在《新中医》上发表的文章标题中的“探讨”二字改成“展望”外，其他文章内容，甚至标点符号都完全一致。我感到愕然、震惊！当时《中华人民共和国著作权法》已经施行，有人竟这样赤裸裸地抄袭，公然剽窃！我随即去信《中国中医药报》，要求查证处理：（1）公开向我赔礼道歉；（2）拒付其稿酬。《中国中医药报》王总编随即回复：“（1）经查证，该作品确实为剽窃；（2）我代表本刊为审稿不严向您致歉；（3）已去函广州中医学院第一附属医院的剽窃医生，进行了批评，并要求他向您致歉。”其后，剽窃者致歉信来了，但并不诚恳！他在信中说：“我敬佩沈老师严谨、实事求是的科研态度，但您文章中也存在别人的东西，别那么认真，向您致歉。”我写的是综述文章，当然会有他人的东西，但其中的“探讨”是我的个人创见，其精华之处在于“中医宏观辨证结合西医微观诊疗手段，选择特异性中药组方施治的原则”。之前谁提过这种观点？而且，这封道歉信还是打印出来的，仅签名是手写的。我看过后越发气愤！

怎么办？若打官司闹大了，说广中医学生告母校老师，多难听！最后我只好将《中国中医药报》王总编的复函、广中医那位剽窃者的“致歉信”、《新中医》登载的我的作品《中医药治疗乙型肝炎的概况与探讨》，还有剽窃医生在《中国中医药报》

登载的剽窃文章的复印件，分别寄给了广州中医学院我的二位导师熊曼琪（其丈夫李任先是学院院长）和何柏苍教授（院党委副书记）。没过多久，我出差去广州，母校同学告诉我："剽窃你作品的医生是广中医第一附院常务副院长，一年多来'牛逼哄哄'，讲座不断，电视台、电台采访他，红得发紫，没想到都是盗用你老沈的作品欺世盗名。现不仅副院长职务被撤了，还离开了肝病临床，调换了科室，真是罪有应得!"说实话，这位医生抄袭侵权，如果能认识到错误，致歉态度诚恳，我是不会向他的领导告状的。

从 1989 年 7 月至 1995 年 8 月，我的门诊实际上成了院长领导下的个体肝病门诊，有自己的专诊室，有广大求诊患者，同时有陈如泉、欧阳忠兴、章如虹、方乘轼等院领导的关心和支持，完全可以放开手脚做自己想做的事情，成绩、收益都是可喜的。

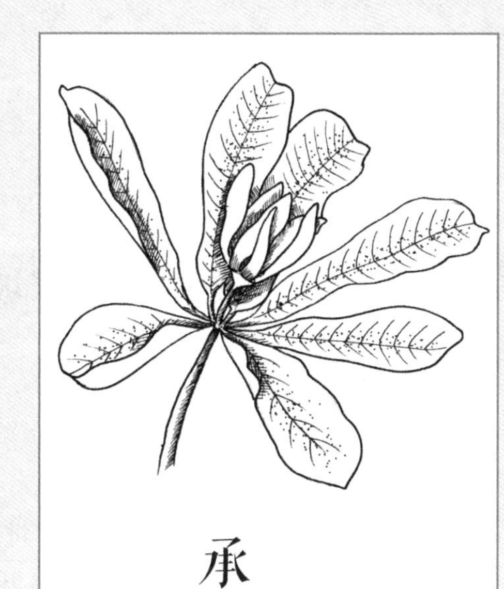

·第十章·

承包付家坡专家门诊部

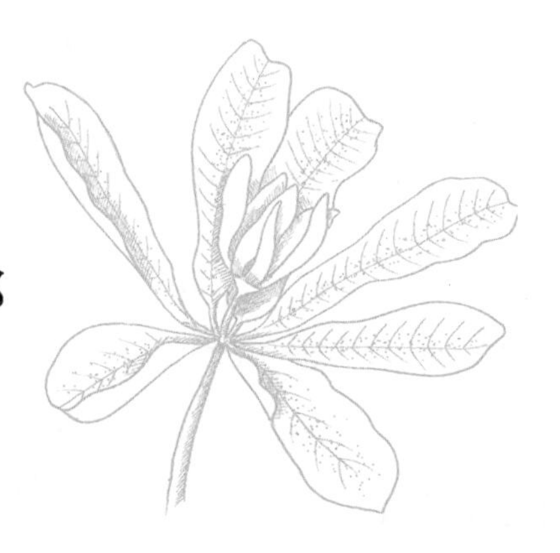

（一）重整旗鼓　付家坡专家门诊部

1995 年 8 月，湖北中医附院付家坡专家门诊部招标承包，负责该门诊部的张方建副院长对我讲："该门诊原来是肝科吴主任承包的，经营了两年，入不敷出，尚欠药商货款。皮肤科熊主任、眼科沈主任想接手，但未谈成。建议您沈教授承包下来，医院会全力支持您。"当时院领导已换届，附院党委书记为何传璋，党委副书记为王茹凤。周季任院长，张方建任副院长。

我同张方建副院长和附院经管会杨明武科长一起到付家坡专家门诊部去视察。当时下着毛毛雨，门诊部的外墙已破旧不堪，不断在滴水。地面潮湿，老鼠成群。药房里的药柜破损，西药所剩无几，而且很多已过期。中药房除了一个配药柜外，没有库房，一包包药袋堆在墙角。所剩的中药大都糜烂了，根本不能用。

门诊部的房东，是一位黄姓开家具店的女老板，其实她也是租的湖北省付家坡长途汽车站的门面房，房子都很陈旧。我问张方建副院长："医院能不能投点资，装修一下？"他说不能。

付家坡专家门诊部这个烂摊子，接还是不接？如接，我必须投资 3 万—5 万元装修及添置药柜。当时家里存款不多，我将承包专家门诊的意向与好友洪山区企业家郑兴国总经理说了，郑总支持我承包，说投资他可以帮忙，亏了他也可以填补。就这样，我硬着头皮与湖北中医附院签订了承包合同。合同规定：（1）门诊部药房的药师、护士由中医附院选派，工资、奖金、福利由门诊部承担；（2）每年要给中医附院上交 3 万元；（3）合同为期 2 年，从 1995 年 9 月起至 1997 年 8 月止。

我接手付家坡专家门诊后，自筹资金 3 万元，全部用来装修房子及更换药柜。墙面和房顶装修是我师姐龚竹林的三哥免费帮忙的。门诊部原有的医护人员，除了外科护士刘小年留用外，其他所有人员包括坐诊的专家全部解聘。药房由中医附院选派的药剂科原采购员常青负责，药工有药系刚毕业的程芳芝。注射室与外科治疗室合并一室，招了两位卫校毕业的护士，向丹和李海芳；外科治疗室聘请了附院外科副主任技师卢振华。门诊部坐诊的专家有：内科的邱幸凡、张晓星、梅国强、魏发善、赵庆君、崔世高主任等，妇科的汪金玉主任，针灸科的康世英主任，肿瘤科的陈柳林、刘仕霞主任。药房进货方面，西药由附院采购员孙伟负责，中药由汉川中药材公司供应。中西药都要求采购优良品种，先进货，每个月月底结算付款。

（二）付家坡专家门诊部开张大吉

1995年9月18日，付家坡专家门诊部经过一番整修，焕然一新。开张那天，不少亲朋好友送来了花篮和盆景，给门诊部增添了喜气。中午，我们在附近酒楼宴开十席志喜，韩副省长，新华社湖北分社李社长，湖北中医学院王书记、张院长、孙副院长及徐副院长，湖北中医附院何书记、张副院长，湖北电视台专题部陈主任，武汉电视台广告部徐主任，以及《湖北日报》记者左凌等都前来捧场，媒体还进行了报道。

在我的努力下，付家坡专家门诊部终于在停业数月后以全新的面貌复业了。由于舆论宣传到位，坐诊的医生都是中医临床水平一流的专家，病人数量与日俱增。门诊的外科小手术、输液都在有条不紊地进行。药房工作较忙，其他科室人员一有空也帮忙抓药。中医附院门诊药房负责人张菊金有时也过来支援。因输液病人较多，护士要轮休，所以周末也把附院老护士刘明芳请来帮忙。有些病人想做中药膏剂，我就把附院药剂科制膏剂的权威张亚志主任也请过来帮忙。这样，门诊部各项工作就得以全面展开了。

我们的门诊部，医生都是高年资、我的老师辈，药师、护士工作都很出色，大家坚守自己的岗位，团结协作，气氛非常好。中午午餐时，门诊部职工经常定点在陈氏餐馆一起吃饭。开张两个月后，我们的工作已经走上了正轨，经济效益与日俱增，开始有奖金发了。医院派来的护士、药师除工资外，奖金一般比医院要高许多。医生、专家的挂号费全归个人所有，下班后，全部结清发放。

财会方面，聘请了省中医附院唯一一位注册会计师涂艳荣做账。我妹夫钱济南（原老家大队会计）记流水账，与涂会计对接走账。因发票是省中医附院提供的，所以这方面我抓得挺严格，坚决杜绝滥开发票现象。中西药品零售价都是根据省中医附院标准而定。曾有某科室主任及管理部门科长向我讨要发票，被我一口拒绝，某个体门诊要买发票也被我赶走。这是原则问题，绝不含糊，必须严格对待。经济工作是项危险的工作，若处理不当，付家坡专家门诊部这条乘风破浪之船就会翻沉。

因为有一些特殊病人，要求将中药熬成膏剂，所以我们买了相关设备，由张亚志主任负责制作。我们门诊乙肝病人较多，所以在武汉市第一医院、武昌区中医院制作了高浓度的乙肝清合剂，按每天一付中药剂量，制成250ml瓶装合剂，给患者服用，一日2—3次服完。新洲县红十字会医院邀请我为家乡建立一个为肝病患者服务的工作点，我邀请湖北中医学院黄志杰、吴定邦教授一起去那里坐诊。每半月去半天，先查房，后看门诊。乙肝净合剂也在这里应用，广大患者都反映疗效较好，经常出现供不应求的局面。

（三）黑心房东使坏，门诊部无法生存

1996年春天，湖北中医附院付家坡专家门诊部刚刚走上正轨不到半年，一天下午下班后，房东董老板没同我商量，突然派人将诊室地面都挖开了。诊室下方是粪窖，臭气熏天，这样一来，门诊部怎能正常工作？我责问她为何这样，她说厕所堵了，与粪窖有关。我知道，其实是因为我们门诊部没有接受她托卖保健药品、眼药水的请求，她是在进行报复。两天前，董老板曾数次要求我们门诊部帮她卖东西，被我拒绝了。我说门诊部是正规医院办的，随便开药是违法违规的。她当即要我交数百元的电话费。门诊部电话接她的家具厂座机电话线，之前从不收钱的。我们派人到邮电局打出账单，电话90%都不是我们打的，我问："凭什么要我们缴纳话费？"拿到凭证，她没说话了。第二天，一个50岁左右的男子，个头不高，在门诊部买牛黄上清丸，故意找茬，说我们的药价比药店贵。我说："你嫌贵就别在这儿买，去药店买吧！"这家伙咆哮道："我叫杨石头，这一带都知道我，我不让你开门诊，你们就得关门！不信走着瞧！"这一下可把我给惹火了，怒斥道："我不管你杨石头还是臭石头，你动一动我们门诊试试看？我马上叫车站派出所王所长把你抓起来！你就是个地痞流氓！混蛋，滚出去！"这家伙被我震慑住，溜走了。付家坡长途汽车站派出所王所长是我的朋友，曾嘱咐我遇到什么麻烦事随时打电话，他会帮忙处理的。

那段时间，房东使坏，我们的工作无法正常开展，我被搞得非常焦虑。门诊部花了2万元装修，业务刚刚有了起色，灾祸突然降临，被逼得要迁出。每天那么多患者要看病取药怎么办？

我发现我们门诊部对面的湖北省机械工业厅招待所空着两间房，就找招待所丁所长，提出把这两间空房暂时借给我们门诊部做诊室。丁所长也是我的病人，他毫不犹豫，爽快地答应了。正在我们这里看病的武昌车辆厂段厂长，看到我的窘境，次日亲手做了一块"湖北中医附院付家坡专家门诊部"的牌匾，送给我挂在机械工业厅招待所门口。找我治结肠癌的武钢汪工程师，是小芳同学嫂子的哥哥，也主动为门诊部守夜做保卫。多亏了这些朋友们的帮忙，门诊部才得以维持下去。记得当时

大学同学黄卫东、黄爱云到湖北三峡旅游，途经武汉来看望我，可门诊部连个坐的地方都没有，只好约上曾桂芳同学在餐馆为她们接风。每每想起当时焦头烂额的我对老同学的招待不周，我心中都感到愧疚。

（四）受益于付家坡专家门诊部

1996年春夏之交，我们在距原来的门诊部不到300米处，租用了湖北省水利水电规划勘测设计院的门面房，上下二层楼，楼下做门诊室、药房、注射室（包括外科治疗室），楼上做药库、伙房。中药饮片放在地上容易受潮，我向湖北中医学院图书馆张振贤馆长借了几个隔板柜，搬过来放置药物。这位张振贤馆长就是之前的湖北中医学院教务处处长，是一位德高望重值得尊敬的老师。

正在门诊部各项工作有序展开时，药房负责人常青药师因报考了湖北中医学院成教大专班要去读书，提出辞职，附院药剂科选派了严劲松替代他，同时增加了张长庚药师。小严药师原是药剂科制剂室的负责人，生性聪明，手脚麻利，主管药房。注射室的负责人是卢振华主任。大家干活都不分彼此，护士们有空也都互相帮忙。中午我们自己做饭，提供免费午餐。

新地方重起炉灶，门诊部很快红火了起来，专家门诊的医护队伍不断壮大，求诊病人越来越多。中药饮片因用量大经常缺货，我们就去省中医附院药房商借。当时如果不是医院药剂科的老师，尤其是负责中药的陈青主任的大力支援，我们门诊部是不可能正常运作的。有借有还，再借不难！每次我们的中药饮片一到货，马上就去还清借用的。严劲松、张菊全、张亚志等都是药剂科重要人员，当时在我们门诊部工作或帮忙，也保证了门诊部的中药不会缺货。

门诊部最能增加经济效益的是中药饮片，原来是从医药公司进的货，利润仅30%，后来向安徽亳州一谢姓药商采购，价格便宜多了。亳州的药品质量比医药公司要好，特别是金银花、杭菊花等药材很新鲜。我们门诊部药物质量由张亚志主任把关，所以就放心地与厂家签了订购合同，要求厂家保证“货真价实”，否则“假一罚十”。贵重药品如藏红花、沉香、冬虫夏草等，由我或严劲松拿回医院药剂科，由马卓和刘小平主任鉴定把关。合同规定，药用完了，月底付款。之前，门诊部的收入，扣去给职工发工资和奖金，以及两次大的门面装修及添置药柜器具的费用等，其实并没有赚到什么钱。真正获得较大的经济效益是从直接采购亳州的中草药开始。

从此之后，亳州数个药商找上门来，有位药商不经意道出了中药批发市场行内的秘密。亳州中药市场是全国最大的中药批发市场，发布药物价格的市场报纸有两个版本，一个版本是市场内部特殊关系户定价，另一个版本是对外的公开市场价格。同一种药品，前者比后者价格要低很多。这位泄密的药商将两份市场报纸给我，我也进了他的一批中药饮片作为答谢。

谢姓药商来收货款时，我“逼”他按内部价格结算，他无奈地答应了，笑着说：“沈教授啊，您不应该行医，您是经商的料，太精明了!”经济效益上来了，我们的午餐菜式也丰富了，生活水平有所提高。门诊部的医生、护士、药师及其他人员，因为门诊量大增，奖金也多了。病人的理化检查都是在省中医附院化验室、“B超”室进行，因此也为医院增加了收入，并带去了大量住院病人。这时我才真正明白个人承包的价值。虽然经历了一次次磨难，但是磨炼了自己的毅力与意志。为了答谢院领导的关心，我在紫阳路一家黎家酒店宴请了院领导与部分科室的主任。

其后，母校恩师何柏苍书记出差来到湖北中医学院，我做东宴请了所有的院领导。那天王抗生书记与张六通院长使劲劝酒，我因为与敬爱的何老师再次相聚感到高兴，至少干掉四瓶中德啤酒，喝得酩酊大醉，最后是王子漠副院长将我架回去的。回家后呕吐出来数盆胃内容物，挨老婆一顿骂。昏昏沉沉，睡至次日才苏醒过来。这也是我唯一一次尝试“人生难得一回醉”的滋味。

1996年的“七一”建党节，院组织部长占伟强找我在付家坡大街上开展一次大型义诊活动。内、外、妇、儿、骨科医生都有参与，学院书记、院长也到场了。我帮学院组织活动，提供场所及桌椅，中午还在陈氏酒店宴请了所有参加义诊的工作人员，让大家吃好喝好，这也是我难得的一次表现的机会。

（五）认真学习他人经验，才能提升自己的医疗水平

付家坡专家门诊部所聘请的专家，都是我院名副其实的“大牌”主任，各有专长。邱幸凡教授治疗肺病，重视调理肺气。慢性气管炎咳喘病人，前胡、苏子、炙麻黄、莱菔子必用；重度气喘或肺癌则用罂粟壳。赵庆君主任治疗肝病，解毒常用白蚤休、虎杖。这二位专家每次门诊，病人一定爆满。肿瘤科陈柳林主任喜用逍遥竹、白英、半枝莲抗癌。内科魏发善主任治疗脑神经病变喜用葛根、乌梢蛇。梅国强教授治疗神经衰弱喜用疏肝解郁与宁心安神药相配。张晓星教授治疗心血管病重视益心通络，喜用太子参、丹参、瓜蒌皮、石菖蒲。妇科王金玉主任、针灸科康世英主任等，门诊求诊的病人也不少。是这些专家成就了我们付家坡专家门诊部曾经的辉煌，也让我的业务水平不断提高。

付家坡专家门诊部经营得有声有色，在湖北中医附院引起了关注。医院时不时会派人前来调查，看看我们有没有违规违纪的情况，尤其是针对药物方面。我们身

正不怕影子斜，西药是医院孙伟采购员进货，中药有张亚志主任和严劲松药师把关，药品价格与医院相同，而且都是公开的。财务做账，前是医院涂会计，后是党秀芹会计，历次检查，都没发现什么问题。

付家坡专家门诊部自从搬迁后，社会、经济效益与日俱增。一天上午，张晓星教授门诊之时，省中医附院党委书记何传璋前来检查工作，他说：“沈忠源，医院在筹选业务院长，你是候选人，还有冯德纯、雷明朗。”我当即表示：“我不适合。冯德纯业务很棒，他行。”张晓星教授当即插话：“沈主任肯定行！”我笑着说：“何书记，要我当就得当第一把手。在周季院长手下当副手，我绝对不干，请你饶了我吧！”何书记脸色一变，说：“你沈忠源玩‘邪’了，我要你干你非得给我干！就在前天，外科两位年轻医生占用四合院筒子楼宿舍，后勤部门拿他们没办法，我要他们过来我办公室，说：‘限你们明天之前搬出，否则下你们课，端掉你们饭碗！’他们当天就老老实实地搬走了。”我缓和语气笑着说：“何书记呀何书记，你知不知道我承包门诊部经历了多少磨难?！好不容易搞成这个模样，刚有点成绩就要换岗。再说我从未搞过行政，真不是当业务院长的料，你还是从冯主任和雷主任当中选吧！求求书记您‘开恩’，我向您作揖，求饶了！”这时何书记哈哈大笑起来：“好，好！你就在这里好好搞吧！建议在这基础上进一步扩大，到时成为医院的分院。”不久，何传璋调到湖北中医学院任党委副书记去了。

（六）议政机会被阻　承包门诊终结

常言道“人怕出名猪怕壮”，付家坡专家门诊部越办越好，学院及附院不少退休的中医教授都要求加入，祁寿鑫、谭银章、王秋琴、杨略三，还有附院化验室陆炳才主任等都有此意。我准备大展拳脚，扩大门诊部规模。原来付家坡门诊病人的化验都是在传染病科化验室进行的，我很清楚试剂价格不贵，当中利润很大。因此，筹建化验室是我扩大规模的计划之一。

1997 年春节后的一天上午，学院原药系主任黄先石一行来到我们门诊部。黄教授指着一位风度翩翩的中年男士介绍说：“这位是中国农工民主党湖北宣传部部长，今天来这里，想与沈主任你商议，邀请你加入我们党派。”我笑着说：“我无党无派，遵纪守法，做个普通老百姓挺好！”黄教授说：“沈老师，是这样的，我是省政协常委，学院与附院七个常委都退休了，李今庸、倪珠英、张建刚，我们都老了，为了湖北中医学院与附院的发展，总得有人接棒，大家认为你最适合，能吃苦耐劳，业务过硬，工作能力特别强，所以今天带宣传部部长过来，邀请你加入农工民主党。”我说：

“谢谢各位，请让我考虑考虑！”没过两天，黄先石教授又登门说道，夫人小谢看我低头不语，就说：“沈忠源，黄教授在学院德高望重，又亲自登门邀请，你就答应参加吧！”没办法，我同意了。于是黄教授从口袋里掏出两张表格让我填写，我照办了。过了不到一周，一个晚上，黄教授再次登门，说：“沈老师，没想到办事这么难！我找中医学院党委书记王书记签字，他说你属于附院管，我又找附院的王书记签字，她说你是学院编制，不归她管。我没办成，抱歉！”我当时气得火冒三丈，将黄教授手中我填的申请表格撕了个粉碎，说：“对不起，黄教授，我不是冲您发的火，我是对两位书记不签字的做法感到气愤，很不理解！”

实际上，我与中医学院王书记的关系原本是不错的。我读研时，他去广州出差，住宿都是我安排的，返汉火车的卧铺票也是我帮忙买的。当时我问他怎么不坐飞机，他苦笑着说：“我血压高，怕坐飞机。”研究生毕业时，他也要求我回院，说：“中医学院需要你沈忠源这样的人，你回来这里才有朝气。回来后不管我与王所长怎样扯皮，他也从未批评过我，说明他还是一位重情义之人。而中医附院的王书记，我跟她并无过节，但她对我们门诊部工作也表达了另一种形式的“关心”，隔三差五地派人来门诊部检查药品、药价及发票。

没过几天，附院王书记通知我到她办公室谈话，说：“沈大夫，省卫生厅医保办崔主任讲，中央有文件，国家医院不能由个人承包。”听到这话，我十分惊诧，这不就是要我的门诊下架吗？我立马去找何书记帮忙，因为分管中医的卫生厅涂副厅长是他的大悟县老乡，他的胞妹是卫生部的何副部长。

湖北中医学院何书记热心快肠，答应帮忙，马上要学院派车，由王小红司机送我们一同去卫生厅。我们中午吃完饭后，我和何书记前往医保处，该处负责人崔主任说：“卫生部（现国家卫生健康委员会）近来确有下文，公立医院不允许私人承包！”这大概是 1997 年 6 月份的事情。

不久，附院王书记指令收回发票和收据。这样，公职人员在门诊部看病就不能报销，门诊人数因此大减。撑到了 10 月份，医院通知我将门诊部移交给老干处。“胳膊拧不过大腿”，我只好着手进行移交。库存药品对冲了当年我该上交给医院的费用。门诊部所有人员及坐诊专家，根据贡献大小，每人发 500—1000 元不等的红包，算是散伙补助。大家对我这个老板还是比较满意的，所有在这里工作的人员，大都挨过我的批评，包括退休后受聘的卢振华主任。散伙餐会时，我向大家认错并赔礼道歉，卢振华老主任说：“刚开始与你沈忠源相处时，还是觉得你有点可怕的，但日久见人心，时间长一点就知道你特别善良，对人是真诚的，心直口快，容易得罪人。以后要注意点，哈哈！”

（七）当游医，重闯南方经济特区

湖北中医附院付家坡专家门诊部被院老干处接管了，我手上不少病人尤其是肝病患者找来，我只好到附院肝病门诊空着的诊室给他们看病。

一天上午，负责肝病门诊的郑主任对我说："沈主任，你早已离开了科室，王所长不让你在这里看病!"我反驳说："郑主任，医院肝病门诊不是哪个人的，更不是王所长的！你们无权不让我在这里看病。"我随即找了院领导反映情况。他们说："院办公会上，我们好几次提到要沈忠源主任在付家坡专家门诊部结束后回肝科工作，王所长始终不同意。没办法，只有再给王所长做做工作。"我说："既然这样，我不上班了！此处不留爷，自有留爷处。"

1998 年春节后，湖北中医学院负责开发的张国柱主任找到我说："小沈，我跟张六通院长说好了，借用你跟我去深圳，为学院办一个医疗点。"紧接着，肝科李延福主任带着白沙洲医院（原肝病研究所"六五"国家科研药物观察点）的熊院长找我，李主任说："沈大夫，我们肝病研究所在白沙洲医院研究观察乙肝 6 号糖浆、肝炎 1 号片，囤积了很多没用出去，能否找找南方经济特区那边的医疗单位，以我院和白沙洲医院的联合体办个医疗点?"我答应试试看。

我先与张国柱教授去了深圳市蛇口人民医院。因为深圳蛇口改革开放搞得最好，湖北中医附院口腔科主任晁定川半年前在蛇口人民医院办了医疗点，听说搞得不错。晁主任是我敬重的老师，我们关系很好，每次从特区回来，他都会告知我一些信息。

在深圳市蛇口人民医院，一位李姓院长接待了我们，说："你们附院口腔科在和我们合作办点，效益也不怎么样，这个月连水电费都没交。我们对外合作办点，关键是要看有没有经济效益啊!"话不投机半句多，我起身告辞说："对不起，打扰了!"刚出门，我就碰到大学的小于同学，她刚调来深圳蛇口，在联系找工作。小于同学后来也可能没被聘用。看来这个老李院长不太好打交道。

之后，我来到蛇口人民医院口腔科诊室看望武汉的老同事。一踏进门，我的妈呀！昏暗寂静的诊室里，只见我院口腔科的安子轶、朱为民主任，蜷缩着靠墙坐在门口的地上，看上去与逃荒者无异，狼狈得很！我问怎么回事，他们苦笑，说："我们没有交水电费，就断水断电了，真没办法!"不久这个点就垮掉了。

这时我想到了调去新华社香港分社的李社长，他在深圳罗湖区深圳新闻大厦有办公室。我们上次见面是 1996 年，广中医 40 周年校庆聚会后，我与山西杨武贵同学和从深圳市来广州聚会的同学一起去了深圳游玩。当时，李社长正在深圳新闻大厦里办事，他在深圳做了肝病检查，打电话给我咨询其检查结果，我因此得知。当时杨武贵、杨利荣同学与我在一起，杨利荣同学要求我引见。于是二位同学与我一起拜会了李社长，他宴请了我们三人一同午餐。李社长当时就建议我调来深圳。

于是我就打电话给李社长，告诉他我正在深圳，想调来这里。李社长说："好哇，我现在在深圳新闻大厦，你来我这里。"我去了后，李社长说："武汉协和医院（现华中科技大学同济医学院附属协和医院）周院长调来了深圳市卫生局当局长，我在新华社湖北分社工作时，曾是协和医院的顾问，与他较熟。你调过来应该没有问题。"随即他与周局长联系见面约谈。李社长带着我在深圳市卫生局会议室与周局长面谈。周局长说："欢迎沈大夫来深圳工作。我们正在建一座大型综合医院，已将协和医院副院长周爱鑫调来负责筹建工作，建议你在该医院建好后，过来工作。"周局长当即写了封亲笔信给我，要我去新建医院的工地找周爱鑫院长。我按照指点见到了周爱鑫院长，他欢迎我来深圳，说建好医院后再联系具体调动事宜。

随后我去看望孟庆春同学，将正在联系调来深圳之事相告。他说调来好啊！还问我认不认识刘菊芳。我说："怎么不认识？我读研时，她是广中医教务处副处长，是位漂亮、和蔼可敬的大姐。我研究生毕业回湖北时碰到她，她还笑着说：'沈忠源，听说你原单位要你回去，湖北中医学院肝病研究搞得不错，回去工作挺好啊！不要在一棵树上吊死嘛！'"小孟同学说她现在是深圳市卫生局分管中医的副局长。

小孟同学带我去见刘菊芳副局长，见了面，她握着我的手笑着说："沈忠源，欢迎你来这里工作！"我提到夫人工作不好落实，她说："你爱人可安排到卫生局中医处办公室，就这么定了。"深圳市卫生局正副局长都热情地欢迎我调来深圳工作，我当时心情颇为激动。

我与张国柱教授在深圳蛇口人民医院联系医疗点碰了壁，所以不想再继续找下去了。考虑到李延福主任交代的任务，我们两个人就从深圳乘船到了珠海市。在那里，通过我的一个广东潮汕的朋友引见，我们结识了珠海民间传统医学研究所所长张桂英。张桂英对我们的到来非常欢迎，很快就把我们安排到门诊去工作。

我和张国柱教授都住在张桂英所长的豪宅里。张桂英是齐齐哈尔人，二十世纪八十年代初来的珠海，丈夫是湖北南漳县人，原在北京卫戍部队服役，退役后也来到珠海。夫妻俩靠这家庭中药作坊维持生计。他们每天都热情待我们，我们充满感激。

我认为这个传统医学研究所太不正规，没待多久就离开了。

回想1988年，我在珠海待了四个月，这里朋友不少。师弟杨克彬介绍认识了拱北出入境边防检查站医务所所长。那时我在鄂珠肝病医疗中心工作，我们经常聚餐。这位所长建议我在拱北出入境边检站医务所办点，后来因客观原因未办成。当时，我将湖北中医附院原耳鼻喉科主任王曼华教授介绍到边检站医务所坐诊。王曼华教授原是湖北中医学院方剂教研室老师，后调去中医附院耳鼻喉科当主任，因平靠副主任医师未上，负气离岗退休了。我到珠海拱北出入境边检站走一趟，一来是想完成李延福主任交代的任务，二来是看望王曼华老师。功夫不负有心人，边检站医务所答应了我们在那里创办中医药治疗肝病医疗点的要求，我们很快就签订了合同。湖北中医附院内科吴月珍主任到珠海市拱北出入境边检站医务所坐诊。其后，白沙洲医院派夏宁军医生拖来一大卡车乙肝 6 号糖浆与肝炎 1 号片。

1998 年也是不平凡的一年，我基本上都在南方特区闯荡。反正工资由湖北中医学院发放，只是没有了奖金。当游医赚钱不多，但却无拘无束，自由自在！还好，此行终于还是完成了张国柱教授和李延福主任交待的任务，我心里还是挺欣慰的。

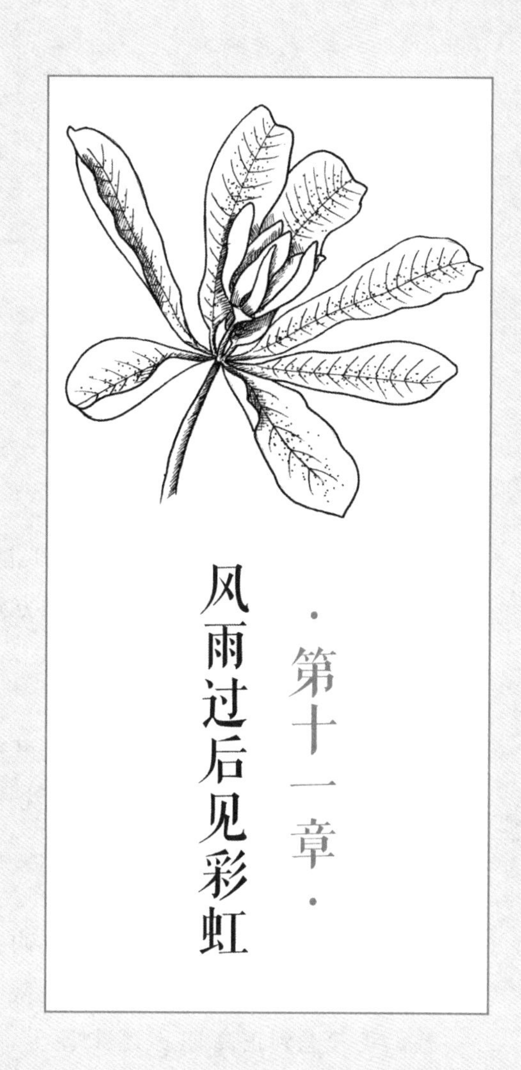

·第十一章·
风雨过后见彩虹

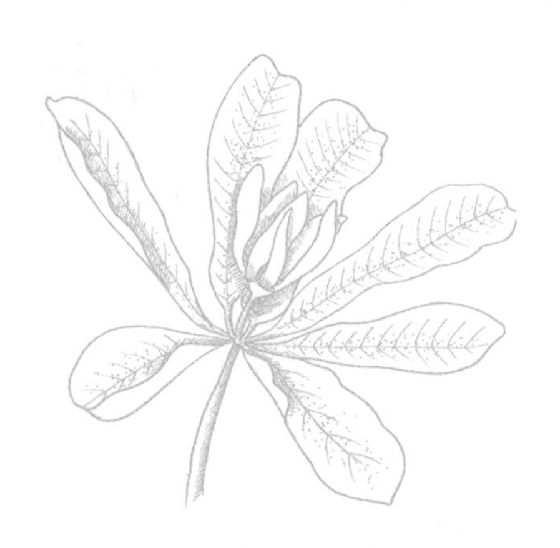

（一）重回肝科

1999年初，王所长退休，湖北中医附院领导班子换届，新院长是骨科知名专家熊昌源，副院长是雷明朗、张方建。新官上任三把火，新班子新气象，决定将藏象肝病研究所与传染科合并。我认为这是十分正确的，因为两个科室都从事肝病专业。

一天傍晚，张赤志主任到家里来，说熊昌源院长找我。次日，我和熊院长相约在他办公室会谈。熊院长说："沈主任，肝病研究所与传染科合并，我们提议你来负责，这也是其他院领导的意见。"我说自己不适合，建议由吴寿善主任牵头与夏瑾瑜、袁娇娣主任组合科室班子。说白了，我想继续承包付家坡专家门诊部。当时，据说武汉亚洲心脏病医院收购了武汉市第七医院，所谓公办医院不允许私人承包的规定，实为子虚乌有。再说院老干处接管了我承包的门诊部后，经济效益很差。我考虑到正高职称还未评上，所以计划待在肝病科室，待评上正高后再做打算。

我又重新回到了肝科，科主任为吴寿善，副主任为夏瑾瑜、袁娇娣，说明熊昌源院长听从了我的建议。肝病研究所的电镜室是吴光才技师修理电器的地方，也是吴寿善、张泰豪主任他们经常聊天之处。我平时偶尔会到此一坐，会会老同事们。

我回到科室的第一天上午，来到电镜室，当时吴寿善、张泰豪主任与吴光才技师都在。吴主任说："沈大夫，你来得正好，我正要找你。我想让你接手《中西医结合肝病杂志》，负责杂志社所有工作。你去找一下湖北中医学院院长张六通，就说是我老吴的意思。"当时张六通院长正在中医附院住院，我向他汇报了情况，张院长说："好啊！"

张六通院长与吴寿善主任都是湖北中医学院首届58级的同学，也是我的良师挚友，我接管杂志社估计不成问题。于是我到杂志社编辑部去后说明来意，原负责人聂广说："《中西医结合肝病杂志》是王所长创办的，我需要向他交代。"不久，聂广被停了职，不让他在肝科工作，后来调往深圳东湖医院。此时，熊昌源院长又找我谈话，说：“沈主任，王所长不同意交出杂志社。他的想法很多，就让这个老同志在他的杂志社编辑部吧，不收了好不好？”熊院长也是我敬重的大哥，我能说什么呢？我将工作交接时遇到的情况在电镜室里向吴寿善主任做了汇报。他气愤地嘲笑我说：“都说你沈忠源挺有能耐，连这点事都搞不定?!”说实话，我不想在文字堆里审稿、做编辑，搞临床医疗才是我的强项。再看到王所长退休后精神大不如前，见了熟人不断点头哈腰，我也心软下来了。说实话，如果我真想接手《中西医结合肝病杂志》，肯定不成问题。二院领导张六通、熊昌源院长与我个人私交较好，都是我敬重的良师益友，还有科室主任吴寿善的鼎力支持，我只是没向吴寿善主任透露我的本意。

（二）工作快乐的一楼二病房

回归肝病科后，科室负责业务的副主任袁娇娣找我安排工作，说：“沈主任，我们肝科有两个病房，‘乙肝’病房和一楼二病房。科室决定你去负责‘乙肝’病房，罗欣拉负责一楼二病房。”我提出一个条件：必须把陆定波大夫和我放在同一个病房。因为病房管理很重要，我认为陆大夫很敬业，工作特别负责。袁主任答应了。没过两天，我尚未去病房接手，科室副主任夏瑾瑜找到我，说：“沈主任，我们想让您到一楼二病房来。”当时罗欣拉主任在场，也插话说：“沈教授是我的带教老师，他过来一楼二病房的话，让他负责。”我笑着说：“好哇，但一楼二病房还是罗欣拉主任负责，我保证服从领导！”罗欣拉见习是我亲自带的，他提出要我当一楼二病房负责人是出自真心的。我当即笑着回答说：“我从来就不想负什么责的，还是罗欣拉你管为好！”夏瑾瑜主任赞同我的意见，所以我进了一楼二病房做二线医生。一个病房分两组，我和罗欣拉各负责一组，夏瑾瑜也在病房查房，负责科室日常工作。夜班两个病房联合值班，我和程良斌医生一个班，他一线，我二线。在一楼二病房工作的那段日子里，我的精神舒坦、快乐。夏瑾瑜、罗欣拉二位主任对我各方面都较关心。记得2000年金秋时节，我评审正高职称，是他俩找陆定波大夫帮我填写各种表格、打印材料，包括复印、装订都给我全部弄好。当年十月，在湖北中医学院职评会上，我顺利通过评审，成为正高主任医师。在湖北中医学院，上正高很难，门槛很高，要求必须有科研课题、主编著作，而且在一类杂志上要发表文章，书籍及论文要达数十万字。我之前参加的科研课题，因特殊原因，最后一张证书都没有，幸亏湖北中医学院与附院领导关心，说有科研证明也行。因此，我找肝病研究所常务副所长李延福手写了一份证明，加盖了二院科研处公章替代。另有著作四部，主编著作一部，并有十多篇论文。我资料完备，顺利地评上了正高职称。非常感谢二院领导与科室同事们的关心与帮助。

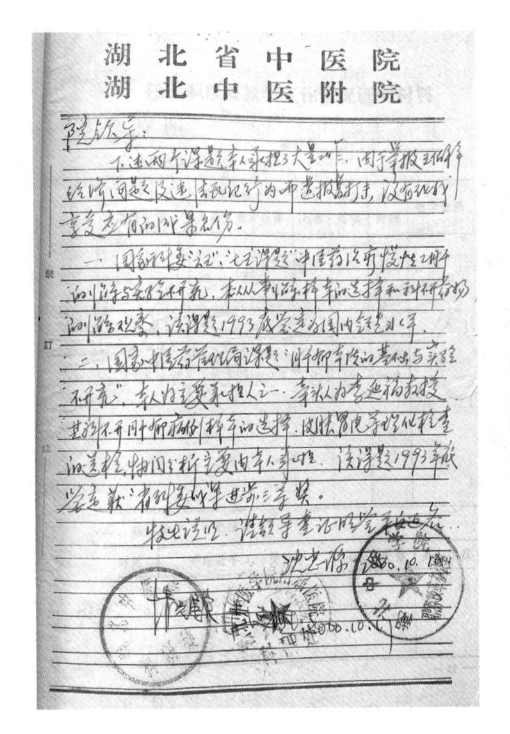

湖北省中医院
湖北中医附院

陆领导：

下述两个课题本人承担了大量的工作……

一、国家科委、七五课题"中医药治疗慢性乙型肝炎的临床与实验研究"……该课题1993年……

二、国家中医药管理局课题"肝郁本质的基础与实验研究"，本人为主要承担人之一……该课题1993年底……获"省科技进步三等奖"。

特此证明……

肝病研究所李延福常务副所长证明
作者的科研成果，由湖北中医
学院与其附属医院查证盖章

证明

本人于1994年至1997年承担的湖北省科技厅重点科技攻关项目"紫金肝泰胶囊的研究"，完成了中药三类新药（新办法为中药六类）新药临床前研究及临床观察的研究，已获国家药品监督管理局新药临床研究批件，批件号2000ZL088（见附件），并成功转让给江苏省丹阳市药业有限责任公司，学校获转让费55万元。沈忠源教授是本项目组主要成员，负责临床设计与药物观察工作，为项目的完成做出了重要贡献。

特此证明。

陈家春

2012年9月7日

"樟牙菜（紫金肝泰胶囊）治疗慢性肝炎的
实验与临床研究"课题牵头人
陈家春证明

在一楼二肝病病房工作，也是我自1980年离开传染病房后回归。不过，我还一直在武昌区中医院肝病病房查房。我的记忆力很好，病房危重病人的急救手段与其用药剂量很快能得心应手。夜班两个病房（一楼二病房和"乙肝"病房）一起值班，我与程良斌一人一边，没分一线二线，遇到需抢救的病人，一起合力处理。程良斌医学基础不错，基本功扎实，我俩配合得较好。

周末，我们科室成员经常在一起聚会。主要是吴寿善、袁娇娣、夏瑾瑜、王爱萍（护士长）、罗欣拉与我，商谈科室工作及发展问题。有时也在同事家里聚会，在我家的复式楼秦园居也相聚过两次。护士韩四平当主厨，大家打下手，一起用餐、饮酒、唱歌，科室上上下下比较团结，温馨和睦。

1999年夏天，首个抗"乙肝"病毒西药贺普丁（拉米夫定）进入我科，是我接受的。贺普丁的医药代表是湖北中医学院成教班毕业的学生。我夫人是成教学院的业务院长，这位医药代表"嗅觉"灵敏地找上了我。我向吴寿善主任推荐了该药，该医药公司代表还在我科的学术活动中做了产品介绍，随即该药在我院肝科被广泛使用。所以，葛兰素史克公司湖北公司老总王琛特别感谢我，当时，学习活动在省内外广泛展开，他们经常邀请我参加会议。

（三）中西医结合治疗肝病疗效好

1999年初夏，首个抗乙肝病毒药贺普丁，亦称拉米夫定，进入我院用于“乙肝”临床治疗，疗效确定。之前我们多用短效干扰素，但其作用并不显著，而且副作用大，患者使用后常出现头痛、发热或周身不适等，并引起白细胞、血小板减少。而贺普丁抑制“乙肝”病毒、改善病情，在当时具有无可替代之功效。所以慢性“乙肝”病人用西药贺普丁抗病毒，用中医辨证施治扶正祛邪，双管齐下，病情很快获得控制并好转。

二十世纪九十年代，我国“乙肝”发病率高，感染人数约1.2亿，常见“乙肝—肝硬化—肝癌”三部曲，每年直接或间接因“乙肝”死亡的人数近30万。那时社会上对“乙肝”病毒谈虎色变，“乙肝”患者往往受到歧视，就业、参军都被拒之门外！每逢朋友聚会，也都自觉回避。所以患了“乙肝”的人，即使要花再多的钱，也不敢不治。那时我的专家门诊量经常一个上午突破60号病人。我们肝病病房往往人满为患，经常要在走道加床应急。正是因为我们中西医结合治疗“乙肝”疗效显著，所以慕名找我求治的病人特别多。

河南濮阳油田总医院放射科的王医生，患“乙肝”肝硬化，就是依照我上述医疗方案治疗，在我院“乙肝”病房治愈的。安徽病人柯某患肝硬化腹水，他的堂兄是监察厅副厅长，通过卫生厅路厅长找到我，说：“沈教授，我弟弟有肝腹水，在安徽各大医院跑遍了，都未见效果。他这么年轻，希望您能救治他。”我答应后，患者从安徽转来一楼二病房住院治疗。我用西药贺普丁抗病毒，中医理肝健脾、行气活血、利水消肿，很快病情好转起来，但腹水难以彻底消除。考虑患者脾亢严重，白细胞、血小板减少，存在门脉高压，我建议切脾。但我院外科不敢接受，说要等腹水彻底消除，肝功能彻底正常后才能行脾切除术。我说服患者去武汉大学中南医院做手术，因为中南医院手术室设备比较完善。虽然患者有少量腹水，中南医院还是给他进行了切脾手术。一周后，患者转来我肝科病房，通过中西医结合治疗，肝功能彻底恢复，“乙肝”“小三阳”，HBV-DNA转阴，血常规也恢复正常，无任何不适，准许出院。其后患者按我的医嘱回安徽治疗，每半年回来复诊一次，整整10年没有复发。后来，患者听说有家医院用鳖甲煎丸治疗肝硬化，正作为科研药免费治疗，就去了那里接受了治疗。2年后，患者又回来找我，但已经病入膏肓，是肝癌晚期，没能救过来，走了。

还有中南医院转来的一位顽固性肝硬化腹水病人，西医长期治疗，腹水一直没能消除，我们采用上述中西医结合的方法，疗效也不理想。程良斌与我商量，看能否用扩管、脱水剂等西药配合治疗。当时我正忙着中西医结合传染病学的教学工作，在武胜路新华书店买了一本首都医科大学主编的感染病临床研究著作，书中提到，对于顽固性腹水，可用扩管剂改善肾动脉血循环，从而消除腹水。见此，我决定支持程良斌的建议。程大夫当即用半量脱水剂与扩管剂654-2滴注，配合中药理肝健脾、行气利水的药方，终于将这病人的顽固性腹水给排除了，病情好转出院。我认为程良斌大夫平时注重新疗法的尝试，比较看好他，所以一直支持他的工作。

2012年，我在肝二科收治了两位男性青年重肝患者。

其一温某，因病从新西兰归来，他的母亲找到我，要求救治，以慢性乙型重症肝炎入院治疗。

其二孙某，在武汉协和医院诊断为重症肝炎、“甲亢”病住院治疗，效果不佳，该院感染科知名教授何生松电话与我商议，问能不能转入我这里进行中西医结合治疗。我答应后，该患者转来我科。

这两位患者差不多是同时进来的，他们的症状体征大同小异：面如黄土，胁痛，消化道症状颇重，总胆红素高达420—650μmol/L，凝血酶原时间延长……我们曾请湖北感染界知名教授会诊，认为只有进行肝移植手术才有一线生机。患者病情危殆，随时有肝衰竭死亡的风险。一旦治疗不慎，易引起医疗纠纷，常人避之唯恐不及。我不惧风险，采用西药对因，抗肝损害治疗。温某用博路定抗乙肝病毒，古拉定、甘草酸二铵护肝降酶，滔罗特利胆退黄，以及“人工肝”解毒支持疗法等。中医以解毒祛瘀，健脾和中，疏肝利胆来治疗。而孙某病因不同，对因治疗服用“复方甲亢片”，其他方法与温某大致相同。闲暇时我给患者进行心理疏导，帮助患者树立战胜疾病的信心，同时嘱咐患者注意饮食，少吃辛辣、肥腻的食物。经过月余的精心救治，两位年青重肝患者转危为安，治愈出院。

（四）带队赴香港中医院做访问学者

2002年初秋，湖北中医学院计划升级为湖北中医药大学，湖北中医学院附属医院改名湖北省中医院，升级为副厅级单位，属省卫生厅管辖，脱离了湖北中医学院，赵映前担任院长。我想重新承包付家坡专家门诊部，就登门拜访了赵院长。赵院长说：“如果政策允许，我会支持帮忙的。”

紧接着，听说湖北中医学院与香港中医院签了约，正在进行学术交流，扶持香港中医院临床业务。首批前往的医生由原湖北中医附院院长欧阳忠兴教授带队，早已进入香港中医院工作。湖北中医学院正在组建第二批专家团队赴香港接班。我自告奋勇地报了名，说明了自己的优势：（1）香港讲粤语，我在广东学习、工作了近10年，语言不存在障碍。（2）我在香港有一定的人脉关系。恩师梅岭昌是香港回归前国务院港澳事务办公室香港事务顾问，中医界著名专家。张大钊教授在暨大附院退休后，受聘于香港卫生署，任中医组组长。还有一些大学同学、研究生同学在香港。(3) 我长期从事内科肝病临床工作，业务谙熟。

不到一周，湖北中医学院外事处通知我回学院，担任湖北中医学院第二批赴香港中医院医疗顾问团队队长。我来到外事处，付萍处长说："第一批的欧阳忠兴、林俊华、李德龙教授已在香港中医院打好了基础。这次您带队，还有内外杂病的专家陈晋文、妇科黎烈荣主任一起去接替第一批工作人员。待遇为学院工资照发，香港中医院每月给你们每人12000元港币，为期1年。在香港的身份是访问学者，与香港中医院进行学术交流。"

九月，金秋时节，我们三人乘机到深圳，从罗湖海关进入香港，来到香港中医院行政办公楼湖北团队驻地——湾仔跑马地旁边一栋大楼里，跟我们住在一起的还有辽宁中医学院（现辽宁中医药大学）的医疗专家团队。

香港现代气息浓厚，自然环境优美，像一颗耀眼的明珠镶嵌在世界的东方，是名副其实的"东方之珠"。之前我曾来过两次，一次是参加在香港举办的亚太肝病学术会议，另一次是去新加坡时路过，住了一晚。香港尺土寸金，经济繁荣，交通发达，我们三人每天坐地铁或轮渡穿梭在尖沙咀、九龙、铜锣湾、荃湾等各个门诊部，给当地医生们讲授临床经验。

香港中医院为我们的到来登报大肆宣传，香港大小报纸每天都在报道湖北中医学院中医专家顾问团队在香港中医院各个门诊部讲授临床经验。因为我是队长，又是肝病专科的医生，所以报道沈忠源肝病专家的比较多，慕名找我求治的人也不少，其中包括香港患肝癌的某著名歌星，其家人要求我前去诊治，但香港法律不允许，我怕犯法，拒绝了。

其后，香港中医院李院长建议我把治疗肝病的临床经验方做成中成药。我提议做成1∶1高浓度合剂，即一服中药做成250ml瓶装合剂，一日3次服完。李院长同意了我的意见。我毫无保留地献出肝1、2、3、4号方，在香港大量生产，每瓶零售价50港币，分别用于治疗慢性肝炎、肝硬化、肝癌、脂肪肝，造福香港广大肝病患者，也给香港中医院带来了可观的经济效益。

在香港，有我的大学老师和同学。我的研究生导师熊曼琪教授在香港广华医院中医门诊坐诊，恩师梅岭昌教授在香港中文大学任教。

在蔡晓红同学的安排下，同学们与熊教授一起在九龙旺角的酒家餐聚，其乐融融。许昭华同学对我到访香港特别高兴，经常请我在德兴火锅酒家吃饭叙旧。他乡遇故人，感觉特别温馨！

一天中午，梅岭昌老师请我在湾仔德兴火锅酒家吃饭，席间梅老师问我想不想来香港工作，说他们香港中文大学医学院正需要一名中医课教师，希望我能去。我说:“行啊,我愿意跟着梅老师在香港工作。”随后梅老师打电话把香港中文大学医学院负责业务的李院长请来酒店,李院长问了我一些基本情况后说:“欢迎沈教授来我校任教!”待遇也跟我讲了,每月基础工资3万多港币。我问:“来了后能不能搞临床医疗?”梅老师与李院长都说不能,法律不允许。我对二位表示了感谢,说:“请让我考虑考虑。因为数十年来我的主要工作在临床,丢掉临床,心里不踏实。”当晚我打电话给香港浸会大学中医学院的李敏同学,她说:“老沈啊,建议你不要来香港教书。香港生活节奏太快,你老沈来了会适应不了的!我每天教学,兼管图书馆,一个星期仅周日休息,还要陪儿子温习功课,好累啊!而且在香港的大学教学,师生关系与内地不同,内地学生都是尊重老师,这里有些学生一不满意就在网上攻击老师,弄不好老师要被解聘的。你老沈性格直来直去,还是在内地好些!”随即,我以不能搞临床为由打电话给梅岭昌老师,谢绝了调去香港中文大学当中医课教师的邀请。

当得知张大钊教授每周四上午在香港九龙自家诊室坐诊时,我也前去看望了这位德高望重的老师。当天中午,我们一块在九龙桃花酒店餐厅吃的午饭。张教授笑着说:“沈大夫,我每周四中午固定在这里就餐,你来了我很高兴!欢迎你每周四过来与我们一起吃饭。”我问张教授:“为什么香港禁止内地医生看病?”张教授说:“香港这方面的法律沿用回归前的条款,没有取得香港卫生署的行医资格证就替人看病,是违法的,是要坐牢的。”张大钊教授顶嗣叔叔之子,户籍迁来了香港,故能在这里开办诊所行医和任职。

1995年8月3日,香港制定了《1995年医生注册(修订)条例》,1996年9月1日正式生效。条例要求,所有非香港院校(包括联合王国及英联邦院校)的医科毕业生均须在香港医务委员会的执业资格考试中取得合格成绩,才可以在香港注册成为执业医生。

香港回归前,中医行业基本上没有规管,中医大都“寄居”在中药铺内坐诊,法律上只能使用“中医”“中医师”或“国医”等名称,不能称为“医生”。

根据1999年通过的香港《中医药条例》,所有在港执业的中医必须注册。想要成为注册中医,必须通过中医执业资格考试。而参加资格考试前,必须完成香港中医药管理委员会认可的中医执业训练本科学位课程或与该课程相同的课程。

2002年国庆节的夜晚,我们在维多利亚港湾的金紫荆广场,与香港市民一道庆祝香港回归五周年。金紫荆广场人山人海,维多利亚港烟花绽放,好几艘趸船在放烟花弹,焰火照亮夜空,绚丽多彩,这是我这辈子看到的最漂亮美好的夜景,也是度过的最有意义、最难忘的夜晚之一。

此时,香港回归祖国已经五周年,当时由于受到国际金融危机的影响,经济不景气,市民收入比回归前略有下降。香港中医院平日给我们开车的司机,一位年纪50开外的老师傅,听说原来是一家工厂的厂长,因为金融风暴席卷全球,波及香港，工厂倒闭了，只好帮人开车兼做清洁工，甚至还打扫厕所，无所不干。我听说这位司机的事情后感到震撼。香港人吃苦耐劳，勤奋拼搏，一人打几份工的比比皆是。他们灵活应变，自强不息，能伸能屈。这是生活在狮子山下的一群人，而狮子山精神正是香港长盛不衰的力量之源，也是香港十分宝贵的精神财富。靠自己的双手勤劳致富，让我懂得了人类生存的根本意义。

（五）肝科分裂，扶植肝二科

2002年10月中旬，我又回到湖北省中医院肝科工作。一天，赵映前院长召集我们肝病全科医护及检验人员开会。赵映前说："最近我到南方参观了广东佛山市中医院，他们将科室一拆二，效益好多了！所以我想将肝病科分为肝一科、肝二科两个科室，化验室单独一科，每科各选出正副主任。还是合称为肝病研究所，设所长一人，副所长二人，都是由各科的'一把手'担任。"我反对，说："赵院长，肝科都是看肝病，没必要分肝一、肝二科，这样只会产生矛盾，不利于科室团结、协作搞好肝病事业。再说肝科不能像外科一样分胸外、腹外，外科分科对技术专精有利，当然可分！"我发言后，科室很多同事都赞同我的意见，反对分科。面对这情景，赵映前满脸通红地出去了。张方建副院长、门诊周桂林主任接着主持会议。结果，院领导还是无视了科室意见，按赵映前院长的方案将肝病科分成了三个科室。很多同事建议我报名竞选，我没按照省中医院领导规定的"只能报肝一、肝二的科主任"的规则报名参选，而只报了"肝病研究所所长"一职，所以落选了。

赵映前院长将肝病科拆分为肝一科、肝二科及实验室，果然引起了科室的"大分裂"，导致同事间矛盾重重。三个科室主任，肝一科主任是罗欣拉，肝二科主任盛国光，实验室主任还是李瀚旻。肝病研究所所长盛国光，罗欣拉、李瀚旻任副所长。两个肝科副主任人选由院领导与各科室主任投票决定。据说肝二科的副主任人选有辛伟、程良斌、李之清三人，票数相当，最后是由肝病研究所所长盛国光主任决定的。盛国光选了辛伟当副主任，必然得罪了其他二位实力派医生，他们都去了肝一科。

紧接着医生分科，按自选原则进行，但吴寿善、张赤志和我三人由两个科主任商议决定，主要因为我们三人的肝病患者最多，所以必然如此。

确定人员归属科室的那天上午，罗欣拉主任约我在肝病门诊右边的小诊室（现为护理室）见面，关起门后，对我说："沈教授，您也是我的带教老师，我们在一楼二病房共事时，应该是您工作最快乐之时。"我说："是的。"他接着恳求说："您到我们肝一科去吧！老伍（伍春蓉）、李之清、波波（陆定波）都去了肝一科，他们都希望您到肝一科去。以前在工作上我有做得不到位、多有得罪之处，请您原谅!”我沉默了一会儿说：“罗欣拉主任，我这把年纪了，肝一肝二都是同事，手心手背都是肉，难以选择。由你们商量着定吧，我去哪个科都行!”

我看肝二科力量较弱，盛国光虽然是王所长提拔的人，但他比较忠厚老实，没有伤害过我，辛伟是我喜欢的小兄弟，聪明、能干，所以我最后还是选择去了肝二科。

原肝病病房在医院老门诊的一楼，一个病房拆分为二，肝一科力量强很多。两个病房住院患者数目大相径庭，我让自己手上的患者中病情较重的，都住进了肝二科的病区，以此避免了尴尬。

但同事间因为科室拆分形成了隔阂，滋生了新的矛盾，大家在一个地方一起工作在临床一线，心里不是滋味。

两科实力悬殊，我把主要精力放在扶植肝二科的临床业务上。肝二科在科室人员的齐心协力工作下，业绩慢慢地赶上了肝一科。那时，肝二科主任盛国光的母亲杨文兰主任正在我们病房住院，我查房看望她老人家时，杨文兰主任说：“沈主任，你也是我们盛国光的老师，请多帮帮他!”我笑着回答说：“放心吧，杨主任，我选择到肝二科就是在帮他呀！分科后刚开始时，肝二科病房的大部分病人都是我收进来的，目的是不让肝二科太难堪。”

这就是我的个性，无私才能无畏！面对不合理的事，我敢于直言不讳。

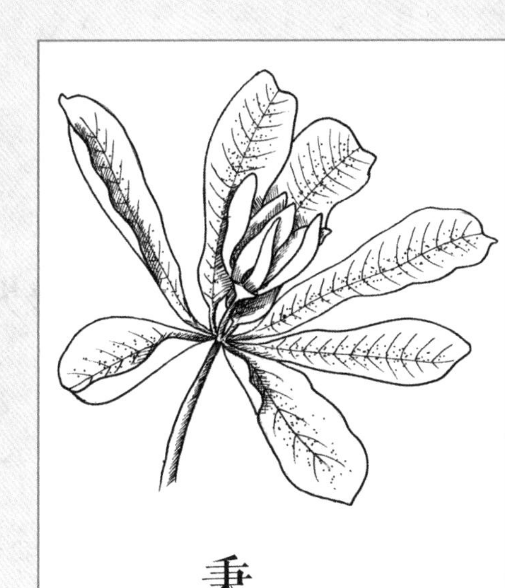

·第十二章·

秉持医者仁心仁术之道

（一）医者仁心，以善为本

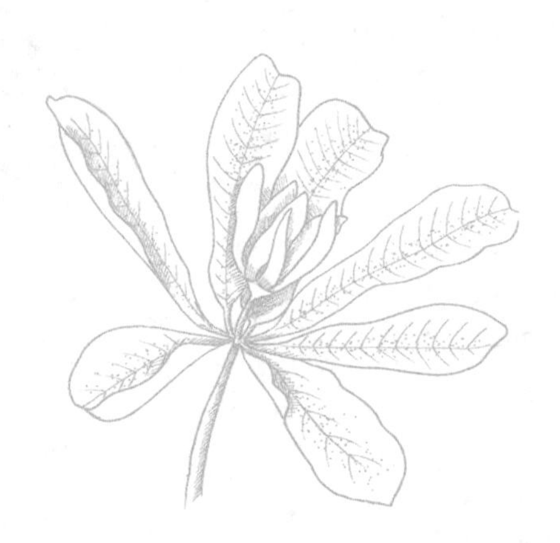

从记事起，父母就经常教导我们："行善积德做个好人。"我的父母因病过早离世，他们死前被疾病折磨的痛苦神情，时常浮现在我眼前。我感激父母含辛茹苦把我养大，陪伴我成长，我永远也忘不了父母似海的恩情。孩子是家庭的支柱和希望，我的父母没有享受到我的一点回报就离开了，"树欲静而风不止，子欲养而亲不待"，每年清明节，再忙我都要回乡祭祖扫墓，表达对奶奶和父母的哀思。

2003 年清明节，是父母去世三十周年。我回乡祭祖，宴请了全村六十岁以上的所有老人。大家围坐在一个大院子里聚餐，追思我的父母。不少前辈谈着谈着流出了眼泪，说道："忠元，你父母是天底下最好的人呐，一点福都没享到，就过早地离开了！"老技术队长沈绪彩说："忠元，你出去了三十年，我看还是老样子，一点都没变！"没过几天，村里的队长沈顺生来到我家中，说塆里修路缺钱，问我能否捐点。我毫不犹豫地将刚从银行取出来准备赴海南三亚参加学术会议的 5000 元现金全都给了队长，捐出拿去修路。

我向来看淡名利。1998 年，湖北水灾严重，当时我正在新洲红十字会医院出诊，看到电视里说新洲涨渡湖地区受灾严重，我体恤灾民的困境，将新洲红十字会医院发给我的出诊酬劳数千元，以及放在新洲准备出售的我主编的书籍《日常生活防癌指南》数百本，在该院王康明院长的陪同下，全部都捐给了新洲县红十字会，以帮助灾民。新洲县红十字会负责人要给我院写感谢信，被我拒绝了。我说我不是为了受表扬而捐款，所以请他们不要将这件事告知我单位，也不要在电视里报道。

平时单位组织捐款捐物给受灾地区人民或单位困难同事，我都不落人后，捐得最多。如科室护士陈小花之母病危，科室的人大多捐了 50 至 100 元，我捐了 500 元。遇到有困难的同事要求帮忙，我都会解囊相助。放射科陶主任的儿子要到日本学习，因陶的夫人下岗，家庭经济拮据，他准备向别人借款，但需付 20% 的利息。陶福典告诉我这件事，我不假思索地借给他 1 万元，2 年后还款，不收分文利息。还有医院杨科长，其夫人下岗，想筹钱开办洗衣店，我也借给他 1 万元，不要利息。此外，付家坡专家门诊结束时，剩下的数箱“乙肝净”合剂，价值上万元，我全都免费送给了来门诊部看病的“乙肝”病人。

诚实地对待他人，行善做好事，我认为是一种社会责任。能让我们扭曲的，只有我们自己的内心。作为医者，应心怀苍生与大爱，有悲天悯人之胸怀，为大众解除疾苦，不因对方贫穷或富贵、地位有高有低而有所区别，应一视同仁地对待所有病人。在以经济建设为中心的改革大潮中，有些医生给病人看病只为捞钱，瞎开药，对这种可耻行为，我很反感。对于经济条件不好的病人，如果病情不重，我都是开较为便宜的中草药，或劝说病人注重养生不吃药。很多病人都是因饮食不节或情志因素，或休息不好造成的疾患，靠吃药是解决不了问题的。让大家明白“是药三分毒”之理，可节省不必要的开支。

“病人为本，医人以德，疗有成效”是我的座右铭。我每年填写的年终考核表中都有上述 12 个字，作为自己行医的道德标准。套用一句老话：“悬壶济世，常怀仁爱之心，一切顺其自然，问心无愧是也!”

（二）继承邓铁涛教授的仁爱、正义品质

“医乃仁术”，也就是说医生应当具有对病人的关怀、爱护、同情之心。如此，也才有好的医术。邓铁涛教授的一生光辉灿烂，医德高尚，医术精湛。

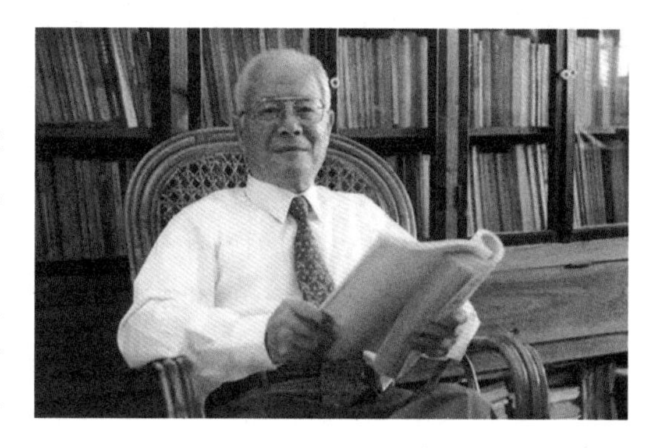
首届国医大师邓铁涛教授

邓铁涛教授是广州中医学院 73 级内科主讲教师，我前后三次在母校学习、深造，经常跟着邓老师临症，学习看病。邓老师对待病人和蔼可亲，看病认真细致，医术高明，妙手回春。老人家“行医以德为先，服务以诚为本”的行为品质深深地影响了我。

上大学期间我患慢性咽炎，臀部长恶疮，打针、服用抗炎药都不见效，是用邓老师十余剂中药治愈的。我后来参加“青教班”学习，也是承蒙邓老师厚爱介绍去的。老人家说要派中西医水平最好的老师给我们上课，也都兑现了，使我们的医学基础打得扎实牢固。

研究生时期，我的《〈伤寒论〉“病势学说”》论文，导师熊曼琪老师说我“离经叛道”，要我改换课题。一万多字的论文初稿花了我数月精力，却遭“枪毙”，我

心情十分沮丧，找到邓老师诉苦，老人家认真地看完论文后却大为赞赏，支持我写下去，并说："我就是喜欢你这样有创新精神的学生，中医不创新没有出路。"其后老人家帮忙做通了熊老师的工作，并指导我圆满完成了《〈伤寒论〉"病势学说"》论文。

2014年国庆节中午，我在母校食堂包间与邓老及其儿子、儿媳相聚。老人家当年99岁，我说："邓老师，明年您老人家百岁生日时，我一定前来祝寿！"他儿媳马上笑着制止说："沈医生，邓老只过99岁生日，99代表长久，永远健康长寿。"我明白了大姐的意思，笑着说："是啊！今后一有机会出差到广州，我就会来看望邓老您的。"邓老当时神采奕奕，苦笑着对我说："中医呀，现在最令人担心的是两个方面。一方面是'弃医存药'，用药不讲规则，不认真进行中医的辨证论治！而且中药质量也有较大问题，以假乱真的情况存在。另一方面是中医西化，中医学院的学生学了中医，却不搞中医去搞西医，这样一来，中医乏人乏术情况严重。所以呀，你们要注意这些问题，要坚持注重中医为本，守正创新，为推动中医健康发展多做些工作。"

临别时，老人家的儿媳笑着说："沈医生，我看你与邓老特别亲密投缘，我给你俩照张合影吧？"我说："好哇，谢谢！"没想到，我抱着邓老照的合影竟成了永别的留念。记得临走时，邓老问我："你们湖北的张晓星教授好吗？请代我向张教授问好！"张晓星教授是西医，也是我国著名的中西医结合专家。邓老与很多西医都是朋友，从不排斥西医，其实他的西医功底也很好，他常说："中西医之间互相学习，不断提高医术，才能成为'大医'"。邓老为我树立了光辉的榜样。

邓铁涛教授1916年10月出生于广东省开平县，广州中医药大学终身教授，博士生导师，中华全国中医学会常务理事，广东省全国名老中医，内科专家。2009年7月1日，93岁的邓铁涛教授被国家人力资源和社会保障部、卫生部（现国家卫生健康委员会）以及国家中医药管理局联合评为首届"国医大师"并获证书。邓铁涛教授是广东省唯一获此殊荣者。

2019年1月10日上午6时6分，104岁的邓铁涛教授逝世。

我怀着悲痛的心情，从武汉赶去广州参加了追悼会。1月16日上午，在广州市殡仪馆白云厅举行了遗体告别仪式，我送走了这位一生大仁大德令人敬爱的恩师。

That was a Sunday afternoon.
10 January, 2019

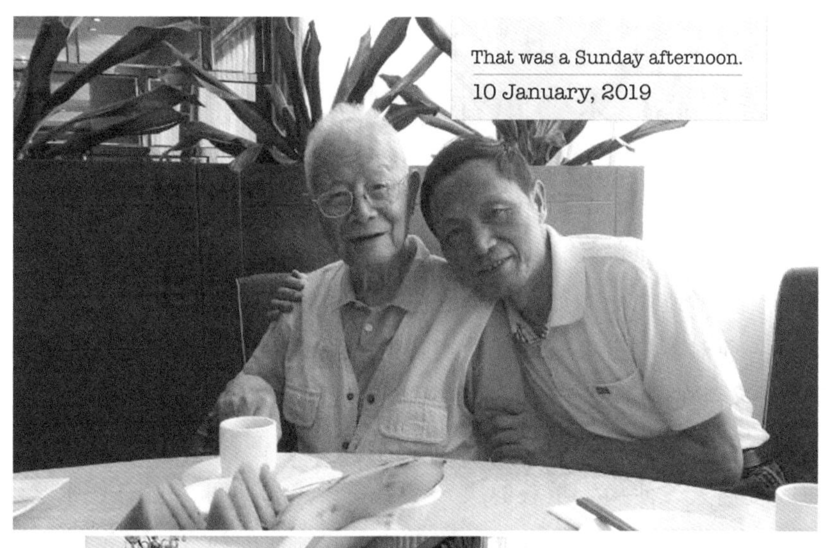

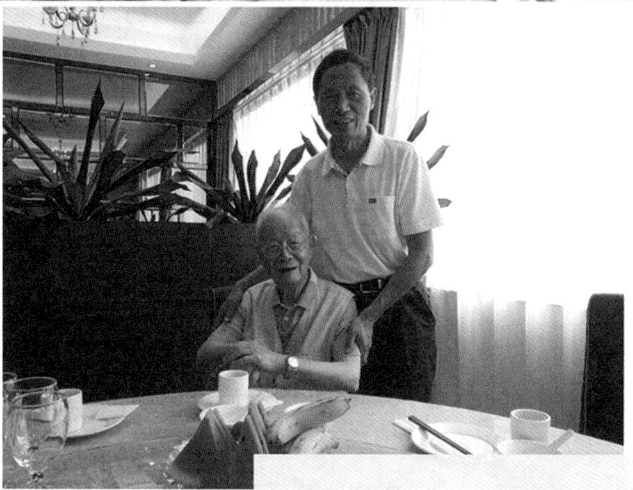

2014年国庆节中午与邓老在母校食堂.

10 January, 2019

作者沈忠源与恩师邓铁涛合影

邓铁涛
1916-10 ——2019-01
沉痛哀悼
恩邓老一路走好
2019.01.10

深切怀念国医大师邓铁涛教授

深切怀念邓铁涛教授

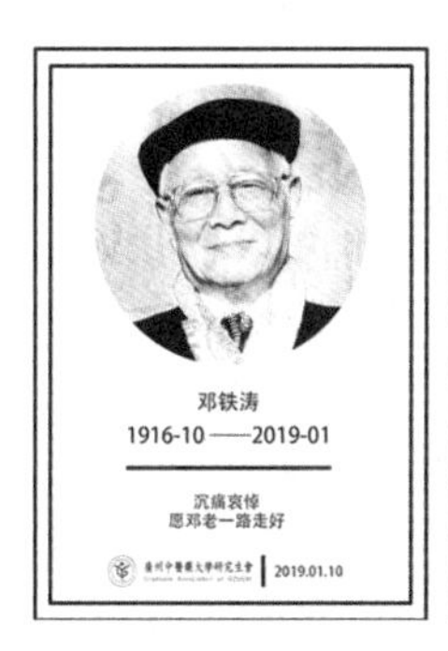

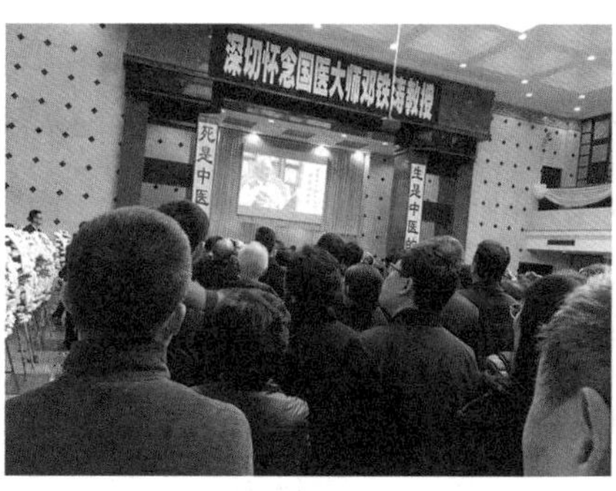

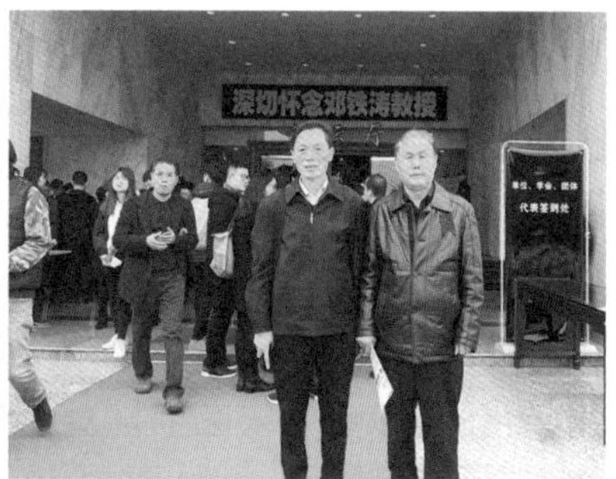

沈忠源送别邓老，与师弟王清海合影

（三）医者仁心仁术，重在认真对待患者

唐代医学家孙思邈《大医精诚》曰：“凡大医治病，必当安神定志，无欲无求，先发大慈恻隐之心，誓愿普救含灵之苦……勿避险巇、昼夜、寒暑、饥渴、疲劳，一心赴救，无作功夫形迹之心。如此可为苍生大医……”

当代医生，面对着层出不穷的新疾病，以及不断出现的各种新药。因为“是药三分毒”，药品大多存在副作用，从而导致医源性疾病不断出现。当代医生必须不断地加强学习，掌握好诊治技能，认真对待就诊的每一位患者，用美好的心灵和精湛的技术呵护每一位病人，使病人重获健康，幸福安康。如此可为仁心仁术之大医。“病人为本，医人以德，疗有成效”是我的座右铭。我临症的病人，一定要完善整个医治过程，让医患皆安心、放心为是。下面举隅二例。

2019 年的春节，一位男性患者黎某因患慢性“乙肝”重度，收住在我院肝二科病区。该患者十年前就是“乙肝”肝硬化，首诊住院及其后来门诊治疗，都是我经手，并且肝硬化已经治愈，“乙肝”HBV-DNA 转阴，一直在我门诊就医并坚持服用抗病毒药。住院前一周，已进行了肝病系列的全面检查，其肝功能正常，“乙肝”HBV-DNA 阴性，无任何不适。就在春节的头两天，患者感觉特别乏力，胃脘部不适，复查肝功能谷丙转氨酶 2000u/l 以上，并有轻度黄疸，他因此来找我。我说：“你上周查的肝功能、HBV-DNA 结果都挺好的呀！怎么出现这种情况？是不是停了抗病毒药？”他说：“没有。”我接着说：“肝功能被破坏得这么严重，必须住院治疗。过年住院，心里肯定不能平静，一定要在医院里静心调养，不得外出！”他说：“听您沈教授的。”我当即嘱管床医生查“乙肝”HBV-DNA。

第二天，我到病房查房，看到刚查出的 HBV-DNA 阴性，说明他的肝功能异常与“乙肝”病毒无关。我问他：“小黎，最近有没有在外面餐馆吃了什么食物或在家吃了隔夜菜之类的食品？”他否认：“没有！”“那除吃我开的肝病药物外，有没有服过其他药物呢？”他说：“也没有！”当晚我翻来覆去睡不着，思索寻找他的病因。最后，我考虑与中毒相关。次日，我再次去病房查房追问，病人沉默了一会儿说：“沈教授，我因脱发近来在药店买了补血生发的何首乌在喝，会不会是这个药导致的？”我苦笑着说：“就是它惹的祸！你在药店买的是生何首乌，毒性较大，伤害了肝脏，属药物性肝损害。何首乌是有养血生发补肝肾之功，但必须炮制后才能服用。”我随即嘱管床医生，对他的治疗以解毒护肝为首，重用古拉定，降酶点滴甘草酸二铵，加用口服百赛诺。中医解毒理肝，健脾和中。患者按我的方案治疗了十来日，康复出院。

患者路某，青年女性，患小腹痛、便秘，就诊时间是十四年前，在我周一的肝病专家门诊求医。这个女孩的父亲是我的挚友，她本人因体质不好，小病不断，经常找我看病。记得有次她患支气管肺炎，高烧、咳嗽，打抗生素数日不见好转，来凤凰门诊找我看病，连服五剂药后痊愈。这次她诉说："沈医生，我已好几天未解大便，小腹阵痛。"我边摸脉边问她："你月经情况怎样？有男朋友没有？"因为她的脉象弦滑，滑得"如珠走盘"，如同孕脉。女孩回答说："最近半个多月没来月经，有男朋友。"我低声问说："是否有性行为？"她害羞地笑着说："没有，绝对没有！"女孩老实腼腆，我没多问。观其舌苔，舌质暗红苔黄腻。中医病机：湿热瘀结下焦，气机不畅。治以清热祛湿，调和气血，通利二便。方中我用了丹参、生大黄、益母草、槟榔等药，开了5剂。因当日病人较多，我几乎一整天在看专家门诊，直到下午四时半，病人看得差不多了，突然脑海里浮现上午看的这位腹痛便秘女性患者，我认为她撒了谎。我摸孕脉较准，记得二十世纪八十年代读研时，我在广中医附一院内科门诊看病，几个小女孩在广州三元里新疆大饼店里干活被强奸怀孕，都是我通过摸脉、查尿HCG确诊的。于是我打电话给女孩的父亲："如果你女儿今天服了中药，大便通了，腹痛没有缓解，请千万千万别再服！我怀疑病情存在问题。"当晚十时整，女孩父亲电话相告说："沈医生，我女儿服药后大便通了，解了两次，但腹痛变重了，明天上午来医院找你行不行？"我说："请注意观察，腹痛不厉害，可明天来找我。"

次日，该女孩和她的男朋友一同来医院找我。一见面，女孩哭着说她撒了谎，做了那个事，没说真话。其男朋友是一位帅小伙，求着我说："叔叔，怪我！求您别告诉她的爸妈！"我当即骂了这个小子"太不负责任"，我随即开了妇科孕检，结果阳性！我致电妇科吴献群主任请她帮忙处理。吴主任收治后，下午打电话给我说："沈教授，这个女孩宫外孕，姜惠中主任在病房跟她做'B超'检查，女孩的输卵管已剥离快破裂了，送来真及时啊！否则晚了会有生命危险。"其后她经妇科住院治疗，康复出院。孕妇禁用活血化瘀、泻下之药，由于患者隐瞒实情，医生按常规使用前述药物也会出现医疗事故。后来，我带妇科病病人找姜惠中教授看病时，谈起这件事，姜主任向我伸出了大拇指。

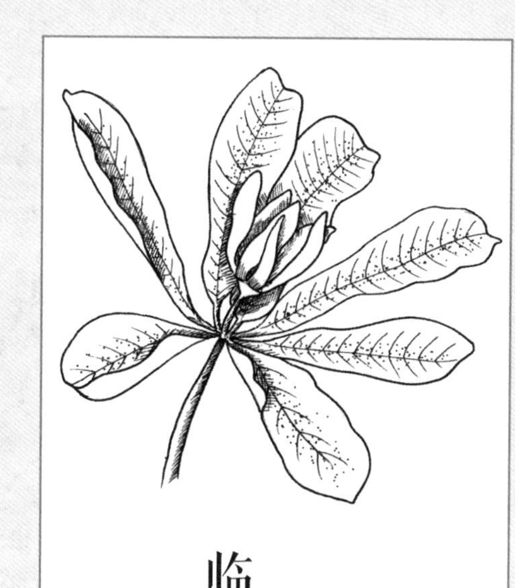

·第十三章·

临床崇尚中西医结合

（一）医院改革换新颜，带教弟子谱新篇

2010 年，湖北省中医院领导班子换届，新院长邓小川，党委书记涂远超。“新官上任三把火”，肝科整合，科主任为盛国光。医院进行了大刀阔斧的改革，加强了软硬实力建设，扩大了医院规模。省中医院两个院区，花园山是老院区，有一百多年的历史；光谷院区原为湖北省中医药研究院，2003 年与湖北省中医院合并，成为国家中医药管理局首批全国示范中医院，为省级三级甲等中医院。光谷院区合并前仅是一个二级中医院，效益很差，连院长也辞职“下海”了。合并后的几年，一直振兴不起来，其肝病科一年的毛收入不到一百万元，比我在花园山每周两次专家门诊的年收入还少。因此，医院各科派技术骨干到光谷院区各个业务科室，“掺沙子”式的整合，统一领导、统一管理。医院筛选评定各科高年资的业务骨干为院特殊专家，我也是其中之一。还提升了特殊专家的门诊诊疗费，正高 8 元，特殊专家 20 元，充分激发技术效能，社会效益、经济效益得以不断提升。如今的湖北省中医院光谷院区已发展为华中地区一座知名的大型医院，内、外、妇、儿、皮肤、康复及五官各科完备，技术力量雄厚，社会积聚效益已经赶上了花园山院区。

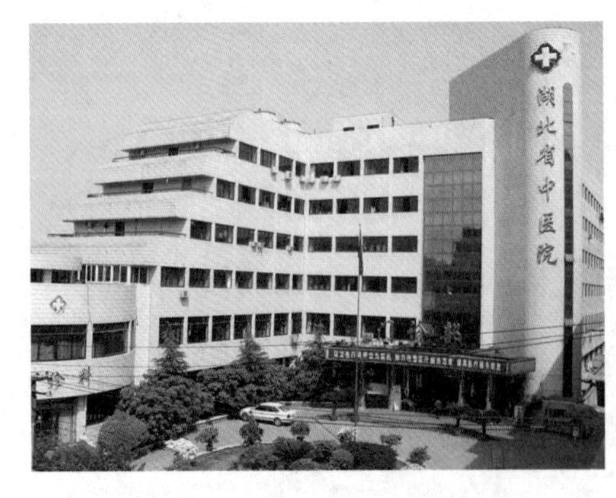

湖北省中医院（湖北中医药大学附属医院）
花园山院区门诊部

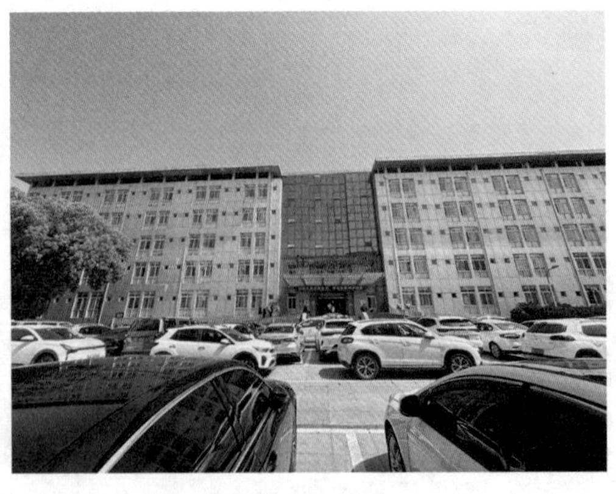
湖北省中医院（湖北中医药大学附属医院）
花园山院区住院部

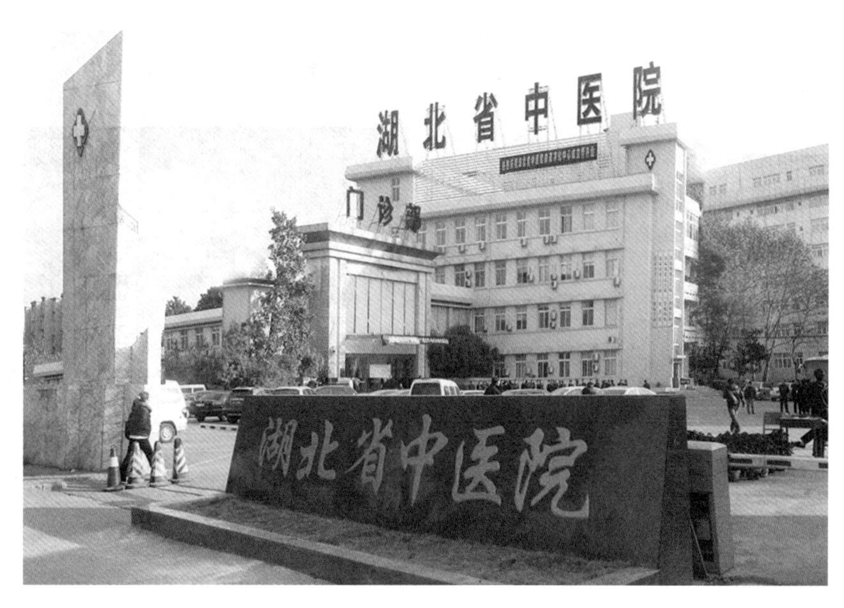

湖北省中医院（湖北中医药大学附属医院）光谷院区

当时，国家提倡大力发展中医事业，解决好中医后继乏人乏术问题，湖北省评定首届名老中医学术传承指导老师，我是其中之一，带教肝科辜建勋、计洋医生。随后，我又被选为第五批全国老中医药专家学术经验继承指导老师，带教曾映荷、詹磊医生。四位肝科医生都是西医本科毕业后分来我科。辜建勋、詹磊毕业于华中科技大学同济医学院，曾映荷、计洋毕业于武汉大学医学院。我还要带教原来的数位研究生，所以工作较忙。每位学徒每周有数千字的跟师心得体会，要及时审阅批改上交，研究生和学徒的毕业论文得花精力修改。尤其是教学徒，特别耗费精力，因为他们底子是西医，不像中医科班出身的学徒有较好的中医基础。在我们师徒的共同努力下，他们也顺利完成了学业。我作为老师在病房带教，同时也学习徒弟们的西医临床知识，解决了一些我以前“知其然，而不知其所以然”的问题。因为以前我虽对西医的治疗较为熟练，但其用药逻辑并不完全清楚。现在，我的四位学徒都是湖北省中医院花园山院区肝病病房的大组长，都是正副主任医师的肝病专家，已成为我院中西医结合治疗肝病事业的顶梁柱。

我所带的研究生，他们作的毕业论文课题，都是临床肝病领域里疑难病症，如难治性慢性“乙肝”，肝硬化失代偿期、肝癌、脂肪肝、黄疸等，对解决临床问题会有所帮助，得到评审专家一致好评。武汉科技大学医学院附属医院感染科主任刘黎教授在参加我院一次研究生答辩会后说：“沈教授的研究生课题对指导临床具有实际意义。”

弟子们遍布全国，基本上都是中医、中西医结合专家，有些弟子还担任了三甲医院的科主任，连关门弟子吴登今年也申报了高级职称。

我的弟子们过去刻苦努力学习，如今成为医疗战线的主力军，没有辜负我的期望，我感到欣慰，也为自己在中医教育事业上尽心尽力而问心无愧！

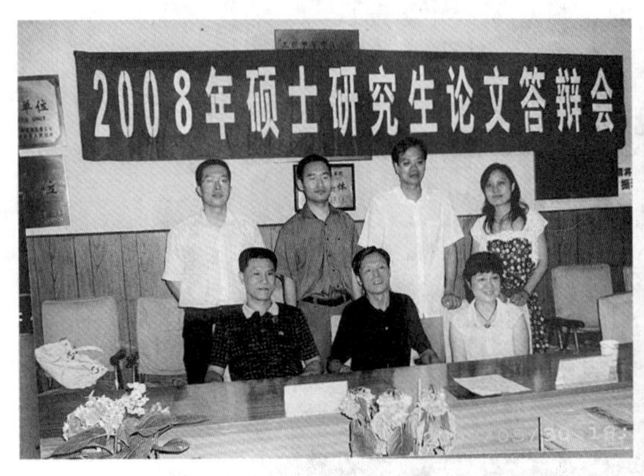

2008 届肝科研究生论文答辩会留影
左为辛伟主任，右为李萍主任，
中间为沈忠源

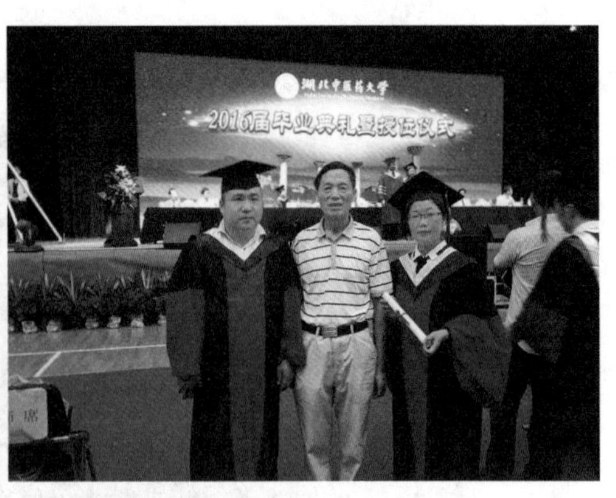

湖北中医药大学 2016 届毕业典礼留影
左为徐建良博士，右为曾映荷博士，
中间为沈忠源

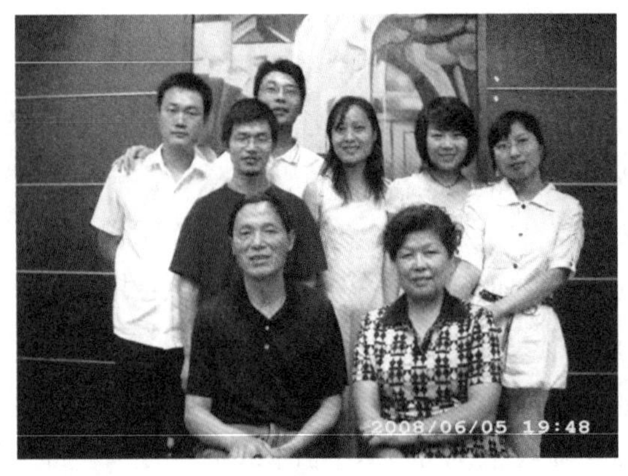

作者与夫人同带教的 2008、2009、
2010 届研究生合影

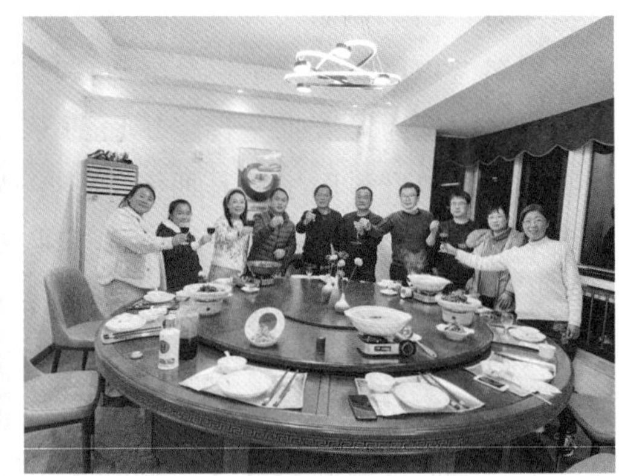

2023 年立春与在武汉工作的
部分弟子相聚

（二）践行中西医结合思维方法

中医药的发展史，是一部守正传承的创新史。从秦汉时期《黄帝内经》奠定中医理论基础，到东汉张仲景的《伤寒杂病论》确立辨证论治体系，到金元四大家的出现，再到明清时期温病学的产生，传承精华、守正创新是推动中医药发展的根本动力。

中医学是脏象生理学，经络腧穴学作为基础学科，“有诸内必形诸外”，通过望闻问切合参来辨证施治，其辨证方法是宏观的。现代西医是以解剖生理学、组织胚胎学、生物化学与分子生物学等作为基础学科，其诊治疾病的方法是微观的。

走中西医结合的道路，祖国医学才能发扬光大，更好地为人类健康服务，所以“守正”辨证论治不能“食古不化”“泥古”，不然只能传承而难以发展，更不能混淆中西医学两套不同的理论。中医以脏腑为核心的脏腑学说，脏腑是建立在宏观功能基础上的。如脾主四肢、运化，为后天之本。人如果离开了脾脏，不能生存。而西医对脏器的认识是建立在解剖学基础之上的。如肝脏病变、肝硬化脾大、门静脉高压、脾功能亢进引起血小板减少的患者，我大都主张切除脾脏，能继续活上二三十年的病人不少。因此，我一直在临床上摸索中西医相通的机理，使中西医互补于临床治疗中，更好地服务患者，取得了较好的成绩。其工作重心如下：

1. 以中西医结合思维方法指导临床

本人创立的中医宏观辨证与西医微观诊疗手段相结合，选择特异性中药组方施治的方法（参见《新中医》杂志1990年刊登的《中医药治疗乙型肝炎的概况与探讨》一文），获得中西医专家一致认可。主要内涵包括以下几方面。

（1）以中医宏观辨证为主。中医认识疾病重视病因累及脏腑，而脏腑机能是以气血为本，强调“正气存内，邪不可干”，“有诸内必形诸外”。如“乙肝”，是因其正气亏虚，瘟邪致病，邪伤脏腑。中医治疗疾病的前提是辨明病机。慢性“乙肝”从中医病机而论，多为湿热邪毒蕴结，肝郁血瘀，气血失调，脾肾亏虚所致。治疗必须解毒祛湿、疏肝化瘀、调理气血、益脾补肾。

（2）结合西医微观诊疗手段。西医认识疾病也强调病因伤及内脏，但其对脏器的认识是从解剖学角度出发的，内脏的作用和功能较为复杂，也强调内在因素致病。西医认为“乙肝”是由于机体免疫功能低下，“乙肝”病毒感染，在肝细胞内整合、复制、转录，引起免疫调节或应答功能紊乱而导致肝脏损害，出现免疫学、血清学的变化和一系列症状、体征。西医重视诊断及病因治疗，用药的针对性较强，故西医治疗“乙肝”的手段主要是抗病毒，增强免疫调节功能，抗肝损害，解毒及恢复肝功能等。其转归、预后的判断，取决于肝脏病理组织改变的程度及免疫学、血清学变化的程度。将西医诊疗手段融入中医药治疗“乙肝”方案之中，可克服盲目性。

（3）选择特异性中药组方施治。所谓特异性中药，是指对“乙肝”有特殊疗效的中药。主要从两个方面来确定：其一，通过科研判定的有效药物，例如抗“乙肝”病毒的苦参、北豆根；提高免疫的黄芪、白术；抗肝损害、解毒护肝的丹参、女贞子、北五味子；其二，传统治疗肝胆病能入肝经的药物。如柴胡、郁金、茵陈等。具体来说，治疗“乙肝”时，可将西医诊断及治疗手段作为筛选有效药物的参考之一，而且所选药物不能偏离中医宏观辨证施治用药的轨道。

2. 将中西医的优势诊疗方法于临床治疗中互补

我从医五十载，临床诊治感染性疾病达四十余年，尤其擅长急慢性肝炎、肝硬化、肝癌、血吸虫肝病、脂肪肝的治疗，善于中西结合、扬长避短地进行治疗，临床疗效十分显著。

（1）如慢性“乙肝”，如果患者病毒核酸载量高，中医药抗病毒效果不佳，所以常选用西药核苷（酸）类药物抗病毒，中医药辨证论治配合治疗，以改善症状及提高免疫力，可缩短治疗时间，提高治愈率。对于抗病毒耐药的“乙肝”患者，配以特异性中药来辨证施治，可以解决“乙肝”病毒变异、对抗病毒药品产生耐药性的问题。如我的一个患者潘某，男，36岁，10年前因患慢性“乙肝”在武汉协和医院感染科治疗半年余，疗效不佳，经手大夫童教授介绍给我治疗。我接手时患者的病情：A.“乙肝”“大三阳”，HBV-DNA阳性；B. 肝功能ALT/AST（长期在100—200u/l左右）与r-GGT异常；C. 一直在使用最强的抗病毒药，博路定与贺维力联合应用；D. 护肝降酶药用百赛诺、天晴甘平、水林佳；E. 症状体征为乏力、胁痛、便溏，舌质暗淡，苔黄腻，脉弦滑数；F. 乙肝病毒位点广泛突变；G. 中到重度脂肪肝。我采用中西医结合的治疗方案。西药继续沿用抗病毒药物，降酶治疗。中医则以解毒理肝、化痰祛瘀、健脾化湿为主。处方：我的肝病1号合4号方加减治疗。一个月后，患者肝功能基本恢复正常，一个疗程三个月后肝功能正常，HBV-DNA转阴，仍为“大三阳”。随后停用百赛诺、天晴甘平，使用中医药配合抗病毒西药治疗一年半，转变为“小二阳”（HBsAg、HBcAb阳性），HBV-DNA阴性，肝功能正常，无不适。其后改服国产抗病毒药恩替卡韦与代丁（阿德福韦酯片）每日各一片，配胸腺肽胶囊（提高免疫力）治疗至2019年初，身体康复无恙，说明彻底解决了病毒变异问题。该患者近来复查为“乙肝”“小三阳”，HBV-DNA阴性，肝功能正常。肿瘤指标正常，“乙肝”治疗达到满意效果，脂肪肝变成轻度。

（2）对“乙肝”肝硬化及其腹水的治疗，用西药抗病毒，利水，纠正电解质紊乱，中医理肝健脾，调和气血。中西医结合治疗，早期肝硬化大多能逆转，最终能治愈。失代偿期、终末期肝病都能获得有效治疗，比单一用西药疗效强许多。原本，慢性重症肝炎死亡率特别高，经过中西医结合救治，大多数患者转危为安，能恢复健康。肝癌患者采用西医介入治疗，配合中医药解毒祛瘀、理肝健脾，不少人也能存活下来。我认为中西医结合，其疗效“1＋1≥2”，且在治疗肝病方面最为可靠。

（三）中西医双管齐下，从不回避风险

我在肝病科的主要工作，是专家门诊与病房查房，带教研究生和实习生。门诊病人多，常常一个半天看60来号病人，所以我将长期验证肝病的经验方肝1、2、3、4号方固定下来，分别用于治疗慢性肝炎、肝硬化、肝癌、脂肪肝；使用相关西药常规治疗也相对固定。这样，既便于跟我学习的学生掌握，也能提高诊疗处理的速度。我查房除了查自己收进来的病人外，也查其他医生管的重病人。

如武汉关山患慢性“乙肝”的一位中年孕妇，先前在广州军区武汉总医院已治疗十多天，病情却日渐严重，转到我科治疗了一周，病情仍在恶化。辛伟主任请我查房时说了这情况。我问：“抗病毒治疗了没有?”辛主任说：“没有，我提出过抗病毒，病人不同意。要她流产，她说自己40多岁难得怀上了这二胎，想保住，所以请您帮忙处理。”查房前，我详细看了病历。患者在广州军区武汉总医院与我科住院近20天，病情一直在进行性加重，肝功能严重异常，黄疸加深，消化系统症状突出。我查房时详细地问了患者情况，其症状：烦躁不安，不欲饮食，胸脘痞闷，呕恶，便溏，睡眠不好。患者面黄肌瘦。体征：双眼巩膜深度黄染（总胆红素100多），腹软，脾左季肋下扪及1.5cm，叩诊腹部无移动性浊音，舌质暗淡苔黄腻，脉弦滑数。检查完后我对患者说：“你的病必须进行抗‘乙肝’病毒治疗，才有可能好转或治愈。否则向前发展就是慢性重症肝炎，妊娠综合征，会危及你们母子的性命。你住院近20天，为何越来越重？就是因为没有进行抗病毒治疗，‘乙肝’病毒在体内大量猖狂复制、破坏肝脏细胞而导致的！如同电源漏电引发的火灾，光用水灭火是灭不了的，必须解决电源问题才算抓住本质。假如是我老婆遇到你这种情况，我会毫不犹豫让她接受抗病毒治疗，保母子平安无事。只有抗‘乙肝’病毒的药上了，病毒被抑制住，加上护肝降酶退黄药，你才有可能好起来。之前的护肝降酶退黄药，为什么毫无作用?就是没有抓住‘乙肝’病毒的本质。”在我的劝导下，该患者接受了抗病毒药物素比伏（替比夫定）的治疗。这样，患者用原来的西药护肝降酶退黄，同时服用我开的理肝健脾、化湿和胃、宁心安神的中药，半月后，黄疸日渐消退，肝功能恢复正常，无明显不适出院。出院后，一直在我门诊进行抗病毒治疗，直至“乙肝”治疗达到满意效果，即肝功能正常，脾大消失，“乙肝”“小三阳”，HBV-DNA阴性。其后，患者在湖北省妇幼保健院剖腹产下一健康女婴，查婴儿脐带血HBsAg（-），抗-HBs（+），母子平安。

阳新县患者马某，患慢性“乙肝”肝硬化及糜烂性胃炎，在肝二科住院时请我查

房，病情缓解后出院，后来一直在我门诊治疗。西药抗病毒用的是代丁，中医理肝健脾，解毒化瘀，祛湿和中。经半年治疗，患者肝硬化体征消失，“乙肝”“小三阳”，HBV-DNA（-），慢性胃炎显著好转。其后，他每隔数月来看一次，病情基本上稳定，无任何不适。大概半年后，他病情突然加重来找我。我问他是否停了抗病毒药代丁，他说上个月感觉各个方面都挺好，就自动停了代丁，没想到病情复发，完全不想吃东西，恶心，胃脘部痞塞，呃逆，睡眠很差。在我院凤凰门诊就诊，复查肝病系列生化，谷丙转氨酶 2000 多，HBV-DNA 达 10^7，有轻度黄疸。当时病人烦躁不安，我好说歹说劝他住院治疗，收入肝二科，管床医生是李晓东大夫。次日查房时，病人突然大闹病房，骂医生，大声咆哮说：“老子花了几十万看这个病，搞成这个样子！”他还拍桌子抖狠。李医生拉我到病房外说：“沈教授，我建议他转去同济医院治疗为好。”病人马某听到了我们的谈话，马上使劲拍桌子说：“我哪儿都不去，死也要死在您沈教授手上！”当时这句话把我激怒了，我拍桌子训斥他：“马××，病是你自己胡乱停药造成的，怪谁呢？我看病用了你几十万吗？就是抗病毒药代丁和护肝药水林佳以及中药，一个月能用多少钱？”我一发火他就软下来，对着我说好话。我又劝说他冷静下来，说：“类似你这种情况，复发是普遍现象，还有死人的呢！”于是我提出加大抗病毒药效，博路定和贺维力联用。西医护肝解毒降酶退黄，中医理肝健脾、祛湿和中、宁心安神，中西医结合治疗半月，患者肝功能恢复正常，而且 HBV-DNA 转阴，病情好转出院。该患者至今在我门诊治疗，身体状态一直较好。

蔡甸区的中学老师朱某，患血吸虫肝硬化（失代偿期），在肝二科住院，管床医生是王军。当时他腹水特别严重，低蛋白血症及感染都存在，面色苍黄浮肿，腹大如鼓，双下肢浮肿，手按如泥。王军大夫按我的中西医结合方案治疗一周后，病情有所好转。此时王军大夫突然辞职，移民去了加拿大多伦多。自此以后，这位老年患者一直是我经手治疗的，他的肝脏功能已彻底恢复，脾大、门静脉内径增宽、血小板低等症状，全部转为正常。治疗了两年多的时间，彻底治愈，无任何不适。

2017 年金秋时节，我与程良斌主任赴加拿大参加国际中医药学术研讨会期间，王军来看望我们时问：“沈教授，我离职前管的患重度肝腹水的那个朱老师去世了吧？”我说：“活得好好的，肝硬化彻底治好了。”他笑着说：“奇迹！”

肝癌患者彭某、陈某，都是患慢性“乙肝”肝硬化转为肝癌，两位年老女患者差不多同时住进肝二科。前者是辜建勋大夫管床，后者是陈春先大夫管床。彭某住院期间，开始在广州军区武汉总医院做了一周介入抗癌治疗，癌块不但没缩小反而增大。我建议转到同济医院做介入，配合治疗。病人听从了我的建议。我们中西医结合治疗，用药：西药抗“乙肝”病毒，护肝降酶退黄，中医解毒化瘀，理肝健脾，调理气血。患者病情随即获得控制，慢慢好转至痊愈，活了近 10 年，2020 年因其他疾病去世了。后者陈某也用同样方法治疗，现已 80 多岁高龄，仍健康在世。

中医能创造奇迹，“力挽狂澜于既倒”。治病救人，尽心尽责地为患者解除疾苦，我从不规避风险。“救人一命胜造七级浮屠”，能从死神手中夺回生命，我感到自豪，无比欣慰！

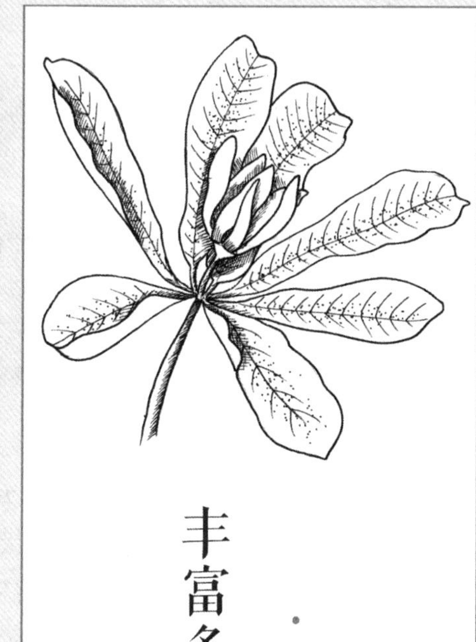

·第十四章·

丰富多彩的学术会议

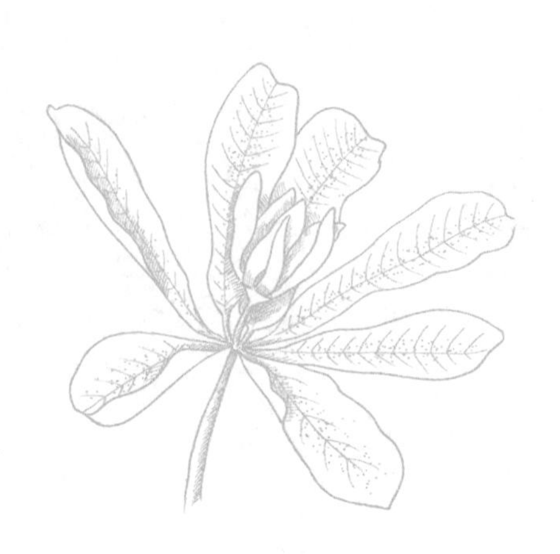

（一）备受重视的肝病年会

病毒性乙型肝炎、丙型肝炎为临床医学之难题。世界各国的肝病学者都特别重视学术交流，每年都会举办“亚太肝病”“欧洲肝病”“美国肝病”年会。我国是“乙肝”患病大国，每年也会举行肝病年会，以及感染病年会，往往是在世界性肝病年会之后召开。如果亚太肝脏研究协会年会在我国举办，就两会一并召开。这些年会主题一般是解决肝病研究领域里存在的难点问题，以期取得对慢性“乙肝”、“丙肝”的治疗共识，称之为“指南”，作为所有肝病医生的临床依据和治疗“金标准”。

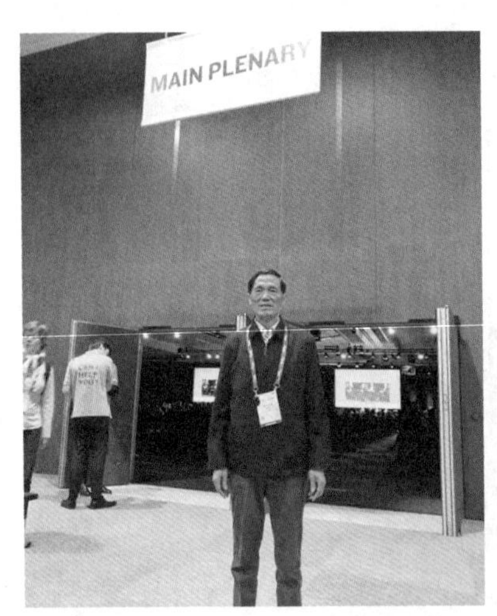

2017年在荷兰参加“欧肝会”

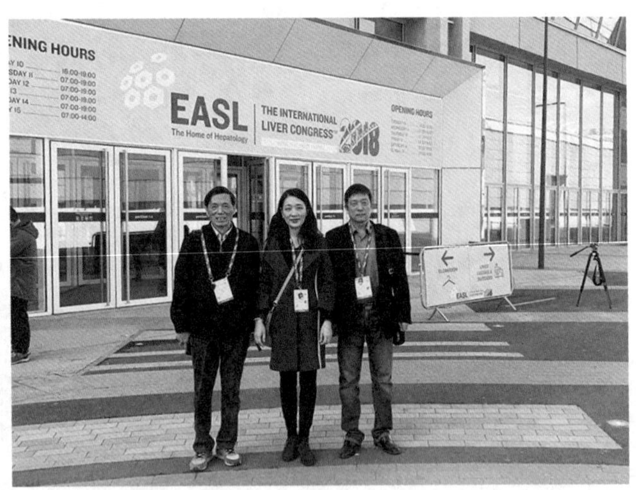

2018年4月参加在法国巴黎举办的“欧肝会”
中间为武钢医院感染科主任廖东卫，
右为武汉普仁医院感染科主任李毅，左为沈忠源

进入二十一世纪，除贺普丁外，新的抗“乙肝”病毒药不断地出现在肝病临床治疗中。主要是核苷（酸）类药物，如贺维力、博路定、素比伏、韦立得，以及其后引进国内生产的代丁、恩替卡韦、替诺福韦等。抗“丙肝”病毒西药从无到有，出现了蛋白酶抑制剂，如国内常用的仿制药品索非、达卡，以及现用的丙通沙等。此外，长效干扰素替换了短效干扰素，增加了效能，减少了患者痛苦。这些药物的确为广大

病毒性肝炎患者带来了福音，提高了重症的治愈率，降低了死亡率，改善了患者病情，延长了生存时间，提高了生活质量。上述所有药物，都是通过各类肝病年会发布，再应用于肝病临床治疗中的。

参加这类大型会议的学者，大都是知名专家。我也经常被邀请参与，去过美国、欧洲与亚洲的一些国家。

通过积极参与肝病年会的交流活动，我吸收了医学营养，提高了应用西医西药临床诊治肝病的技术，提升了中西医结合治疗肝病的水平，增强了自己为人类生命健康而奋斗的使命感。

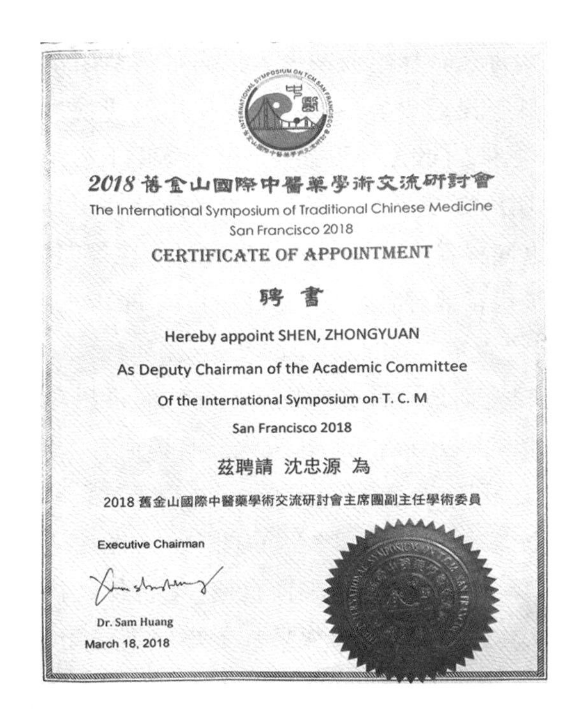

2018 舊金山國際中醫藥學術交流研討會
The International Symposium of Traditional Chinese Medicine
San Francisco 2018
CERTIFICATE OF APPOINTMENT
聘書
Hereby appoint SHEN, ZHONGYUAN
As Deputy Chairman of the Academic Committee
Of the International Symposium on T. C. M
San Francisco 2018
茲聘請 沈忠源 為
2018 舊金山國際中醫藥學術交流研討會主席團副主任學術委員
Executive Chairman
Dr. Sam Huang
March 18, 2018

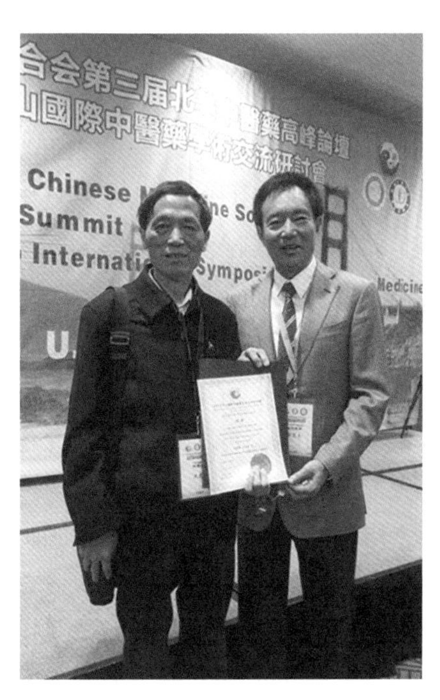

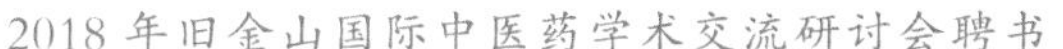

2018 年旧金山国际中医药学术交流研讨会聘书

参加第三届北美中医药高峰论坛

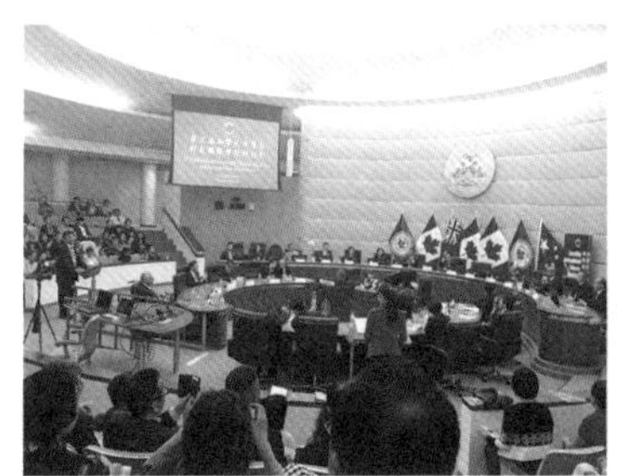

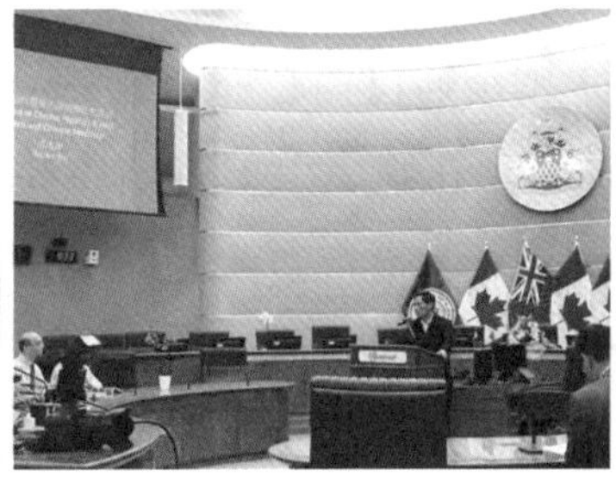

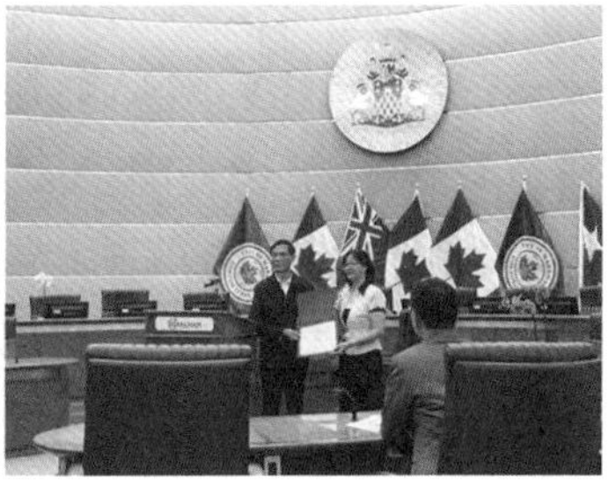

参加第三届加拿大中医药针灸国际学术研讨会

（二）提高临床肝病的诊治水平

“宝剑锋从磨砺出，梅花香自苦寒来。”学术活动激发了我的学习热情，勤学苦练，不断进步，是提升能力的前提和基础。二十一世纪以来，我经常受邀参加海内外的肝病年会。借着年会东风，湖北省医学会感染病学分会也经常举办全省的肝病学术活动。武汉同济医院感染科田德英教授在担任主任委员期间，几乎每周都有学术活动。其目的是领会“欧肝会”“美肝会”“亚肝会”以及我国感染病学术年会抗病毒指南的精神，使广大肝病医生正确使用抗病毒药，杜绝或减少因抗病毒药使用不当导致的医源性疾病。期间，我们讨论“乙肝”课题内容最多。最先使用的药物贺普丁，开始使用一疗程或一年，“乙肝”核酸 HBV-DNA 转阴有效，就继续用下去；但很多病人后来核酸 HBV-DNA 又复阳，说明病毒变异了，贺普丁出现耐药性。其后不断上市的其他核苷（酸）类药物，患者也同样存在病毒变异、出现耐药性等问题。如国际肝病界公认的博路定，为十拿九稳抗病毒效好之药，“乙肝”核酸 HBV-DNA 转阴率在 90%以上，最后也被否定。“否定之否定”，才是科学的发展观。

通过参加学术活动、不断学习，我能较全面地掌握临床抗“乙肝”病毒用药方法。我经手的病人可以说“十拿九稳”，基本上没有出现临床失误。具体而言，“乙肝”病毒载量上万，肝功能不良的慢性“乙肝”、“乙肝”肝硬化、“乙肝”肝癌等患者才用抗病毒药。“大三阳”，即表面抗原、e 抗原、核心抗体阳性的慢性“乙肝”病例，单用贺普丁或博路定或素比伏。“小三阳”，即表面抗原、e 抗体、核心抗体阳性的慢性“乙肝”患者，单用贺维力或替诺福韦。如果病毒出现变异耐药，二者联用。临床也常见联用博路定、贺维力后出现耐药的情况，只要加用中医药配合治疗，可以改善耐药状况，促使“乙肝”核酸 HBV-DNA 转阴，成功率达 90%以上。患者均能重获健康。多数“乙肝”患者临床治愈后停药，未见复发。对于健康的带病毒者，病毒含量在 1 万以内，要求治疗之人，单用中医药治疗，大多数能治愈，核酸 HBV-DNA 转阴。不少西医同仁介绍这样的“乙肝”病例给我诊治，往往药到病除，HBV-DNA 转阴。现在临床上的抗“乙肝”病毒药物，我主要是用国产恩替卡韦与替诺福韦，肾功能不良或经济条件较好的病患用韦立得。基本上是单用，如出现病毒变异，就用另一种抗病毒药，即替换疗法。如果换药后依然耐药，就两种药联用，即联合治疗。对于重症肝炎病毒载量特别高的病患，我往往单用加倍，一日两粒，或者两种药联用。我认为，控制病毒是治疗成功的关键之一。

我参加“欧肝会”的最大受益，就是学习了临床肝病一些新的技术知识。2014 年 4 月 9 日至 13 日，在英国伦敦举办的欧洲肝病年会，湖北省仅我与武汉协和医院感染科主任杨东亮教授参加。这次会议的亮点，是美国学者提出的“蛋白酶抑制剂治疗‘丙肝’”方法，是临床肝病领域里一项技术上的突破。

“丙肝”预防连疫苗都没出现。之前，医生都是采用干扰素针剂治疗。长效干扰素为进口药，价格昂贵，一般老百姓用不起。短效干扰素肌注，开始一周每日一针，其后隔日一针，一打就是半年，疗效不佳，核酸 HCV-RNA 转阴的很少。而且干扰素副作用大，容易引起发烧、头痛或白血球降低等。用蛋白酶抑制剂口服药比较方便，慢性“丙肝”患者疗程三个月，伴有早期肝硬化的患者服用半年，均疗效显著。

蛋白酶抑制剂，因我国没有上市，我们用印度生产的仿制药品“索菲”“达卡”，“丙肝”病毒 HCV-RNA 都获得了转阴治愈。如今临床上应用的丙通沙抗病毒疗效更加显著。“丙肝”疗程都是三个月，副作用也较少，说明研究开发“丙肝”抗病毒药的进展较快。

抗“乙肝”病毒药的研究进展，我认为，近 20 年来突破不大。抗病毒药主要来自欧美国家，可能与这些国家“乙肝”发病率低相关。在“乙肝”抗病毒方面，可能欧美人与中国人体质有别，药物耐受有异。有一段时间，“欧肝会”曾提出素比伏可作为一线抗“乙肝”病毒临床用药，但我收集的国内资料反映素比伏的副作用较大，容易引起 CK（肌酸激酶）升高，对心肌造成损伤，并且有省份出现素比伏导致患者死亡的病案报道，从而引起我的警觉。临床上，我使用素比伏的病例不少，必查 CK、肾功能，且不再用于治疗新病人。

在抗病毒治疗中，有部分病人“乙肝”核酸 HBV-DNA 转阴，但“大三阳”难转变成“小三阳”，即 e 抗原变 e 抗体的转换率不高。学术会议中，不少著名专家提出加用长效干扰素，我也给经济条件好的两例病人试用过，疗效不佳。有的三甲医院感染科权威医生将素比伏与长效干扰素联用，还报道其疗效如何好，我心里存疑。

某年某日，在北京召开的一次全国感染病学术年会期间，我带着疑惑，邀请与会的武汉同济医院感染科张东绅主任，一起去请教上海的翁心华教授。翁教授对我俩较熟悉，我提出了两个问题：“第一，素比伏的副作用，容易引起 CK 升高损伤心脏，还有素比伏导致患者死亡的报道，是真的吗？第二，长效干扰素副作用大，联合应用素比伏，是否确实有可行性？”翁教授亲切地笑着回答说：“用素比伏抗病毒不当，导致死亡是可能的。素比伏绝对不能与长效干扰素联用，因为这样会促使 CK 进一步升高而严重损害心肌，预后肯定不良。”翁心华教授的临床肝病水平，我认为当前在我国是独一无二的。他老人家为人谦恭、朴实，是我们永远学习的榜样。

这次全国感染病学术年会过后，我省感染病学会与诺华公司（素比伏的销售公司）在武汉长江大酒店举行了一场“素比伏抗‘乙肝’病毒”的学术研讨会。主持人是湖北省医学会感染病分会副会长、省人民医院感染科主任龚作炯教授。这次会议，我也是演讲者之一，题目是“中医中药配素比伏救治一例‘乙肝’重症孕妇验案”，就是前文介绍的临症关山孕妇住院病例，最后母子平安。我是在会议的前半部分讲的，赢得了与会者雷鸣般的掌声。最后一位演讲者是武汉协和医院感染科易教授，他的题目是“素比伏联合长效干扰素治疗慢性‘乙肝’××例临床观察”。整个演讲结束后大会讨论时，我将翁心华教授的主要意见，即“素比伏与长效干扰素联用会促进 CK 增高，预后肯定不良”的观点提出。其后，再也未见对素比伏的推崇以及素比伏与长效干扰素联用的报道出现。

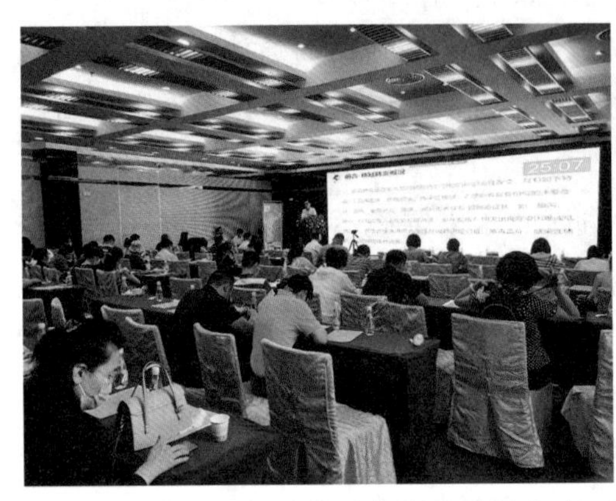

2020 年 9 月 5 日沈忠源在全国肝病临床学术大会暨华夏肝脏病年会上讲座

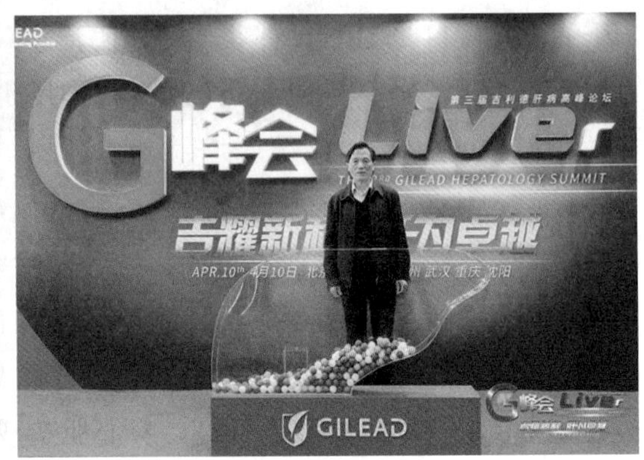

参加第三届吉利德肝病高峰论坛

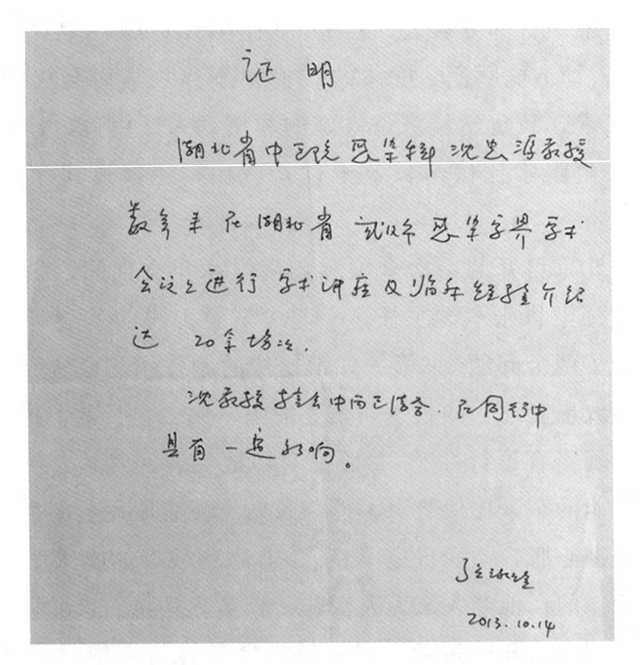

证明

湖北省中医院医学部沈忠源教授

数年来在湖北省、武汉市医学学界学术

会议上进行学术讲座及临床经验介绍

达 20余场次。

沈教授擅长中西医结合，在同行中

具有一定影响。

张淑玲

2013.10.14

张淑玲教授系武汉市感染病学会主任委员，湖北省感染病学会副主任委员证明材料

（三）维护中医药治疗肝病的作用、地位

邓铁涛教授说："中医中药是中华文化之瑰宝，是几千年来中华民族同疾病作斗争所取得的伟大成就。中医药不仅是中华民族的宝贵文化，也是世界人民文化的精华。展望未来，我认为人类不能没有中医。"

中医药的影响力和需求越来越大，越来越被广泛接受。世界很多国家和地区都有中医，连发达的欧美国家也不例外。

有一段时间，关于中医药有毒副作用的谣言纷至沓来，甚嚣尘上，甚至有专家提出要废除中医。中医肝病领域也不例外。我从事临床肝病40多年，亲身体会到中医药治疗肝病疗效显著，不容否定。二十世纪时，基本上没有抗"乙肝"病毒的核苷（酸）类药物，主要用中医药治疗肝病，很多患者能彻底治愈。如患慢性"乙肝"的湖北省文学艺术联合会的王主任、患慢性重症肝炎的襄樊市人大常委会刘主任、患"乙肝"肝硬化的濮阳油田总医院放射科王医生和深圳第二外国语学校邵老师（用过核苷类药物，有耐药性），他们的身体皆恢复了健康，不但表面抗原转阴，而且表面抗体转阳。慢性重症肝炎单用西药，大多数患者死亡；而采用中西医结合治疗，多数患者保全了生命。我经治的慢性重症肝炎患者无数，大多数能被治愈。中西医结合治疗肝病，肝病学界普遍认为比单用西药治疗要好，这是一个不争的事实。

在参加各种学术会议时，我经常遇见有些权威人士攻击、抹黑中医药治疗肝病的作用，在一次武汉协和医院学术会议上，陈主任喋喋不休地讲中药的毒副作用，我当即在会中举手发言，进行了反驳，之后其演讲时没有再提及中药。2014年英国伦敦举办的"欧肝会"结束后，在国内专家一起参与的"卫星会"（国际会议后，国内专家进行归纳总结的会议）上，陈主任故伎重施，与魏教授在演讲时，大谈中医药在肝病救治中出现的毒副作用，并将荷兰的一份相关资料在会中宣读。"卫星会"结束时，我在会场大声喊："请陈主任、魏教授留步，我有重要问题与二位磋商。"陈主任一看是我，苦笑着拉了一下魏教授说："好吧！"陈主任曾在汉与我"交锋"过，不久前刚从伦敦机场下飞机，我们坐在同一辆大巴车的邻座，陈教授同我打招呼："好面熟啊！"我笑着说："大教授忘记了，我就是您在协和医院讲座说中药有毒副作用时，反驳您的人，湖北省中医院沈大夫是也！"当时他有些尴尬。

陈主任与魏教授留下来与我交谈。我说："二位大教授刚才在会上讲的临床肝病治疗上中药有毒副作用的说法，欠客观公正，中西医结合救治慢性重症肝炎，最后

死亡的病例，其死亡都归咎于中医药吗？荷兰的临床数据，真凭实据在哪？是什么样的中医大夫临床的案例？你们会中所谈的情况全都是臆造出来的。希望你们客观公正地评价中医药治疗肝病的作用。”与此同时，我还举了从武汉协和医院感染科转来我经手治愈的陶姓慢性重症肝炎患者的例子，说道：“该院感染科主任杨东亮教授也在这里开会，不信问他！”他们一句话都没反驳，说：“行啦！”聚餐时，有专家问我找他俩干什么，我将上述情况与同仁们谈起，大家都笑着说：“说得好！”我的老同事，深圳中医院周大桥主任及同来的杨东亮教授大声笑着说：“沈教授言之有理！”

（四）外面的世界很精彩

进入二十一世纪，受益于世界性的学术会议，我去过欧洲、亚洲一些国家和美国。学术会议期间，主办方大都会安排时间游览当地，了解其风土人情、历史古迹与文化。法国人浪漫随性，不少年轻女性吸烟跷起二郎腿；英国人严谨偏执、守时刻板，颇具绅士风度又傲慢；荷兰人现实耿直，最具个人主义特点；伊斯兰教国家一夫多妻现象及与其成群的子女于教堂做礼拜的场景等，让人看后感觉无比新奇。

外面的世界的确很精彩，我常常为异国他乡的风景、历史古迹和文化氛围而震撼。谁都不能忘掉那些蜿蜒千里的美丽河流和风情万种的港湾，如巴黎的塞纳河、维也纳的蓝色多瑙河、伊斯坦布尔的金角湾，意大利的水城威尼斯等，自然风景特别优美。

法国巴黎圣母院、卢浮宫及圣心大教堂，梵蒂冈圣彼得大教堂，土耳其伊斯坦布尔索菲亚大教堂，意大利、土耳其的地堡等，这些著名建筑，风格独特，有的具有千年以上历史，保护得完美，堪称奇迹。

美国得克萨斯州的“魔鬼天坑”，新西兰怀特岛的火山，加拿大的尼亚加拉瀑布，澳大利亚的“黄金海岸”，都是大自然形成的奇观。

土耳其伊斯坦布尔，是一座美丽富饶、历史悠久、文化多元的城市，也是一座横跨欧亚大陆的帝王之都，即古代东罗马帝国、奥斯曼帝国的首都。该市城墙有上千年历史，为世界遗产之一。古代战争中被破坏的各种建筑，如学校、图书馆、剧院、作坊、妓院等的遗址，都保存下来了。这些使人联想到古代战争的残酷，仿佛能再现当时腥风血雨、惨不忍睹的场面。神秘的郊外地堡，遍布于丘陵山地之中。地堡里有寺庙、作坊、澡堂及其他生活设施。最大的地堡可容纳 6 万人，都是古代遗存。如今土耳其人在地堡里开酒店、舞馆。我们见识了丰富多彩的当地文化如肚皮舞等，品尝了特色餐饮如大饼、烧烤等，令人流连忘返。

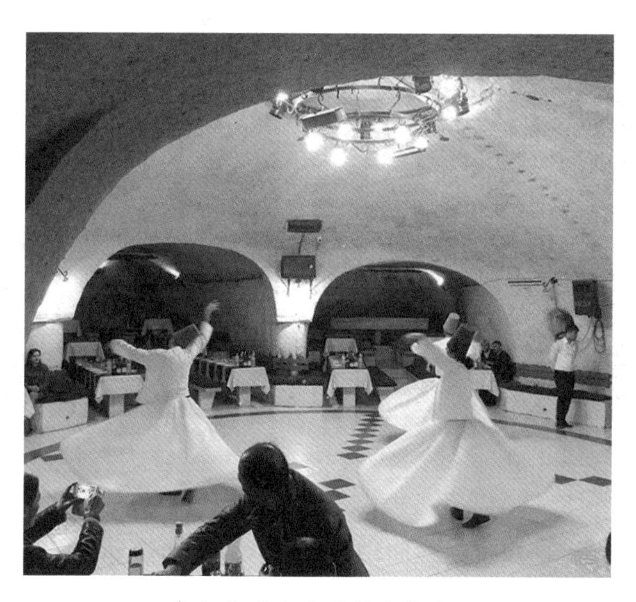

参加土耳其地堡餐饮舞会

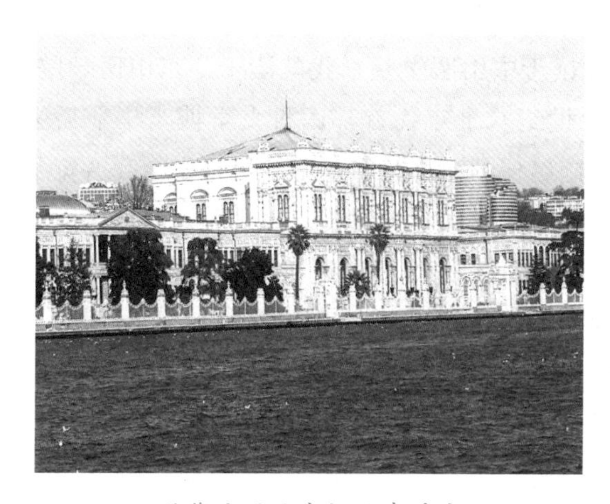

游览法国母亲河及卢浮宫

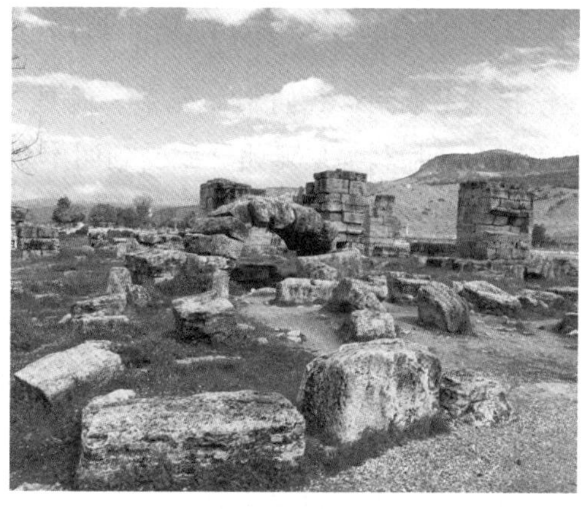

伊斯兰布尔古代战争遗址

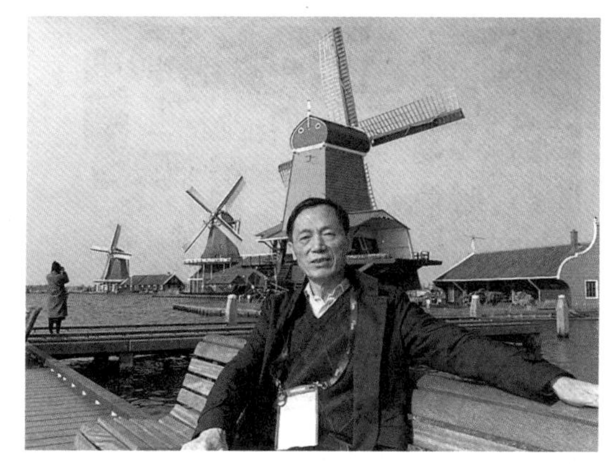

荷兰留影

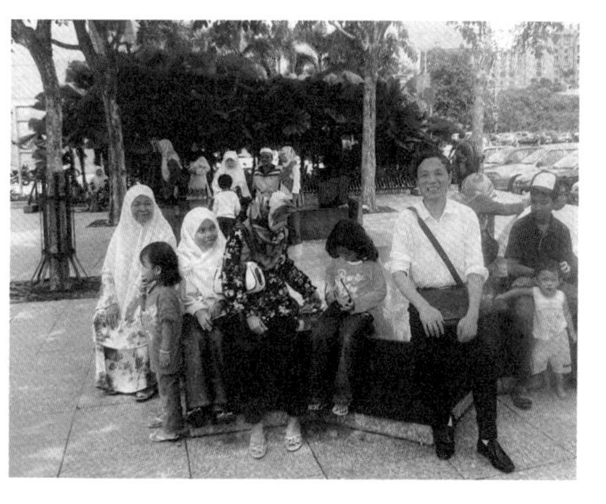

和马来西亚一家人留影

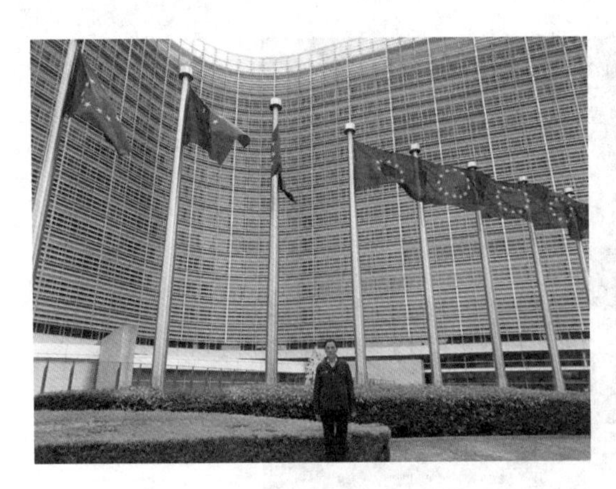

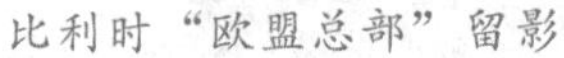

比利时“欧盟总部”留影

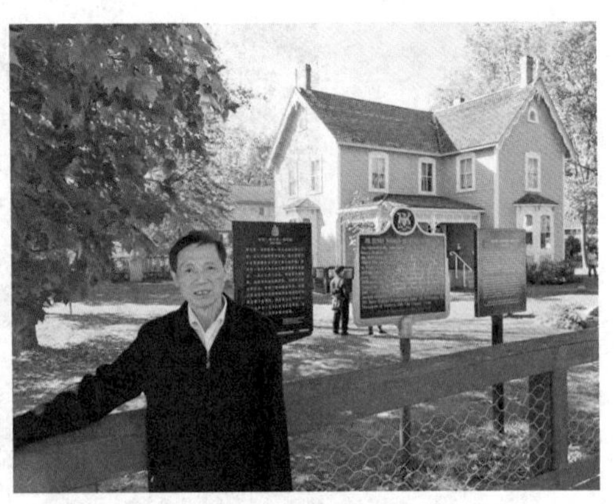

加拿大白求恩故居参观留影

出国开学术会议，见到了很多同学、故友。他乡遇故知也是人生一大美事！在美国加利福尼亚州参加世界中医大会期间，我遇见了二十世纪八十年代赴美国旧金山开办中医诊所的大学同学谢本乐，还有在美国加利福尼亚大学任教的同乡施绪保夫妇。1973年，我和施绪保一同去广州读书，他就读于中山医学院，我就读于广东中医学院，在广州读书期间，我们亲如兄弟。他是二十世纪八十年代首都医科大学博士毕业后去的美国。在加利福尼亚州，我受到谢本乐、施绪保的盛情款待。施绪保开车带我游览了当地的著名景点。在加拿大多伦多，我也会见了大学同学何凤娟、黄昆明，研究生同学李灿辉、金虹，还有李敏、卞慧敏等同学，以及母校校长王省良与其他校友们，大家聚在一起开会，非常开心。离开多伦多回国时，十多年前移民来此的原我院肝科的王军大夫到机场为我们送行。在英国伦敦开会时，在伦敦开办诊所的原我院的推拿科主任阎祥松、中医学院教师杨勤俭、陈新华都来看望了我。在新西兰参加世界中医药大会时，原同事郝建丽也来会见了我及同行的院领导们。数十年未见面的同学、同事们在异国他乡相聚，给我精神上带来了无尽的愉悦，心里感到别有一番滋味。

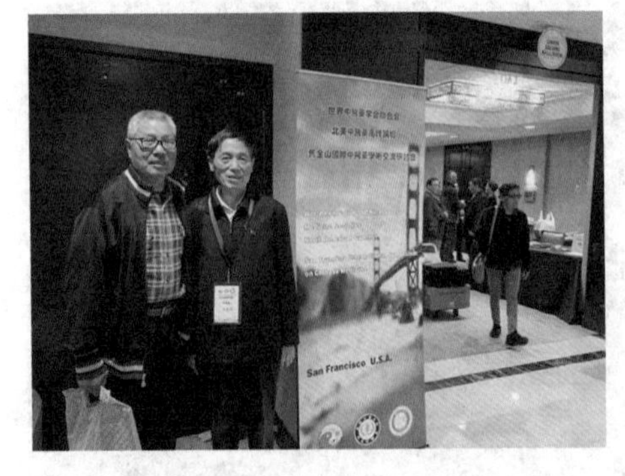

与加州大学施绪保教授合影

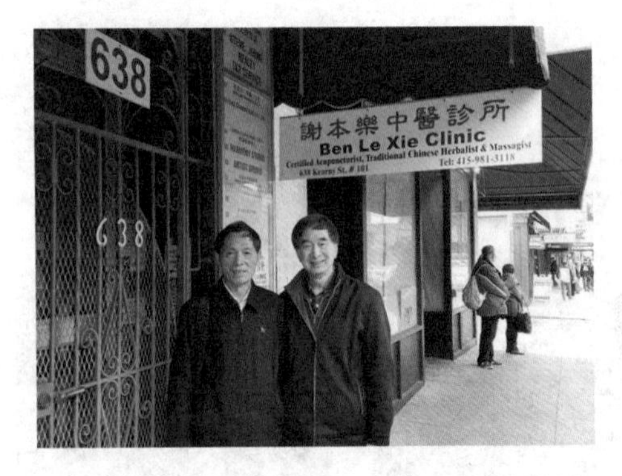

与旧金山中医诊所谢本乐医生合影

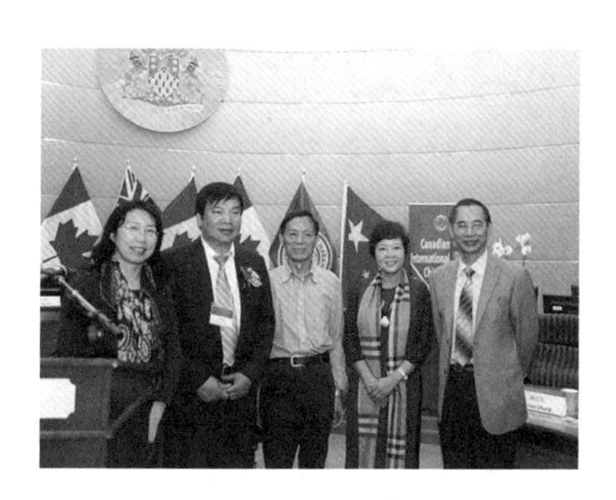

左一为南京中医药大学药理教研室主任
卞慧敏教授，左二为加拿大中医针灸学会
会长李灿辉，右一为加拿大温哥华中医
针灸学会会长蔡理平，右二为香港浸会大学
中医药学院副院长李敏教授

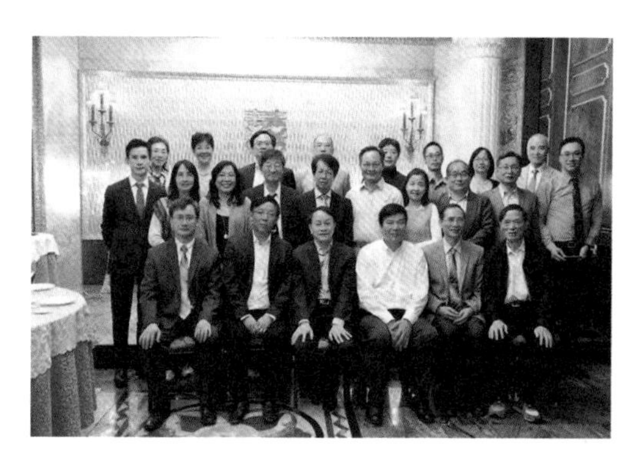

左二为广州中医药大学副校长许能贵，
左三为广州中医药大学校长王省良，
右一为沈忠源，右二为温哥华中医针灸
学会会长蔡理平，右三为加拿大中医针灸
学会会长李灿辉

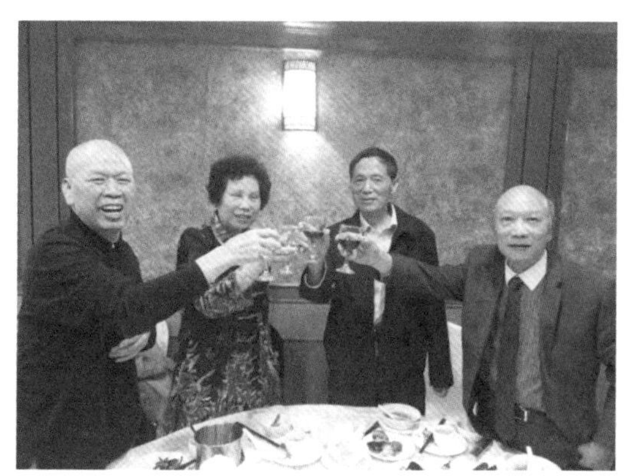

在加拿大与何凤娟夫妇（左）、
黄昆明同学（右）相聚

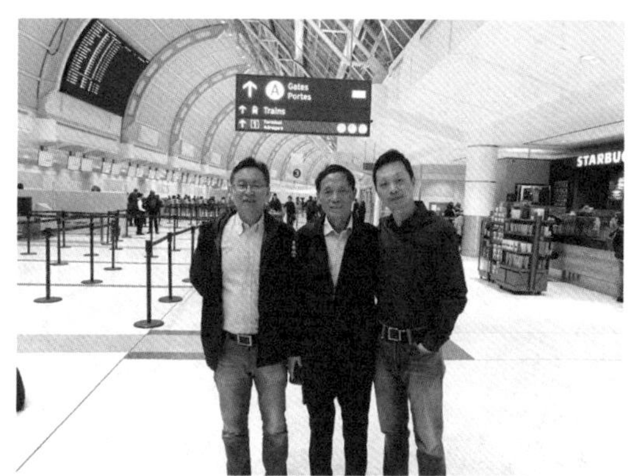

沈忠源和程良斌主任在加拿大多伦多机场
与移民加拿大的原同事王军合影
左一为程良斌主任，右一为王军

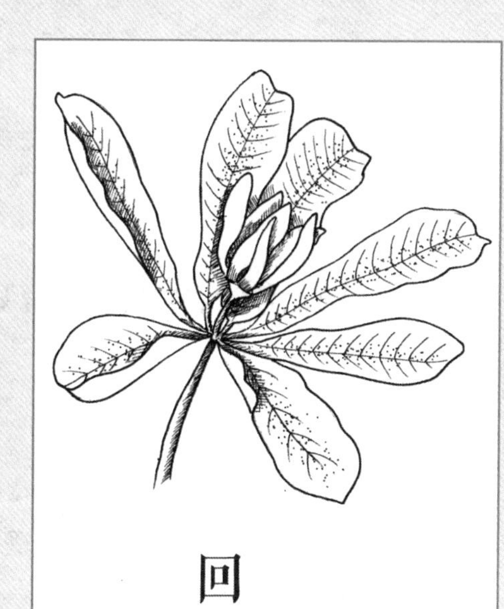

·第十五章·

回首往事：遗憾的记忆

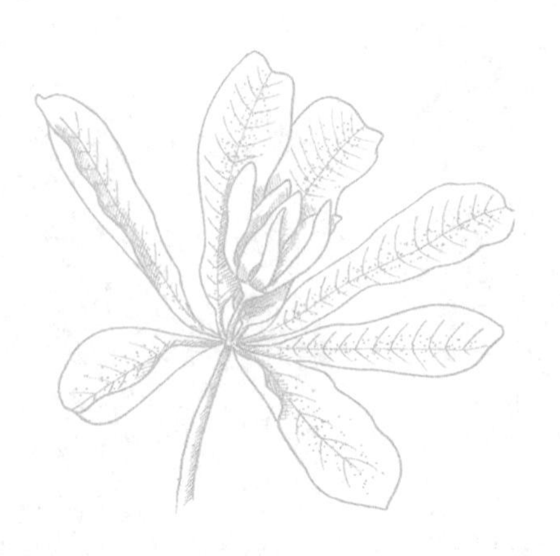

（一）王所长示好　婚宴上解冤仇

2014 年 7 月 22 日中午，我受邀参加同事肖琳老师儿子的婚宴。整个婚宴大厅亲朋满座，我被安排在肝科男士一席。宴会快开始时，王所长携夫人管主任姗姗来迟，坐在我同桌对面。我心中不悦，忙起身离席，可被科室同桌的两位主任按住，说："就坐在这儿，别走，沈教授！"坐在对面的管主任突然笑着说："沈大夫，你女儿在哪儿工作？成家了吧？"我极其不自然，很无奈地回答说："在同济工作，早就成家了，小孩都几岁了。"突然，坐在管主任旁边的王所长喊我："沈大夫，请你过来一下！"并频频向我招手，示意我过去。我愣了一下，苦笑着问道："王所长，有什么事？"这是自 1989 年 3 月至今，25 年多以来我首次喊他王所长。我坐在席上诧异地看着他，他不停地向我招手，要我到他身边去，我这才起身走到他席旁说："什么要事啊，王所长？"王所长用手遮着在我耳朵边说："请你把你照得最好的照片给我一张！"我问："要照片干什么？"他说："用来做《中西医结合肝病杂志》的封面。"这时，我才开心地大声笑着说："王所长，谢谢您！不用了！我早已看淡名利，到此为止满足了！"他接着说："你很优秀，一定要登上杂志做封面人物。"听到这话，我当时眼泪在眼眶里打转。我感动地说："王所长，谢谢您！真的不用了！不需要了！"

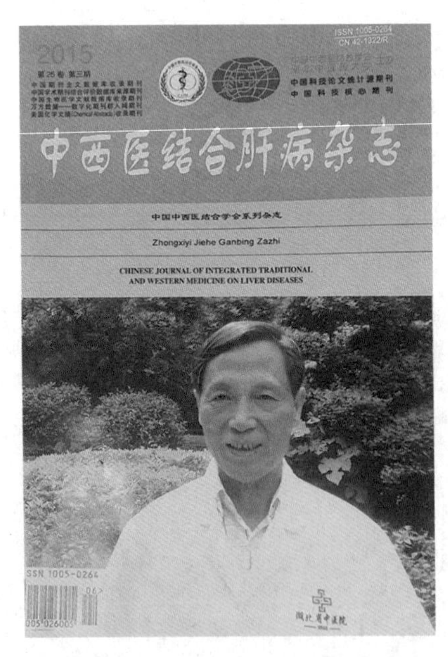

作者登上《中西医结合肝病杂志》2015 年第三期的封面

过了一段时日，王所长的研究生、肝科黄育华主任拿着照相机到我的专家门诊，拉着我在湖北中医学院花坛边照了张工作照，次年即 2015 年登载于第三期《中西医结合肝病杂志》的封面，并附介绍："沈忠源教授，主任医师，湖北中医名师，博士生导师，第五批全国老中医药专家学术经验继承工作师承指导老师……”

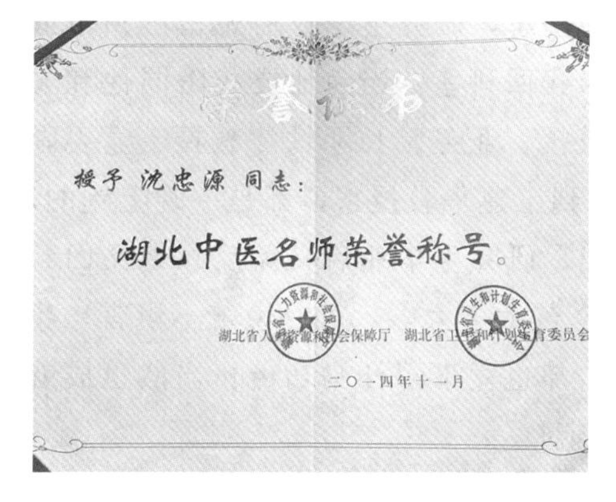

“湖北中医名师”荣誉证书

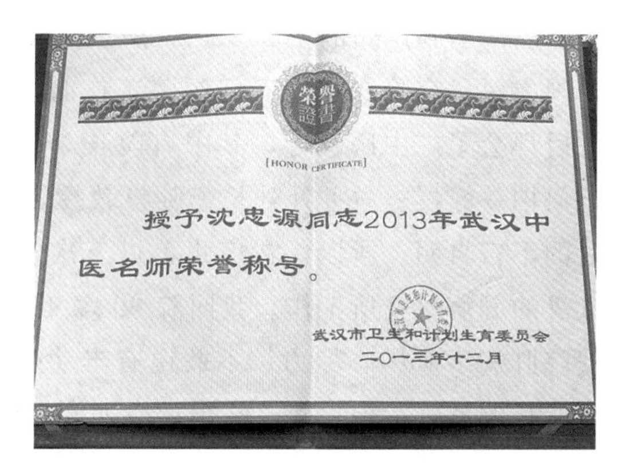

武汉首届中医名师证书

黄育华主任给我照相的那天，回家吃午餐时，我将此事告诉了夫人小谢。夫人说：“王所长那么大年纪，主动向你示好，肯定是他老人家自觉有愧才这样子的啊！你们断交 25 年之久，老人家可能还在怀念以前的感情，才这样认真对你呀！你沈忠源就心胸宽广点，登门看望一下两位老人，一笑泯恩仇嘛！”在夫人的劝说下，我约上黄育华主任一同前往王所长家作礼节性拜访。我进门后，表达关心，问候了二老有关身体与生活方面的事，只字不提结怨之事。王所长夫妇俩很高兴，又重现了 25 年前慈祥亲切的笑容，真是一笑泯恩仇！

2022 年 5 月 9 日，王所长去世了。11 日上午 10 时，在武汉市武昌殡仪馆天元厅进行遗体告别仪式。我驱车去了，因塞车迟到一刻钟，当时前去送行的人不多，基本上走完了。我奔向吊唁大厅，对着王所长的遗体说：“王所长，请一路走好！”看到肝科陆定波大夫推着坐在轮椅上哭泣的王夫人，我劝慰道：“管主任，请节哀！不是您管主任精心照料，王所长活不到这么大年纪。”管主任这才停止了哭泣。

从殡仪馆回家后，我在“微信”朋友圈发文追思：“今天，我带着沉重而复杂的心情送别了原藏象肝病研究所王所长，王所长享年 98 岁。王所长与我母校有的老师和一些同学存在特殊情感，故发此讣告。”我院肝病研究所是因承担国家科委“六五”攻关课题“中医药治疗慢性乙型肝炎的临床与实验研究”，于 1983 年成立的。该国家大课题如果没有广中医的王建华教授（中国中西医结合学会理事长）的关心帮助，是不一定能获得成功的。没有这个国家大课题，我院肝病研究所不会成立。王所长善于交友，懂得感恩，二十世纪八十年代我读研究生期间，每年的寒暑假，王所长都让我带些土特产，如上等信阳毛尖茶叶、小磨麻油、香菇、木耳之类送给王建华老师。王建华教授也有回礼，每次都是两包水果糖。

1988 年春节，当得知我们肝病研究所因报国家“七五”科研课题牵头人易主（“六五”课题负责人是王所长，“七五”课题李主任要求牵头），王所长心情不佳，于是我带着他们夫妇南下散心，历时一周，受到我大学同学小孟与和琴的盛情招待。尤其是小孟同学无微不至的关照，情谊不言而喻。我与王所长成了无话不谈的好哥们！所以南下到广州的第一天，王所长得知我的心思，研究生毕业后想留广州市或去中国中医研究院北京广安门医院工作时，要求我回科室。当晚他要我陪同他和夫人先后拜会了广中医领导，其中有院长李任先教授、业务院长邓铁涛教授、党委副书记何柏苍教授、教务处处长彭胜权教授，最后到王建华教授家，都是一晚上跑的，其目的不言自明。所以，在广州上过三次学的我，研究生毕业后义无反顾地又回到了武汉的肝病研究所工作。我回院 30 多年来，辛苦太多太多，可以说苦不堪言！我为我院肝病事业尽心尽力，不敢说有丰功伟绩，却也立下了汗马功劳！当然也成就了王所长的辉煌。但再怎么辉煌，也如同过眼云烟！

我与王所长相交近半个世纪，其间有过各种恩恩怨怨，也不无遗憾，近年来彼此学会放下，化干戈为玉帛，远离烦恼、怨恨，终于得以释怀。佛家说：“人生有八苦，为生、老、病、死、爱别离、怨憎会、求不得……”

为人在世，其实不应太过偏执，求大同存小异，得饶人处且饶人，能自我化解心中的怨恨，这是一种修为，一种福分。

祝愿王所长远离俗世烦恼辛劳，一路走好！

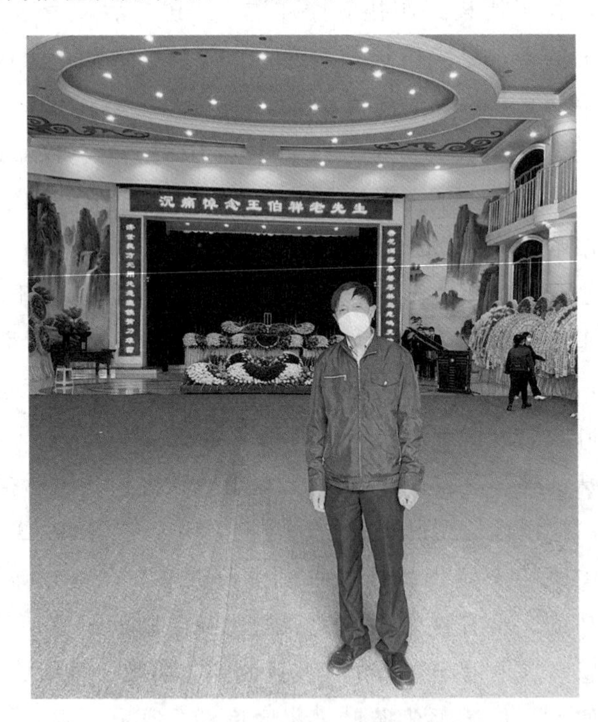

沈忠源送别王所长

（二）费尽心思找到“小李子”

心结不是要放下，是要解开。

大学毕业后，多少年来，我一直打探“小李子”的消息无果，心里存在着对她的那份愧疚总是挥之不去。

2014年秋季的某天上午，武汉市公安局电讯科挚友陈科长来门诊看病时，我问他：“通过户籍档案查外省人士，可以找到吗？”陈科长说：“可以找到。请问是您沈教授的什么人呢？”我说：“大学同学，关系一言难尽！”陈科长诡异地笑着说：“肯定是位女同学。今晚我在局里值夜班，要不您晚上过来，我派人操作电脑查找户籍档案？”我说：“好啊，太谢谢老弟了！”

吃过晚饭后，我急匆匆驱车去了公安局电讯科。“小李子”的具体年龄我不清楚，我觉得她比我小。据师法宣同学讲“小李子”在大连市，在旁边操作电脑的民警查出大连市1951年—1953年出生的与“小李子”同姓名的女性，竟然有20多个，都不是。当时我心灰意冷，沉默片刻后跟操作员说：“请反过来查1950年出生的同姓名女姓，看有没有？”一查又查出十来个同名同姓同年龄的，其中最后一位1950年11月27日出生的女性附有相片，一眼就能认出来。我当时高兴得简直要跳起来了！我终于找到“小李子”了。当时，时针指向凌晨3时，功夫不负有心人，熬这场夜值得！

天亮之后，我将此情况打电话告知了深圳的师法宣同学。师法宣说：“沈忠源，‘小李子’曾在九几年的时候给我打过电话咨询看病，我找找看，别放电话！”随即他将“小李子”家座机电话告诉了我，叮嘱我在原电话号码六位数前加8，说估计大连市电话升级为七位数了。

当日周末的上午，我依照师法宣提供的电话加8打过去，电话通了，接电话的是位声音清澈的年轻女性。我问：“是李大夫家吗？”她说：“我妈不在，上我姥姥家去了，中饭后会回来。”我随后在电话中讲明了与“小李子”的关系，请她帮忙。女孩爽快地笑着答应：“叔叔，请放心吧！”

下午二时，我又拨通了这个电话，电话那边是一位声音低沉、沙哑，带东北口音的老年女性，她问道：“你找谁？”我知道肯定是“小李子”，说：“‘小李子’你好，我是湖北的沈忠源。你让我找得好苦哇！‘小李子’呀，我沈忠源对你的愧疚一直深埋在心里，对不起啊，我的老同学‘小李子’！你能原谅我吗？”“小李子”笑着指责说：“沈忠源啊沈忠源，得到的时候不珍惜，失去了痛心疾首。你沈忠源真是个混蛋！”我说：“是，是！我确实是个混蛋！该骂！骂我反倒我心里舒服多了。”随后我问她身体怎样，她说不好。随后我告诉她："下周一晚上，我去大连看望你，负荆请罪来的，请告诉我你的家庭地址。"

周一，我是全天的专家门诊，下午下班后，我带上准备好的武汉特产"周黑鸭"、绿茶与"1916"香烟（我估计他家有人抽烟），以及两个5000元的红包，乘坐从武汉飞往大连的航班，不到两个小时就到了大连市。随后乘坐出租车，晚上九时到达她住的小区，"小李子"在小区外路口迎候。一见面，我喜极而泣，说："'小李子'，我总算找到你了!"真是岁月不饶人，年轻时她是天生丽质的美人坯子，可称得上七三级一班的班花，可如今的她已变成了面容憔悴、精神萎靡的老太太。

进到她家里，一个帅小伙带着一个可爱的两岁小男孩对我打招呼："叔叔好，欢迎!"我估计是"小李子"的女婿和外孙。坐下后，我将包里的一叠厚厚的信件递到"小李子"手上说："'小李子'，我永远也忘不了大学时期你对我的关心、帮助，我对你的愧疚都写在信中了。"然后苦笑着说，"今晚就不谈以前的事了，尽在信里，你看过后会理解我的苦衷。"我又问她女儿与老公在哪儿。她说："我女儿是市医院护士，今晚值夜班。老公回锦州老家了。""小李子"接着说了他们家从四川江邮电力系统调来大连以及组建家庭的情况。大约十时半，我考虑到她女婿明日要上班，小孩要睡觉，不便再打扰，随即从身上取出带来的两个红包放在桌子上说："'小李子'，这点钱是我的心意，回报不了你曾经给过我的帮助，不成敬意，请收下。"她将红包塞给我，说："食品、礼物我收下，钱是绝对不收的。"我们拉扯半天，把"小李子"惹火了，她气愤地将两个红包丢在地上。我捡起后直奔她女婿房里，笑着说："小帅哥，常言道'一个女婿半个儿子'，这两个红包请帮我替你妈收下，买点补品或衣服。我匆忙到大连来，也不知买什么东西好。"她女婿看我那么诚恳，就收下了。临近十一时，我说："不早了，明日再见。"就离开她家回到了酒店。

第二天，我去看望了"小李子"的母亲。老妈妈当时身患重病卧床，见我到来，老妈妈坐起来拉着我的手，笑着说："我听说了你们同学的事，欢迎你到这里做客呀!"我随即给他母亲看病，开处方，并给"小李子"及其弟媳也看了病、开了药方。

第三天是周三，上午我同"小李子"带着她调皮可爱的小外孙游览了大连的江滩及动物园，在一家餐馆共进午餐后送他们回到家中。知道我当天下午乘机返汉，"小李子"买了十多斤樱桃装在纸箱里，已打好包了，是让我带回武汉的礼物。下午在机场刚过安检口，我突然接到"小李子"的电话，说："沈忠源，你送的两个红包，我放在了水果纸箱的侧边。钱是不收的，我原谅你了！祝一路平安。"我的眼泪夺眶而出，难受地说："'小李子'啊，你不收下这钱，我心里不安啊!"沉甸甸的同学情啊！只管付出不求回报，这正是善良的"小李子"的个性。

2015年，我参加了大连市举办的“肝病高峰论坛”，又去拜访了“小李子”，并约上武汉协和医院何生松教授一同前往，给她的妈妈看了病。这样，我终于了却了一桩心事，彻底放下了对“小李子”的思念，心内如同石头落地，得到解脱。

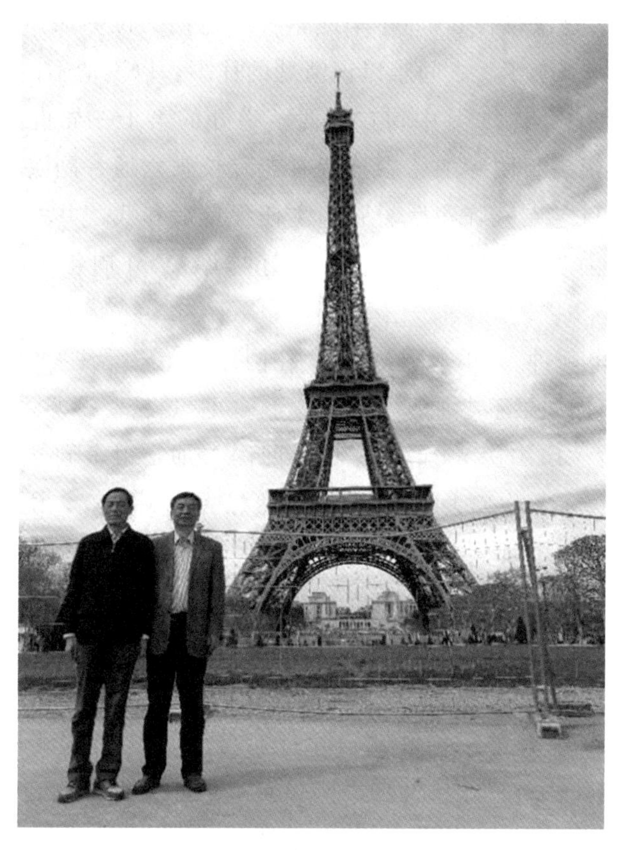

右为何生松教授，2018年参加在法国举办的“欧肝会”，于埃菲尔铁塔前合影

（三）广中医60周年华诞同学聚会

2016年11月，广州中医药大学举行建校60周年庆典，我约大学时期同学阿钟、“小李子”一起参加校庆同学聚会。之前的每次校庆，我几乎都参加了，但他们二位从未参加过。我与阿钟在校时关系较“铁”，衣服都是换着穿，亲如兄弟，可毕业后再没见过面，特别挂念。“小李子”对我生活上非常关心，长年累月帮我缝补衣被，资助我饭菜票。那时我们学员的生活费每月16元钱，都包含在饭菜票里，由国家发放。“小李子”每月支援我5元饭菜票，关怀之情，人所皆知。临近实习时，因个别同学妒忌，说我们是恋人关系，年级杨书记找我谈话，并将我与“小李子”安排在江门市医院一起实习，我认为是给我“挖坑”，想整我。因为按当时的校规，学生在求

学期间谈恋爱是违反校纪，可以开除学籍的。为了保护自己与同学，我只好忍痛疏远了“小李子”，而且还伤害了她。对“小李子”的愧疚，无法形容，我自己都原谅不了自己。好在分散了几十年后终于联系上了她，我数次赴大连拜访，求得了她的理解和原谅。所以，这次母校60周年华诞，我约他们二位参加，我准备于同学聚会之时，公开这段与“小李子”之间难以说清楚的往事，以洗清不白之冤。

可事不凑巧，2016年11月中旬在新西兰举办的第十三届世界中医药大会，湖北中医药大学由我牵头组团参加，参会者有老院长张六通、副院长孙国杰、针骨系老主任刘克忠、儿科老专家陈陶后、肝病主任程良斌和我，共六人。新西兰的会议结束后，我们还要去澳大利亚参加分会，正好与母校60周年华诞庆典的时间“撞车”了。

于是我分别致电阿钟、“小李子”，说我在国外出差，无法参加这次校庆。两位同学都说：“沈忠源，你如果不参加这次校庆，我也不想去。”没办法，我只好恳求同行的老领导、教授们：“广中医60华诞，我得回国参加，很多同学毕业后40年未见，澳大利亚分会我不去了，你们去吧。”大家当然想去澳大利亚，说我参加难得的国际会议，不该半途而废。个别领导还说我去过澳大利亚，没有管他们没去过的人的感受。但最终因为我回国态度坚决，大家不情愿也只能同意不去澳大利亚了。为了同学情，我却伤害了长期共事的老领导、教授们，的确心存愧意。

2016年11月16日，我从新西兰回到武汉，次日乘飞机赴广州。承蒙中山大学后勤集团总经理杨越雄派车来接应我，并且还接到了从大连乘机到广州的“小李子”。一路奔波劳累，幸好广中医《新中医》总编郭桃美同学帮我提前安排了校内招待所。我与阿钟住一间标准间，“小李子”与刘修琴同学住一间。当日晚餐，我请三位同学在招待所餐厅吃饭，碰见老同学陈战海，他们三位与陈战海40年未见，见面时大家都很开心。陈战海偷偷地提前帮我把单买了，与我们告别时笑着说：“你们不用买单，钱我已付了。”

到广州的这一天，我真的忙得不可开交。中午刚到，我马上接到了任务。同学们知道我与邓铁涛老师关系好，张丽君、师法宣等同学提出要我与邓铁涛老师联系，73级与会的全体同学想借母校60周年庆典与他老人家照张合影留念。我随之致电邓老家里，接电话的是邓老的儿媳，她问我是谁。我说：“大姐，您好！我是湖北中医学院沈忠源，前年国庆节中午您还给我和邓老照过相的。我们73级来参加校庆的同学都想与邓老照张合影留念，可否？”她说：“沈老师，邓老去医院看病人去了，请下午再打过来，他会在家。”下午三时我再次打电话过去，是邓老接的。我把73级同学想与邓老拍照留念之事说了。邓老说：“沈忠源，我血压高到收缩压200多了，现在躺在床上起不来了，请代我问同学们好！”

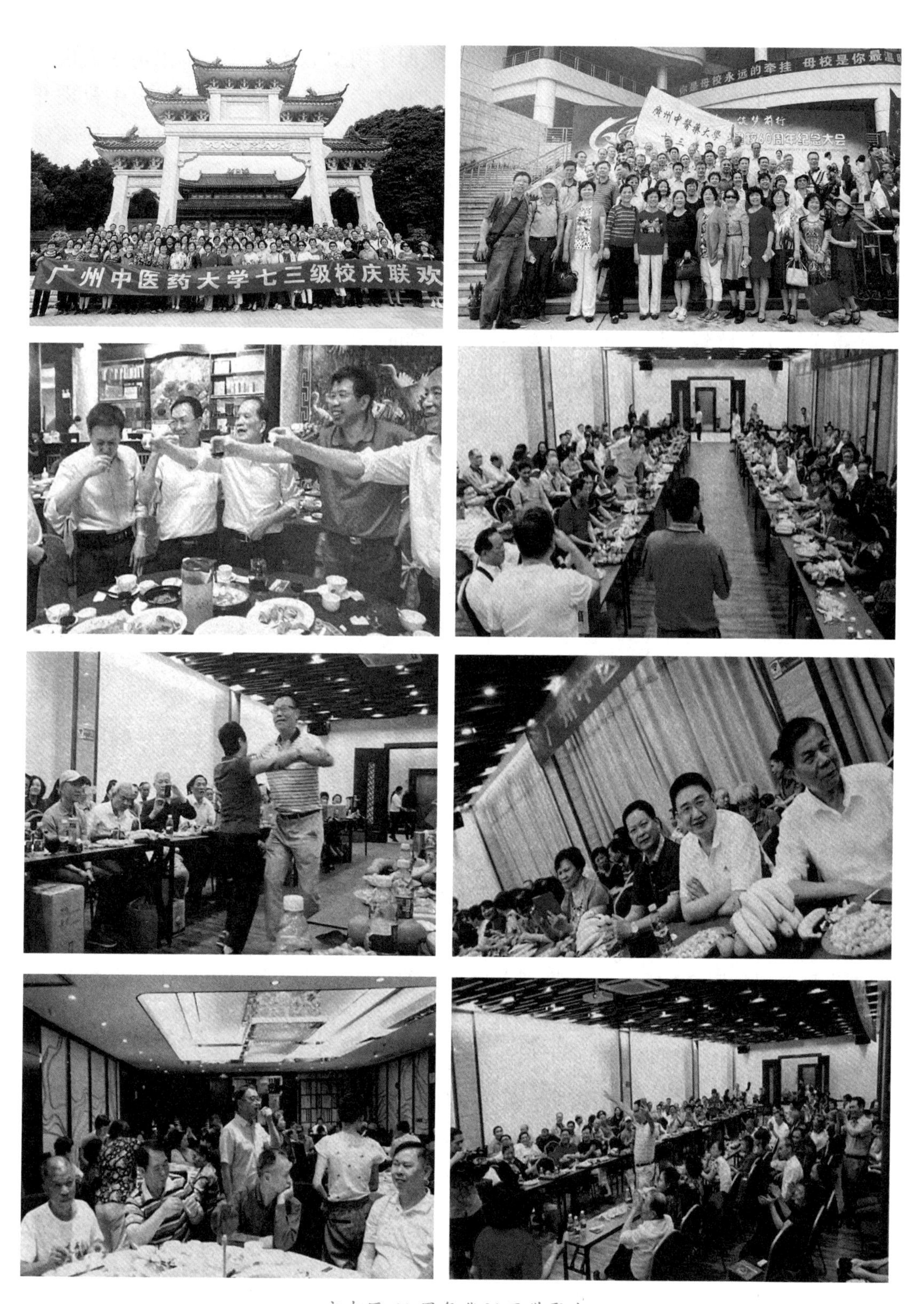

广中医60周年华诞同学聚会

吃过晚饭，我回到招待所房间，因饮了酒，昏沉沉地在床上躺着，打开手机的73级“微信”群，看到于传荣、陈战海同学说同学阿史患绝症住院，想请我去中山大学附属第一医院东山院区给阿史看病。看到消息，我有点为难。明天上午校庆开幕，开幕式结束后，73级同学约好了到惠州去旅行，这可怎么办？没办法，同学病危，救命事大！我在73级“微信”群里问谁愿意当向导，带我去给阿史看病。龙秀娟、段惠同学马上回复说她俩陪我去。车子怎么办？群里没有同学主动提出解决。思来想去，我只好又求助于暨南大学附属医院颜克海教授。上周我们一行六人去新西兰，因为航程是从武汉到广州，再从广州飞新西兰的，也是我求助颜老师派车往返机场接送，中午吃饭的酒宴也是颜老师破费安排的。

真没办法，我只好又打电话给颜克海老师，说：“颜老师，您好！又要给您添麻烦了！大学同学阿史患肝癌，在中山大学附属第一医院东山院区住院，要求我去会诊，您能否帮忙安排车？”颜老师真是菩萨心肠，回答说：“小沈，没问题，请告知你所住酒店地址，我叫孙子开车过来。”

2016年11月18日上午，广州中医药大学建校60周年庆典之时，我同龙秀娟、段惠同学乘坐颜教授孙子的小车，去给阿史看病。由于路上塞车，车子开了一个半小时才到达。到医院后，我先看了阿史的住院病历，病情危重，肝硬化失代偿期，肝癌晚期，连结肠都有癌栓。随后详细问询了其病史、症状，腹诊腹壁紧张，扣诊广泛浊音，说明大量腹水，伴有感染。其证：不寐，脘腹痞胀，纳呆，下肢浮肿，便溏次数多。舌暗淡，苔微黄微腻，脉弦滑。我给阿史开了解毒（抗癌）祛瘀、健脾利水、宁心安神的药方后，嘱她别悲观，一定要有战胜疾病的勇气。她要求转院到我们肝病研究所治疗。我不好明说，以路途远、病重风险大为由推脱了。她要求加我“微信”好友，我满足了她的要求。她每天在“微信”中求助，“好难受啊！”“救救我呀，老同学沈教授！”我只好耐心劝说或开处方发给她。

2016年12月28日，阿史黯然退出同学群，留下一段令人心酸、伤感的话：“我的人生舞台即将谢幕！谢幕后我将到美丽无比的仙境去，过着逍遥自在、无忧无虑、平静的生活，无人关心、无人挂念的生活！只有死了才能上天堂！拜拜，同学们！”新年钟声刚刚敲响，噩耗传来：可怜的阿史同学痛苦地离开了人世。

我们73级已走了十多位同学，绝大多数都是患肝癌离开人世的。最早离世的是二班二组的组长袁家权，他毕业后留校，在三元里附属医院外科上班，二十世纪八十年代末，患肝癌不治。九十年代初，同学陈镇洲患肝癌，从广东汕头打电话来我家求救。人生无常，到了生命终点，谁都留恋这个世界，所以生命最重要，健康长寿第一，名利并不算啥。

当天，我们三人看了阿史后，仍坐小颜的车回到广州中医药大学新校区的建校60周年庆典现场。已是中午12时，开幕式与同学集体合照都赶不上参加了。中午吃过盒饭后，73 级同学一同坐大巴去了惠州。晚餐我们 73 级同学在酒店聚餐，毕业 40 周年，很多同学都认不出了，原来风华正茂的年轻小伙、靓女，如今都已白发苍苍、老态龙钟。真是岁月摧残人啊！

晚饭后，我们在酒店大厅举办晚会。由黎国昌同学主持，梁渭波同学协助。大家欢聚在一起唱歌、跳舞、朗诵诗歌、抽奖，整个晚会激情澎湃，热闹非凡。

而我心神不定，想借此机会将 40 年前我与“小李子”的“不白之冤”在同学们面前说明清楚。我早将往事拟成文稿，准备找北京同学张丽君在同学会上发声。我分别找了“小李子”、张丽君提出请求，她俩都反对，说道：“过去几十年的旧事了，不必重提，而且有伤在座有关同学的自尊心，同时影响同学聚会的快乐气氛。”听到如此说法，我心情郁闷，跑到场外抽烟去了。主持人喊我主持二等奖的抽签，我都没听到，最后慌慌张张地跑进会场。抽出来第一张，我把“36”念成了“63”，被站在身旁的梁渭波同学发现纠正：“不是‘63’，而是‘36’。”引起大家哄堂大笑。

这次校庆聚会，因之前马不停蹄地奔波，我非常辛苦，神疲乏力，咽喉不爽，发不出声来。但为了同学情，值！再说，能在广州又一次与敬爱的两位恩师邓铁涛、颜克海教授通了电话，真感庆幸。孰料，这两通电话都成了最后一次告别电话。

2019 年，两位恩师先后去世。邓老去世，我赶去了广州送行。而颜教授仙逝我没有去送行，心里特难受。

（四）永远活在我心中的颜克海老师

2018 年冬天的一个晚上九点，在“微信”视频中的颜克海老师苦笑着对我说：“小沈啊，我怎么写字写着写着眼睛视力模糊，看不见字了？”我说：“颜老师，那您就不要再写了。我聘请律师，让他们写好了！非常感谢您的关怀！”

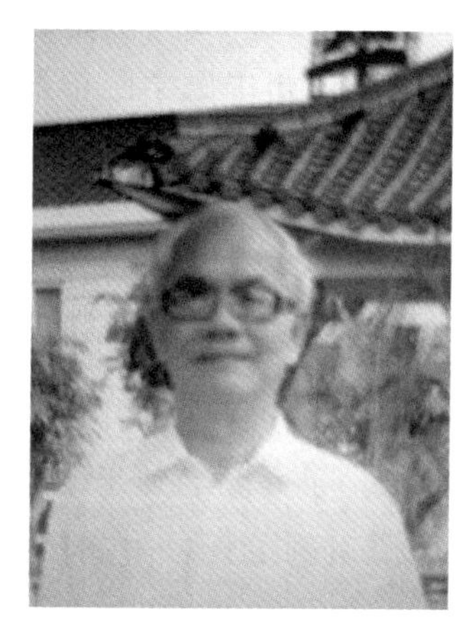

颜克海老师

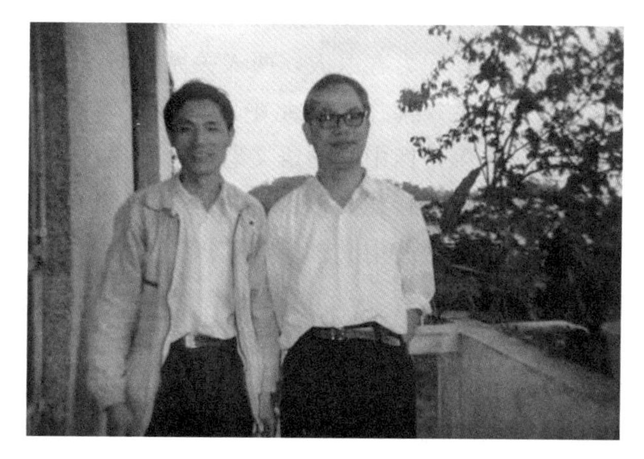

与颜克海老师合影

此时，颜克海老师在帮我写诉状。我家 2016 年 12 月起诉咸宁一家民营企业借款不还，恶意逃避债务。本来咸宁市咸安区法院 2017 年 4 月 7 日已做了调解判决，该案曾作为咸安区法院办案的优秀案例发表在公众号上。

被告应还款 950 万元（是亲戚、朋友、同事数个家庭出资，以我个人名义借出的血汗钱）。其后，被告履行协议还款 120 万元后没再还钱，法院拍卖了被告一块商住用地还债。土地拍卖款 1100 万元已经到了法院账户，法院电话通知我去拿款。2018 年 2 月 6 日上午，我去咸安区法院拿款时，法院执行局说出现了“第三人之诉”，款不能拿走。因为被告采用卑鄙不法的手段，编造谎言，到咸宁市中级人民法院进行恶意虚假诉讼，咸宁市中级人民法院将案件发回咸安区法院重审，而且重审一审败诉。

我拿不到款，由原告变成被告，真是冤枉至极！我气愤不已，辞掉了所有律师。后来在“微信”聊天时，我把这个事情告诉了颜克海老师。颜老师说：“你把案件的相关材料发过来，我来替你写二审上诉状给咸宁市中级人民法院。”之后每晚我们通过“微信”视频，商量案件的应对策略。

2019 年 5 月中旬一天上午，颜克海老师长子颜峰打电话给我说：“沈老师，我爸于 5 月 8 日离世了，老人家两年前就诊断为肝癌，他瞒着所有人，还在医院上专家门诊。离世前嘱咐我们：‘不要把我去世的消息告诉同事与亲朋好友们！死了还找别人的麻烦不好。’所以没有告诉你们！”高调做事，低调做人，谦逊平和，淡泊豁达，这就是集法学家、中医学家、文学家于一身，退休前为暨南大学附属医院党委副书记的颜克海教授！他不愿打扰他人，静悄悄地离开了人世。

得知噩耗，我情不自禁地哭了！我不知道他老人家患肝癌，85 岁高龄不分昼夜忙着帮我写状子，写得连眼睛都看不清字了。我要知道他患绝症、身体不好，是绝对不会让老人家干的。这件事让我非常难过，觉得对不起颜老师。

我与颜克海老师交往了整整 40 年。1978 年，我调来湖北中医学院时，颜老师是各家学说教研室主任，他和政治教研室赖钦显老师是老乡。颜老师是广东惠州人，赖老师是梅县人，同为客家人，两人关系特好。他们得知我是广州中医学院毕业的，对我特别亲切。大家都住在湖北中医学院院内，经常在一起散步聊天。赖钦显老师的夫人是武汉市第十四中学的语文老师，曾患“甲亢”病，还是我治愈的。

二十世纪八十年代初，两位广东籍老师都调回了广东。赖钦显老师调往深圳大学，颜克海老师调往暨南大学。当年颜老师的工作调动我还出了点力。1979 年，我参加母校广中医的“青教班”，顺便带上颜老师的简历，找了暨南大学附属医院院长张大钊教授（原湖北中医附院内科主任，1979 年调任）帮忙，于是颜老师于 1982 年初顺利调去该院，先后任暨大医学院中基中医基础理论教研室副主任，附属医院人事科科长、院党委副书记。

颜克海教授与我亦师亦友，情如父兄。学术上，对“中医宏观”“西医微观”的问题，他剖析得很是深刻，曾就“有诸内必形诸外”的中医整体观，给我讲解了半个多小时。我曾看过他调动时所附的简历，中医论文、论著有数十篇（本）之多。

我在广州读研究生期间，及后来在珠海工作途经广州时，颜老师家是我生活的快乐驿站。周末或节假日，我经常接到颜老师的电话，要我过去吃饭。研究生毕业时，他是暨大附院人事科科长，建议我到他们医院工作，为我毕业分配去暨大附院工作不遗余力地帮忙。

二十世纪九十年代，颜克海老师知道我在肝病研究所与王所长矛盾较深，建议我调去广东省中山市中医院，他说该院翁院长去年与其长子的岳母结了婚。其子的岳母是广东省卫生厅中医处常处长，抗美援朝时的战地英雄，护士出身，人长得标致漂亮。翁院长是卫生部“五一劳动奖章获”得者，中山市中医院也是卫生系统的模范医院。中山市人称“小香港”，非常富裕，收入比广州高多了。颜老师除了告诉我这些外，还说：“翁院长马上要退休了，你小沈调去肯定会接翁院长的班当院长的。”我回复说可以考虑。次年，即 1992 年，湖北中医学院人事处杜天植处长找我，说：“沈老师，中山市中医院的商调函来了，如你想调去，我把你的档案寄过去？”后因夫人小谢反对而作罢。

在我的印象里，我只要有事找颜老师，他总会尽心尽力地帮助我。前面提到的 2016 年 11 月份上旬，我校一行六人参加新西兰举办的世界中医药大会，途经广州，是我联系颜老师，他派车往返机场接送我们，中午还请我们在酒店用餐。当月中旬，我回国参加母校 60 周年华诞同学聚会，得知同学阿史患肝癌，在中山大学附属第一医院东山院区住院，同学们想我去会诊，要用车也是求助于颜老师，他叫孙子接送我们。我与颜老师四十年来情谊深厚。

颜克海教授 1960 年于中南财经政法大学法律专业毕业后，分配在湖北中医学院当辅导老师，因爱好中医，参加西学中班学习，后来成为一名造诣很深的中医专家。他对湖北中医学院感情颇深，也是我院公认的才子教师。

1998 年颜克海老师退休，退休前为暨南大学附属医院党委副书记、中医专家。2006 年 10 月中旬，颜老师携夫人曾老师（药学专家）北上来武汉湖北中医学院，拜访和宴请他当年工作时的老领导和同事们，都是我帮忙联系、通知和安排，了却了颜老师回湖北一行的愿望。

颜老师通晓法律、中医、文学，为人处世谦卑善良，十分厚道。同时，他也是位“工作狂”，退休后的 20 年，除了坚持上专家门诊外，还爱好文学，写小说，先后出版了两部长篇小说，一部中篇小说，成为业余作家。他的大作有：

1. 《赤诚：一个女外科医生的故事》，30 万字；

2. 《药剂科主任》，18 万字；

3. 《青春的脚步》，9 万字。

《青春的脚步》是我通过同事陈盛铎主任，找他同学（出版社负责人）帮忙，在长江文艺出版社出版的。三本小说出版后，都是由新华书店全国发行。

颜克海老师的遗言说："1960 年 7 月，从湖北大学（即现在的中南财经政法大学）法律系毕业到现在，已经半个多世纪，我一步一步走过来，虽然平平淡淡，谈不上有什么业绩和成就，但我可以说，我努力了，尽力了，没有浪费时光。"

颜老师说："平平淡淡才是真，静静的人生最美！"

敬爱的颜克海老师，您老人家永远活在我小沈的心里。

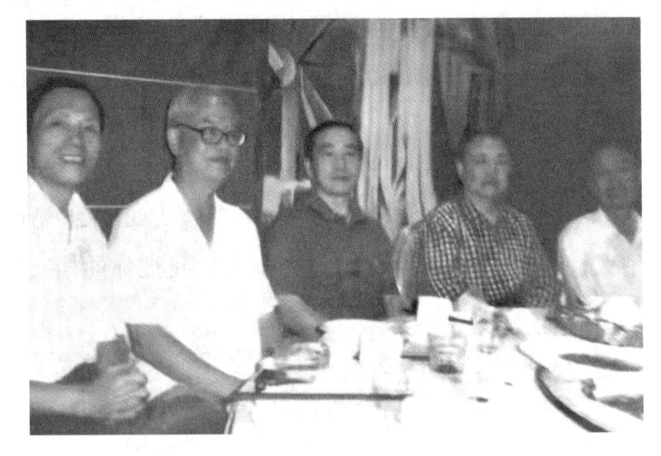

颜克海老师专程到湖北中医学院与原同事相聚。
左二颜克海老师，中间为张六通院长

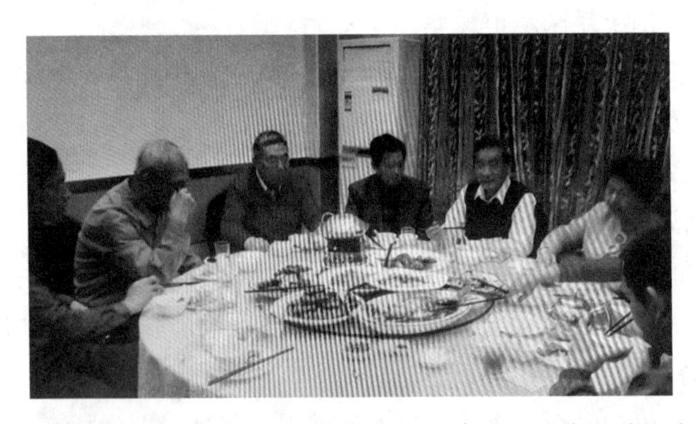

湖北中医药大学部分名老中医赴新西兰参加世界中医药大会，
途经广州与颜克海教授相聚

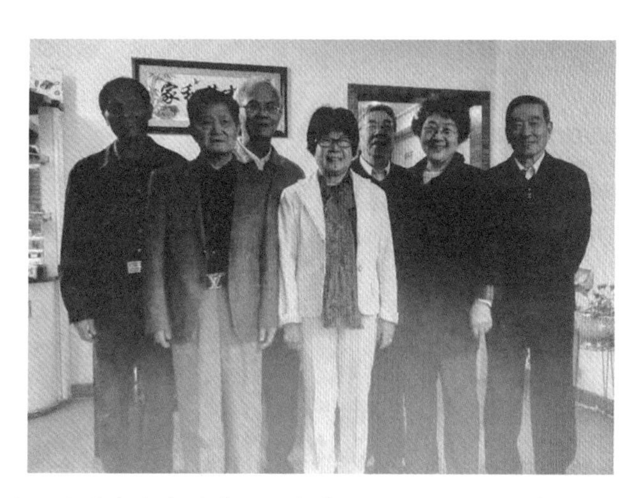

前排右一为原湖北中医学院院长张六通，右二为儿科教授陈陶后，
右三为颜克海教授夫人曾老师，右四为骨科教授刘克忠，
后排右一为原湖北中医学院副院长孙国杰，后排中间为颜克海教授，左一沈忠源

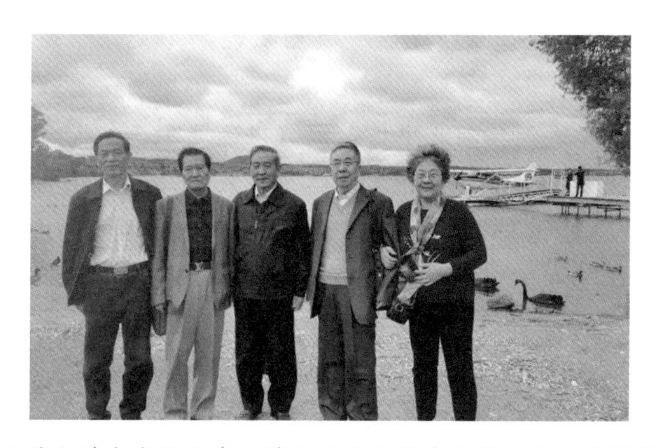

湖北中医药大学专家团队参加第十三届世界中医药大会，于新西兰留影

后记

HOUJI

我是《经纬人生》一书的主人公沈忠源大夫，从医半个世纪，我始终坚守“病人为本，医人以德，疗有成效”的座右铭，为广大人民群众的健康服务。

1976年12月，我从广东中医学院（现广州中医药大学）医疗专业毕业，被分配到北京冶金工业部冶金地质会战指挥部地球物理探矿大队当内科医生。

1978年6月，我调往湖北中医学院（现湖北中医药大学）教师岗位至今，长期从事中西医结合内科肝病的临床、教学与科研工作，成为湖北中医药大学教授、主任医师、附属医院特殊专家、博士生导师、第五批全国老中医药专家学术经验继承工作师承指导老师、湖北省名中医，并建立了“沈忠源全国名老中医药专家传承工作室”。

光阴似箭，日月如梭，不知不觉到了暮年。静下心来，回首半个世纪所走过的路，无论是平坦顺利，还是崎岖坎坷，无论事业上成功还是失败，我觉得这一切无关紧要了，因为一切都将过去了！最重要的是应当认真地想一想：在所走过的人生道路上，我是否努力了？是否竭尽全力了？我的回答是肯定的。一步步走过来，谈不上什么业绩和成就，但我可以说，我努力了，尽力了，没有浪费时光！回顾过往，我没有遗憾，可以释怀了，也无须为了别的什么而遗憾、烦扰。

人老了，就要“老有所思，老有所为”。我现在已退休，属医院返聘大夫，每周上两次专家门诊，查一次病房，临床带教年轻医生与研究生，工作不算繁重，发挥点余热吧！下班回家，在自家的果菜园（有梨、橘、橙、葡萄、枇杷等果树）干点农活，或到女儿家去带带外孙早早、外孙女晨晨，所谓“弄孙为乐”，安享晚年，正是如此。

这本《经纬人生》正是从这样的想法开始，回顾和撰写自己所走过的人生之路。

后 记

时光不语，岁月有情，一路走来，感恩父母给了我生命，陪伴我成长；感恩各个学习阶段的老师们，特别是小学的刘志英、靖柏安老师，中学的王柏青、吴丹老师，大学的邓铁涛、梅岭昌、何柏苍教授，他们都是我的恩师，言传身教，不但授我知识，而且教我做人的道理。大学、研究生求学时期，难忘同学们一起学习、相互帮助的日子，尤其是“小李子”李玉琴同学的关心及帮助，还有亲如兄弟的杜军政同学的关爱等。此外，我忘不了我人生旅程中结下了深厚情谊的朋友们，尤其是鲲鹏展翅的飞行员弟兄们。大学时期，每到周末，我们经常去白云机场聚会，欢歌笑语，增添了不少生活乐趣。还有与新华社湖北分社李永长社长等社会精英朋友们的知遇之交，永远铭记心中，难以忘怀。父母情、师生情、同学情、朋友情难以释怀，这是我写传记的动因之一。

命运就是这样无常，无法言说。我大学毕业进京为医，初出茅庐，工作不顺，多亏了袁光荣书记和刘宝玉科长助我回乡，当了鄂医。

每个出现在我生命中的人，都是我的福星。任何事情，只要用心去感受，就一定会感受到爱与关怀，都应该感恩。我永远忘不了敬爱的颜克海老师所给予的父兄般的关爱，还有湖北中医药大学的李今庸、熊魁梧、梅国强、张六通、邱幸凡、赵庆君等教授，以及附属医院的张大钊、张晓星、包一万、吴绍基、柯永忠、姜美君、崔世高、陈丽英等主任，是这些湖北最好的著名教授、专家，一路帮助我，提高了我的医技。院领导陈如泉、章如虹、欧阳忠兴、方乘轼等，在我工作最困难时给予我坚定的支持与帮助，激励我永不放弃、百折不挠，这是我写作传记的动因之二。

意志力是人的一条求生绳索，它能够帮助我们脱离困境，引导我们走向胜利。以上所有人，都是我心中的贵人。有贵人相助，才有今天的我。

当然也要感谢王伯祥所长，我们因故成为25年的“冤家”，最终又握手言和，让我懂得了生活的最高境界是宽容，相处的最高境界是尊重。这是我写传记的动因之三。

医者仁心仁术，以救天下苍生为己任。2020年新冠肺炎疫情肆虐武汉，我不顾个人安危，救治新冠肺炎患者230例，都是用中医清法治疗，疗效令人满意。普通型患者全部治愈康复出院，危重症亦降低了病亡率。治疗用方清瘟1、2、3号方药全部公诸于世，目的是拯救患病者的性命，使中医中药在海内外发扬光大。这是我写传记的动因之四。

人性的光辉与丑陋，无时无刻不展现在我们的生活当中。我生性直爽，口无遮掩，容易得罪人。我喜欢真善美，一生执着，难免有时碰到头破血流。

人生必定会遭遇不少挫折与失败，与其用泪水洗刷懊悔，不如用微笑去迎接新的挑战。无论艳阳高照还是雨雪纷飞，无论旭日东升还是华灯初上，我用坚实的脚步丈量每一个真实的日子。过去的岁月只剩下模糊的背影，那种种或欢愉或心酸的记忆，只能成为往日生活的纪念。

从医半个世纪，我经历的每一次痛苦、每一次坎坷，都铭刻于心，在我生命中留下岁月的痕迹。一个人只有经过磨难，才能焕发出生命的光彩，这就是我写传记的初衷。让子孙后辈们在迷失自我时，能有所借鉴，活出自己的风采。

最后请牢记，珍惜身边爱你的人和你爱的人，不要失去了才懂得珍惜，否则你会后悔一生一世。

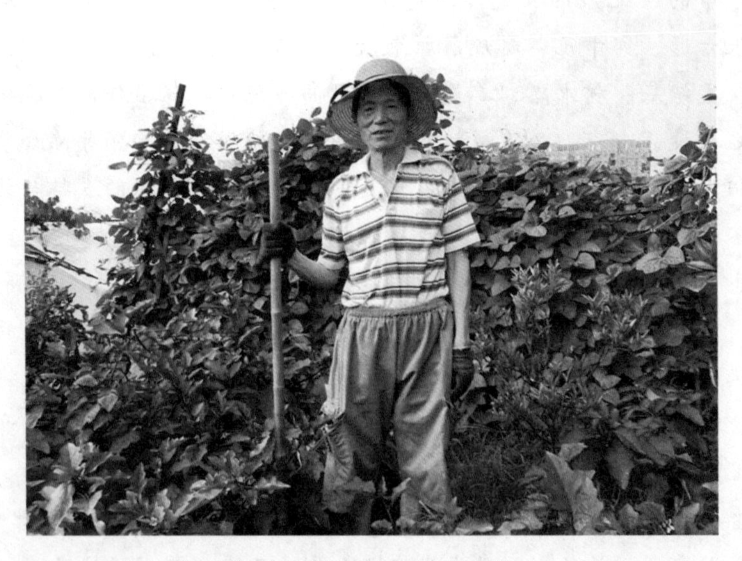

作者沈忠源在自家果菜园劳动

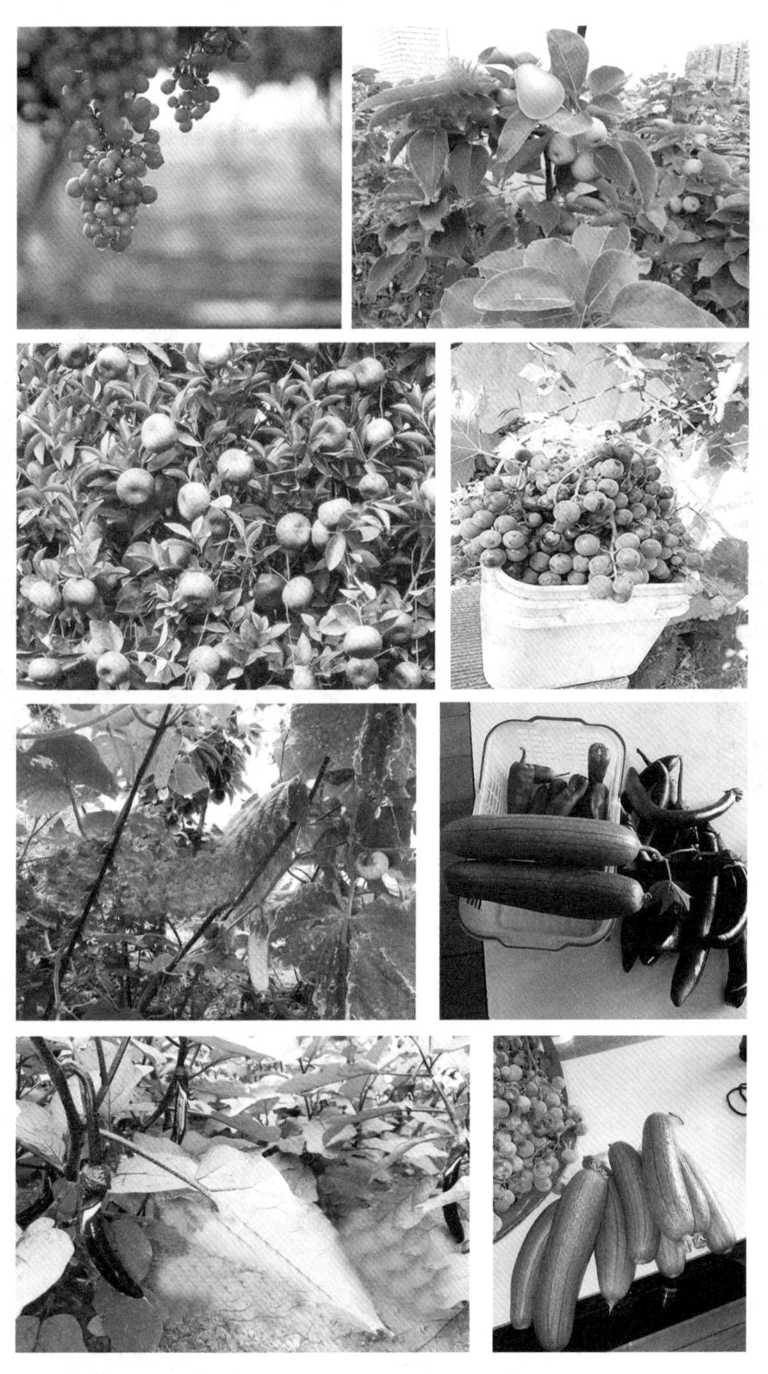

作者沈忠源种植的果菜园中部分收获

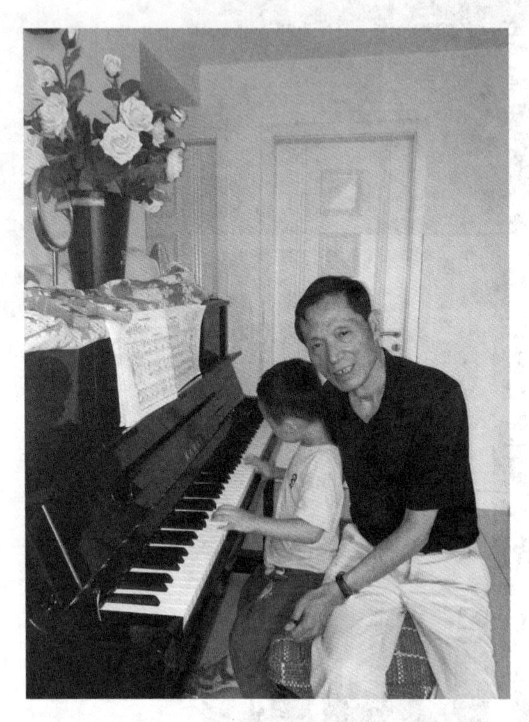

外孙早早

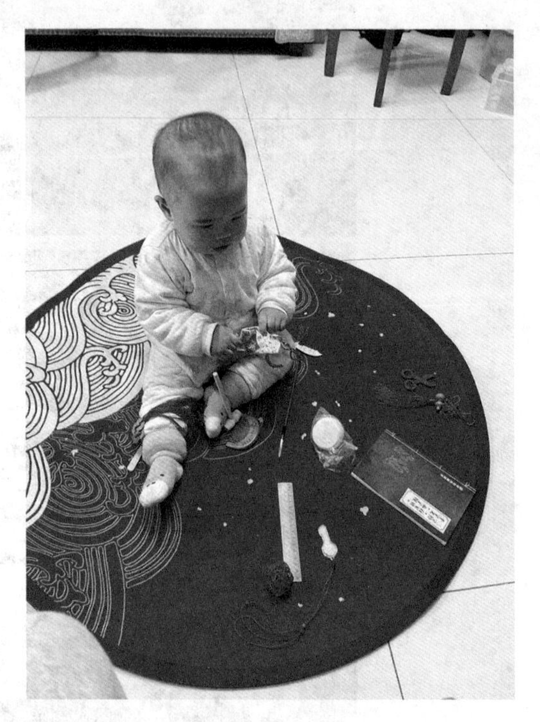

外孙女晨晨（周岁生日留影）

沈忠源

2022 年 12 月 22 日于武汉

鸣谢

本书出版 幸获单位赞助及下列师友大力支持与帮助 特此鸣谢

编校、勤务：

许昭华（香港夏声海内外文艺作品系列主编、大学同学）

李　禾（广州中医药大学医古文教研室教授、研究生同学）

曾映荷（湖北中医药大学附院沈忠源全国名老中医工作室主任医师）

陶军秀（湖北中医药大学附院沈忠源全国名老中医工作室主任护师）

辜建勋（湖北中医药大学附院沈忠源全国名老中医工作室负责人、主任医师）

吴　登（湖北中医药大学附院沈忠源全国名老中医工作室主治医师）

任　朦（湖北中医药大学附院沈忠源全国名老中医工作室主治医师）

谢翠燕（湖北中医药大学附院肝病科医师）

叶俊秋（湖北中医药大学附院感染科医师）

刘逸藩（湖北中医药大学附属医院肝病研究生）

徐子皓（湖北中医药大学附属医院肝病研究生）

作序：

梅国强（湖北中医药大学教授、国医大师、单位恩师）

梅岭昌（广州中医药大学客座教授、香港中医学会荣誉会长、母校恩师）

周福生（广州中医药大学教授、全国名老中医、研究生同学）

许昭华（香港风雅颂诗词学会常务副会长、研究会秘书长）

个人：

钟子美（香港世界华人文化研究会会长）

张六通（原湖北中医学院院长）

欧阳忠兴（原湖北中医学院附属医院院长）

王　平（湖北中医药大学副校长）

李水清（湖北中医药大学党委副书记）

陈　刚（湖北中医药大学附属医院党委书记）
叶　松（湖北中医药大学附属医院副院长）
李晓东（湖北中医药大学附属医院副院长）
程良斌（湖北中医药大学附属医院肝病科主任）
黎国昌（广州中医药大学《新中医》杂志高级编辑）
邱鸿钟（广州中医药大学人文社科学院原院长）
黄可儿（广州中医药大学第一附属医院科研处处长）
卞慧敏（南京中医药大学药理学教研室主任）

经费赞助：
湖北中医药大学附属医院沈忠源全国名老中医药专家传承工作室

湖北中医药大学附属医院
沈忠源全国名老中医药专家传承工作室
沈忠源
二〇二三年元月